"十四五"职业教育国家规划教材

经全国职业教育教材审定委员会审定

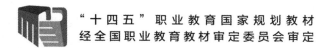

药事管理与法规

（第5版）

YAOSHI GUANLI YU FAGUI

何柳艳　刘叶飞　主编

河南科学技术出版社

·郑州·

图书在版编目（CIP）数据

药事管理与法规/何柳艳，刘叶飞主编. —5版. —郑州：河南科学技术出版社，2022.8（2024.12重印）

ISBN 978-7-5725-0853-0

Ⅰ.①药… Ⅱ.①何… ②刘… Ⅲ.①药政管理—高等职业教育—教材 ②药事法规—高等职业教育—教材 Ⅳ.①R95

中国版本图书馆CIP数据核字（2022）第117031号

出版发行：河南科学技术出版社

地址：郑州市郑东新区祥盛街27号　邮编：450016

电话：（0371）65788613　65788629

网址：www.hnstp.cn

选题策划：范广红

责任编辑：崔军英

责任校对：司丽艳

封面设计：张　伟

责任印制：朱　飞

印　　刷：河南省环发印务有限公司

经　　销：全国新华书店

开　　本：787 mm×1 092 mm　1/16　印张：22.5　字数：515千字

版　　次：2022年8月第5版　2024年12月第23次印刷

定　　价：59.00元

如发现印、装质量问题，影响阅读，请与出版社联系并调换。

编写人员名单

主　　编　何柳艳　刘叶飞

副 主 编　谭霓霓　查道成　张　琨

编　　者　（按姓氏笔画排序）

刘叶飞（湖南中医药高等专科学校）

何柳艳（广西卫生职业技术学院）

张　琨（河南医学高等专科学校）

查道成（南阳医学高等专科学校）

高艳丽（郑州卫生健康职业学院）

曹　晶（开封大学）

韩本高（许昌学院）

谭霓霓（广西卫生职业技术学院）

前　言

　　药事管理与法规是高职高专药品类专业一门重要的专业核心课程，也是医药行业特有工种职业技能鉴定，药师、执业药师资格考试的必考科目之一，是药学人员从事药学实际工作必须具备的核心能力，支撑了药学人员从事药物生产、经营、处方调配、医疗机构药品管理等工作的规范从业能力培养。课程任务是使学生掌握从事药品生产、经营、使用等工作所必需的药事管理的基本知识和基本技能，熟悉药学实践中常用的药事法规，具备高级医药专门人才所需要的药事管理与法规的基本知识和基本技能，具备自觉执行药事法规的能力，并能综合运用药事管理的知识与药事法规的规定，指导药学实践工作，分析解决实际问题。

　　本教材是基于何柳艳、刘叶飞主编的第 4 版《药事管理与法规》，以教育部颁布的《高等职业学校专业教学标准（试行）》为依据进行修订，补充了 2017 年 8 月以来我国颁布实施的药事管理的法律法规内容，如《中华人民共和国药品管理法》（2019 年修订）、《药品注册管理办法》（2020 年颁布）、《药品生产监督管理办法》（2020 年颁布）、《执业药师注册管理办法》（2021 年修订）等，力求反映药事管理方面的新政策、新知识、新进展。经本次修订，收载的有关法规文件截至 2024 年 12 月。全书共分十二章，内容是：药事管理概述，药事组织，药学技术人员管理，药品监督管理，药品管理立法，药品研制与注册管理，药品生产管理，药品经营管理，药品使用管理，中药管理，特殊管理规定药品的管理，药品标识物、药品广告与价格管理。每章节内容附有或以数字资源的形式增加了相应的"知识链接""知识拓展""法规文件""案例视频"等，同时章节末所附的目标检测题契合职业资格考试的内容与要求，巩固了知识点、拓宽了学生的知识面并提高了其自主学习能力。

　　本教材编写分工如下：谭霓霓编写第一、五章；何柳艳编写第二、三、十章；韩本高编写第四章；高艳丽编写第六章；刘叶飞编写第七、十二章；查道成编写第八章；张琨编写第九章；曹晶编写第十一章。

　　本书作为全国药品类高职高专教材，可供全国高职高专院校药学、制药、中药、药品经营与管理及相关专业使用，亦可作为药学工作者参加药师、执业药师资格考试参考用书及药学技术人员培训的参考资料。

　　由于国家相关法律法规在不断完善，新的药事管理法规不断出台，加上编者水平所限，难免有不足及错漏之处，恳请读者指正并提出宝贵意见。

特别说明：为保证统一，本书中部分书名号用法未完全按照国标《标点符号用法》中的规定使用，而是与相关药事法律法规中条文内容保持一致。

编者

2024 年 12 月

目 录

药事管理概述

知识目标: 掌握药事、药事管理、药事管理学、药事法规的基本概念;熟悉药事管理学的性质、任务、研究内容及学科地位;了解我国药事法规的内容与构成。

能力目标: 学会查询药事法律法规;学会运用药事管理的基本知识分析、解决实际问题。

素质目标: 树立法治意识,依法从事药事活动。

药事管理学是药学科学的分支学科,是药学与社会学、法学、经济学、管理学及行为科学相互交叉、渗透形成的边缘学科。它是药学科学与药学实践的重要组成部分,也是药学生必修的专业课程。药事法规是国家关于药事管理工作的法律、法规、规章等文件的总称,是全国药品的研制、生产、流通、使用单位和监督、检验管理部门都必须严格遵守和认真执行的行为规范,也是各级药品监督管理机构实施药品监督管理的主要依据。

第一节 药事与药事管理

一、药事与药事管理的概念、特点

(一)药事

药事,可以理解为一切与药有关的事务,即药学事业的简称。"药事"一词早已存在,据我国古代史书《册府元龟》记载:"北齐门下省尚药局,有典御药二人,侍御药二人,尚药监四人,总御药之事。"反映出当时的"药事"是指与皇帝用药有关的事项。但随着社会的发展,"药事"一词的含义也在不断变化,而且世界各国对"药事"一词内容范围的规定亦有所不同。如1948年日本颁布《药事法》,对"药事"的定义是:"与医药品、用具及化妆品的制造、调剂、流通、授予等有关事项。"

根据《中华人民共和国药品管理法》(以下简称《药品管理法》)的适用范围、管理对象和内容的规定,以及《中共中央 国务院关于深化医药卫生体制改革的意见》

（2009年发布）的规定，本书对"药事"的定义是："药事是指药品的研制、生产、流通、使用、价格、广告、信息、监督、检验及药学教育等一切与药品、药学有关的事项。"它是由若干个药学部门（行业）构成的一个完整的体系，其范围涉及药品研究、药品生产、药品经营、药品检验、药品使用、药品管理、药学教育等。

（二）药事管理

药事管理是指对药学事业的综合管理。它是运用管理科学的基本原理和研究方法对药学事业各部分的活动进行研究，总结其管理活动规律，并用以指导药学事业健康发展的社会活动。药事管理是为了保证公民用药安全、有效、经济、合理、方便、及时，在宏观上国家依照宪法通过立法，政府依法通过施行相关法律，制定并施行相关法规、规章，以及在微观上药事组织依法通过施行相关管理措施，对药事活动施行的必要的管理，其中也包括职业道德范畴的自律性管理。

药事管理包括宏观管理和微观管理两个方面。宏观的药事管理是指国家和政府对药学事业的管理，包括药品监督管理、基本药物管理、药品储备管理、药品价格管理和医疗保险用药与定点药店管理等。微观的药事管理是指药学事业中各药事组织内部的管理，包括药品研究与开发质量管理、药品生产质量管理、药品经营质量管理、药学服务质量管理、药品储备管理、药品价格管理和医疗保险用药销售管理等。

（三）药事管理的特点

药事管理的特点集中表现在综合性、专业性、政策性和实践性四个方面。

1. 综合性 药事管理是国家对药学事业的综合管理，是一项系统性很强的管理工作，涉及药学事业的各个方面、各个环节。在药事管理过程中必须综合药学、管理学、法学、社会学、伦理学、行为学、心理学、统计学等多学科的知识与方法，才能做到科学、有效地管理。

2. 专业性 药事管理的核心是对药品的管理。要做好药事管理，首先必须熟悉药品情况，掌握药学的基础理论、知识、技术方法及应用等。因此，药事管理的专业性首先是它的药学专业性。其次，药事管理又是一项科学的管理工作，必须熟悉管理学的基础理论、知识和方法，即管理学的专业性。

3. 政策性 药事管理的政策性是指药事管理要依照国家药事管理相关的宪法条款、法律、行政法规、地方性法规、部门规章和地方政府规章等的规定来开展工作。主管部门代表国家、政府对药品进行管理，管理过程中管理者要有政策、法律方面的依据，充分做到公正、公平，科学严谨，依法管理。

4. 实践性 药事管理的实践性表现为药事管理的法规、管理办法、行政规章是在药品生产、经营、使用实践的基础上经过不断总结、升华而成的；反过来，它可以用于指导实践工作，并接受实践的检验，对于不适应的药事管理依据、管理办法、规范适当地进行修订、完善，从而使药事管理工作不断地改进、提高和发展。总之，药事管理离不开实践活动。

二、药事管理的目标、核心与性质

1. 药事管理的目标 药事管理的目标是通过加强药品监督管理，保证药品的质量、保障人体用药的安全，最终目的为维护人民身体健康和用药的合法权益，即在确保公民用药安全、有效、合理、方便的前提下，提高人民身体健康水平，创造药事组织经济效益、社会效益的最佳水平，促进人与社会的全面协调发展。

2. 药事管理的核心 药事管理的核心内容是药品监督管理。药品监督管理包括药学实践各领域自身的监督管理及药品监督管理部门实施的监督管理。而药品监督管理的重点或基本内容应归结为药品质量及与药品质量有直接关系的管理。所以，药事管理的核心就是通过药品监督管理来保证药品的质量。

3. 药事管理的性质 药品的特殊性决定了药事管理的范围、内容或结构体系只能界定为药品的质量管理，从现代质量管理学角度去认识，其性质是一种"过程质量控制"（in process control）的专业技术管理，因为药品质量的最终形成或保证除了依靠科学、高效的质量控制体系外，主要是依靠医药科学的专业技术支撑和应用来实现的，药学实践过程中药品质量的形成又是依靠各种技术标准、科学规范或管理办法、制度等的贯彻与实施、控制与约束来实现的。

三、药事管理的方式

各国普遍采用行政、法律、技术、舆论宣传和经济等手段来实现对药事工作的监督管理。

（一）行政方式

国家主管部门采用严格审批等有效的管理措施，引导和规范药品生产企业、经营企业增强产品质量意识，完善药品质量管理制度，如履行审批，颁发许可证、认证证书，审批新药，颁发新药证书，发给药品批准文号、药品包装材料注册证、进口药品注册证，发布药品质量公告等。

（二）法律方式

政府通过制定和颁布法律、法规、规章，规范行为、明确责任、依法治药、依法管药。通过严厉打击制假、售假行为，依法严惩违法者，增强对制假、售假行为的威慑力，增强对药品生产、经营企业的约束力。坚决查处违法案件，决不手软，对触犯刑律的，必须依法予以严惩。

（三）技术方式

在药事管理实践中，要实现对药品质量的有效控制，提高监督管理效率，一方面通过药学专业技术人员的规范操作来实现；另一方面通过采用先进的质量检验仪器、运用新的检验方法提高技术监督水平与效果。

（四）宣传方式

在药事管理中，应充分发挥舆论的力量，教育人民群众提高对假劣药品的防范能力和自我保护意识，加大监督力度，共同监督药品生产经营中的违法违规行为，形成良好的社会舆论氛围，使假劣药品如同过街老鼠，人人喊打。

（五）经济方式

政府相关部门在自觉依据和运用价值规律的基础上，借助价格、税收等经济杠杆的调节作用对药事活动进行宏观调控。在经济全球化和医药经济大发展的背景下，依据市场经济环境中药事活动的特点和规律进行适度的经济干预是十分必要的。经济方式具有间接性、灵活性的特点，干预方式更趋多样化、科学化和合理化。药事活动也愈加重视投入成本与获得产出的评价，如在国家基本药物目录收载品种的遴选和调整中引入药物经济学的方法进行评价，在药品价格、采购、加成、税收、医保等环节进行经济干预，确保基本药物价格低廉，患者可以承受。

第二节　药事管理学

药事管理学是适应药事管理实践的需要而产生的一门学科，是药学的重要组成部分，是研究现代药事管理活动基本规律和一般方法的科学。药事管理学科在发展过程中形成了自身特有的属性，并对探索药学事业和药学管理的规律、促进药学学科的发展产生了重要影响。

一、药事管理学科的概念

随着药学事业的迅猛发展，药事管理工作中也出现了许多新的情况。如何保证药品质量，规范新药的研制开发，药品的生产、经营活动及正确宣传医药卫生知识，防止药物滥用，指导人们合理用药成了迫切需要解决的问题。这就需要政府建立专门的管理组织，制定实施药品管理的法律来规范人们的行为；需要制定出药品标准，使生产、经营、使用单位都能遵守；需要研究药学事业管理活动中出现的问题，总结药品管理及药事各个部门的普遍规律和一般方法，用于指导药事活动及其管理工作，以提高工作质量和工作效率。社会学、管理学、法学、经济学等社会科学的知识被引用到了药事活动和药品管理工作中，经过长期药事活动和药品管理实践经验的积累，药学与社会科学的交叉、渗透，药事管理学科便逐渐发展起来。药事管理学科是一门新兴的正在发展的边缘学科，目前尚无公认的定义。

国外学者（美国教授曼纳斯和鲁克）对药事管理学科的定义是："药事管理学是药学科学的一个分支学科，它的研究和教育集中于应用社会、行为、管理和法律科学去研究药学实践中完成专业服务的环境的性质与影响。"

《药事管理学科的历史》一书中对药事管理学科的定义是："药事管理学是一个知识领域，它具有社会科学的特性，与行政管理、经济、政策、行为、分配、法律和经营管理的功能、原理和实践紧密相连，涉及生产、分配、机构和人员，涉及满足法定药品的需求，满足给患者、处方者、调配者和卫生保健工业部门提供药学服务和药物信息。"

我国目前对药事管理学科比较确定的定义是：药事管理学科是研究现代药事管理活动基本规律和一般方法的科学。它是药学科学的分支学科，是一个新的知识领域，是应用性很强的边缘学科，其理论基础与研究对象与药学其他分支学科（药剂学、药物化学、药理学、临床药学）不同，具有社会科学性质。药事管理学科应用社会学、经济学、法学、管理学与行为科学的原理和方法，研究药学事业中的生产、分配、人、机构、信息；研究社会、经济、法律与伦理、历史与文化等内外环境因素，以及管理因素对药学事业的影响作用；探索药学事业科学管理的规律，促进药学事业的发展。

二、药事管理学科的性质与任务

（一）药事管理学科的性质

由前面药事管理学科的定义及目前本学科的现状可知，药事管理学科具有如下性质：

1. 药事管理学是一门正在发展的边缘学科　药事管理学是药学科学与社会科学相互交叉、相互渗透的产物，它同时吸收了大量的管理学、法学、社会学、经济学等学科的主要理论，形成了一门正在发展完善的边缘学科。

2. 药事管理学具有自然科学和社会科学的双重属性　药事管理学研究的范围是药学，药学是自然科学的一个分支，同时，药事管理学的研究方法和运用的基本理论是以管理学为主的社会科学，故而其具有双重属性。

3. 药事管理学既具有高度的理论性又具有极强的实践性　药事管理学的重要目的是通过大量的理论研究为药学实际问题的解决提供帮助，在很大程度上具有应用学科的性质。

4. 药事管理学具有广阔的学术领域　从管理角度而言，药事管理学是以管理学的一般原理和方法研究药事活动各方面的问题；就学科本身而言，药事管理学关注药事活动的各个方面，不局限也不应限制于某些方面的研究。无论是药事法学，还是药物经济学等，研究者个人可以根据其兴趣或环境条件侧重研究某些具体领域或项目，但它们都属于药事管理学科范畴。

（二）药事管理学科的任务

药事管理学的任务是研究各个历史时期国内外药事管理的思想、理论、立法、实践等，并进行客观的评价；研究药事管理的性质、任务、目标、过程、管理职能、管理途径、方法、技术、手段；研究现代科学技术、方法、手段在药事管理中的运用；探讨现代药事管理的理论、知识、立法、规律、原则、技术和基本方法、制度等；展望国内外药事管理学科发展的方向与趋势，通过研究及实践，总结药事活动的基本规律，为建立适应我国经济社会发展需要，调整人与药品的经济、社会关系，正确引导我国药学事业健康发展的理论和法规体系而不断努力。

三、药事管理学的研究内容与研究方法

药事管理学的研究内容随着药学科学和药学实践的发展也在不断完善，根据教学、科研和实践情况，目前药事管理学研究的内容主要有以下几个方面。

（一）药事组织

分别从宏观和微观两个方面研究药事工作的组织方式、管理制度和管理方法，以及与国家权力机关有关的药事组织机构设置、职能配置和运行机制等方面的制度；研究运用社会科学的理论进行分析、比较、设计和建立完善的药事组织机构及制度，优

化职能配置，减少行业、部门之间重叠的职责设置，协调药事组织的内部、外部关系，提高管理水平。

（二）药事法

药品和药学实践管理的立法与执法，是药事管理学的一项重要研究内容。用法律的方法管理药品和药事活动，是世界上大多数国家和政府的基本做法和有效措施。国家和政府根据社会和药学事业的发展，逐步完善药事管理法规体系，适时修订那些不适应社会需要的或者过时的法律、法规、规章。药事法是从事药学实践工作的基础，药学人员应该在实践工作中能够判别合法与不合法，做到有法必依，同时要具备合理运用药事管理和药事法的基本知识及有关规定分析和解决药品生产、经营、使用与管理等环节中的实际问题的能力。

（三）药品与药品监督管理

药品与药品监督管理方面的研究内容越来越广泛，主要包括药学、管理学、行为科学和统计学的知识和方法，研究药品的特殊性及其管理的方法，制定药品质量标准，制定影响药品质量标准的工作标准、制度，制定国家基本药物目录，实施药品分类管理制度，实施药品不良反应监测报告制度，实施药品质量公报制度，整顿与淘汰药品品种，并对药品质量监督、检验进行研究等。

（四）药品注册的管理

药事管理学主要研究如何依法定程序对拟上市销售药品的安全性、有效性、质量可控性等进行评价。我国实行药品注册管理的办法对拟上市销售药品的申报、审批进行规范化、科学化的管理，制定实施管理规范，如《药物非临床研究质量管理规范》（GLP）、《药物临床试验质量管理规范》（GCP），建立公平、合理、高效的评审机制。所谓药品注册，是指依法定程序对拟上市销售药品的安全性、有效性、质量可控性等进行系统评价，并做出是否同意进行药物临床研究、生产药品或者进口药品的决定的审批过程，它体现了一个国家对药品政策的调整。这些工作有助于我国的新药研究开发，也有助于提高我国制药工业的竞争力。

（五）药品生产、经营的管理

药事管理学分别从宏观和微观两方面运用管理学、经济学、行为科学的原理和方法，研究药品生产、经营企业的管理（包括药品包装、价格和广告的管理），研究制定科学的管理规范，如《药品生产质量管理规范》（GMP）、《药品经营质量管理规范》（GSP）等，指导药品生产企业与经营企业合法、优质、高效地从事药品生产和经营活动。药品生产企业应依据 GMP 组织生产，药品经营企业应依据 GSP 组织经营。药品生产和经营的管理也是药事管理学研究的重点之一。药学专业的学生对药品生产、经营管理的内容应予以掌握，为毕业后从事药学实践打下良好的基础。

（六）药品使用的管理

药事管理学研究的最终目的是使人们获得质量合格的药品、合理的用药和优质的药学服务。药品使用的管理起着至关重要的作用，其研究的内容涉及药房的作用地位、组织机构，药师的职责及能力，药师与医护人员、患者的关系及信息沟通和交流，药品的分级管理、经济管理、信息管理，以及临床药学、药学服务的管理。近

20年来，随着临床药学及药学服务工作的普及与深入开展，如何运用心理学、行为科学的原理和方法研究药品使用过程中药师、医护人员和患者的心理与行为，相互间的沟通技巧，保证合理用药，提高用药依从性的最佳心理和行为协调一致的关系，是今后药品使用管理的一项重点内容。

（七）药品的知识产权保护与药品贸易

药品的知识产权保护与药品贸易主要研究内容包括知识产权的性质、特征，专利制度与专利法，运用专利等法律法规对药品知识产权进行保护，涉及商标保护、专利保护、行政保护等。同时，研究药品国际与国内贸易的规则及发展。

（八）药学情报评价和信息管理

现代社会已经进入了信息社会和网络社会，如何应对日新月异的药学事业，怎样处理药学情报评价和信息管理也就成了药事管理学研究的一项新课题。

（九）药学技术人员的管理

药事的一切活动都需要素质优良的药学技术人员参与，因此从培养药学人才的药学教育管理到在岗人员的继续教育，以及在岗人员的执业资格认定等都有大量工作要做。同时，其政策性、科学性亟待总结和研究。

四、药事管理学研究方法的类型

药事管理学科与药学其他分支学科不同，具有社会科学属性，主要的研究方法基本属于社会研究方法的范畴，研究方法的类型主要有以下六类。

（一）历史研究

历史研究（historical research）的主要目的是了解过去事件，明确当前事件的背景，解释其中的因果关系，进而预测未来的发展趋势。例如，探讨我国药品监督管理的起源与发展，探讨世界药师法立法的背景与演变，亦可结合当前药事管理的论题做历史的追溯与分析。例如，以药品流通管理、药品生产管理、药品广告管理等为题材，应用历史研究方法探本溯源，了解其发展背景及发展轨迹，对未来可能的发展预测将有所帮助。

历史研究最主要的工作是历史资料的收集、鉴别、解释，史料的收集与鉴别往往比解释更为重要。由于历史研究只能在已存的文献、史料中寻找证据，因此在其应用价值及结论的普遍性上受到限制。

（二）描述性研究

描述性研究（descriptive research）的方法旨在描述或说明变项的特质，主要是对情况与事件进行描述，通过描述、说明、解释现存条件的性质与特质，弄清情况，掌握事实，了解真相。例如，药品市场调查，其目的是对购买或将购买的某类、某品种药品的消费倾向进行描述。描述性研究的应用范围很广，收集资料的方法也很多。药事管理中大量的研究为描述性研究。

描述性研究以文字描述情况或事件，它仅仅是积累材料，不需要探索和解释相互关系或得出结论。研究的目的是详细收集所描述现象的真实信息，识别问题或证实现在的环境和实际情况，常常涉及人员统计研究、概况研究、公众意见情况、进行实地调查的情况、文献概况、任务分析研究等。

（三）调查研究

调查研究（investigate）既是一种研究方法，也是一种最常用的收集资料的方法。作为一种研究方法，调查研究是以特定群体为对象，应用问卷访问测量或其他工具，收集有关群体的资料及信息，了解该群体的特征，它是收集第一手数据用以描述一个难以直接观察的大总体的最佳方法。调查研究方法的一般特征是准确性较低、可靠性较高。调查研究方法广泛应用于描述研究、解释研究和探索研究。

调查研究有两种基本类型，即普查和样本调查。药事管理研究常用样本调查。样本调查中抽样方法是其基本步骤，抽样设计对研究结果影响很大。样本大小、抽样方式和判断标准是样本设计的关键环节。

在调查研究中，问卷是收集调查数据的重要方法，包括自填式问卷、访问式问卷。问卷格式、答案格式、后续性问题、问题矩阵、提问顺序、答问指南等是设计问卷时应充分考虑的几个方面。邮寄的自填式问卷的回收率对样本的代表性有直接影响，一般来说，50%的回收率是可以用来分析和报告的起码比例。

（四）相关研究

相关研究（correlational research）是指应用统计方法分析某一群体中两个或两个以上变项之间的关系或关联，将对关系或关联的了解作为预测的基础。例如，研究合理用药与发挥药师专业作用的关系，这种研究其实要说明"将是什么"，这是与描述性研究的不同之处，但相关研究通常要使用描述研究的方法。相关研究有以下几点特征。

（1）复杂的变量恰如其分，以及（或者）不适宜用实验的方法和控制处理。

（2）可以衡量在实际中同时存在的数个变量的相互关系。

（3）掌握相互关系的程度优于通过实验设计"是否有结果"来证实全部问题或否定问题。

（4）相关研究的局限：①它仅确认什么伴随什么，而不确定原因和相互关系结果。②不如实验性方法精确，因其实施时较少控制独立的变量。③它可能确立谬误的关系形式或因素，这些形式或因素可能有少许或不可靠或无效。④这些关系形式常常是任意或模棱两可的。⑤它是一种笼统处理问题的研究方法，对从多方面来源的数据易出现采用不够严谨并忽视确切的解释的情况。

（五）事后回顾研究

事后回顾研究（expost facto research）又称原因比较研究，是通过观察现在的结果和追溯似乎可能的原因的材料，调查可能的原因和结果的关系。该方法与在控制条件下收集数据的实验方法对比，称为可能的因果关系的研究。

原因比较研究的性质是"事后的"，这是指在有关的所有事件已发生后收集材料，调查者随后取一个或多个结果（依赖变量），并通过对过去的追溯去核查材料，找出原因、关系和意义。例如，通过药政管理机构已有材料研究假药劣药案件发生的各种原因，并分析、比较各种因素之间的关系。一般来说，这种研究成果的记录与研究者的经验水平有很大关系。

（六）实验研究

实验研究（experimental research）的目的是研究原因和结果的关系，即通过一个或多个实验组，用一个或多个控制处理措施后的结果研究因果关系。所谓"处理"，指的是采取了某项措施，如为了提高药师水平，采取继续教育措施。药事管理的实验性研究与药学的其他学科实验性研究相比，虽然在设计上有许多相同之处，但在随机抽样、变量函数的确定、结果的测量、条件控制等方面均有许多差异，致使因果关系的准确度也不相同。实验研究与原因比较研究，都是调查分析因果关系。但实验研究是在控制变量的情况下进行比较、分析，结果比较准确；而原因比较研究没有控制变量，是在事情发生后追溯诸现象，分析找出原因，准确性较前者差。

无论是自然科学还是社会科学的实验研究，都包括以下主要环节：①明确自变量、因变量。②选取实验组与对照组。③进行事前测量与事后测量。

实验方法的优点：可以控制自变量，可以重复，因果关系的结论较准确。它在药事管理研究中应用的弱点是其人为性质往往不能代表现实的社会实践过程，容易失真。

第三节　药事法律法规

一、药事法规的概念与种类

药事法规即药事管理法律规范的总称，是诸多法律规范中的一种类型，与其他法律规范一样，是由一定的物质生活条件所决定的，具有规范性、国家意志性、国家强制性、普遍性、程序性。目前我们通常所说的"药事法规"为业内俗称，实质上应该为"药事法"。

广义的药事法，是指由国家制定或认可，并由国家强制力保障实施的，具有普遍约束力的，调整与药事活动中产生的社会关系的行为规范的总称。

狭义的药事法，即药事行政法，是有关药事行政管理的法律规范的总称，由许多单行的法律、法规、规章组成。

药事法规在形式上由宪法、药事管理法律、药事管理行政法规、药事管理部门规章、地方药事管理法规、地方药事管理规章、民族自治地方药事管理法规、其他规范性文件和法律解释等组成。

二、我国药事法规的内容与构成

药事法律体系，是指以宪法为依据，以《药品管理法》为主体，由数量众多的药事管理法律、法规、规章及其他药事管理规范性文件，依据一定的标准、原则、功能、层次所组成的相互配合、相互补充、相互协调和相互制约的整体规则系统。整个规则系统组成一张严密的网，对药品的研制、生产、流通、使用和监督管理各个方面进行严格的法律调整，以保证药品质量能够可靠地形成和保持，并最终在患者身上得到实现，最大限度地实现药品的安全性、有效性、经济性及合理性。

按照法律规则调整具体内容（药事领域）的不同，药事法律体系分为药品研制法律规则、药品注册法律规则、药品生产法律规则、药品流通法律规则、医疗机构药事法律规则、药品不良反应监测与上市后再评价及药害控制法律规则、药品监督管理法律规则等。将所有法律规则按照其调整的具体内容（药事领域）来划分形成的结构体系，称为药事法律的内容体系。

（一）药品研制法律规则

药品研制是药品质量形成的第一个阶段，它在很大程度上决定了药品使用的安全性和有效性。

1. 《药品管理法》中的药品研制法律规则　《药品管理法》第五条及第十六条至二十三条，对药品研制管理进行了原则性规定。如国家鼓励研究和创制新药；从事药品研制活动，应当遵守《药物非临床研究质量管理规范》《药物临床试验质量管理规范》，保证药品研制全过程持续符合法定要求。

2. 《药物非临床研究质量管理规范》（GLP）与《药物临床试验质量管理规范》（GCP）对药品研制的关键环节进行系统的法律控制，以保证药品研制过程的质量，即保证药品质量在药品的研制环节能够可靠地形成，为药品生产、流通、使用环节的质量管理打下基础。

GLP和GCP对药物非临床安全性评价研究和临床研究的设计、实施及总结报告全过程进行标准化规范管理，以确保整个研制过程符合真实性和科学性的要求。其中GCP还包含受试者保护及保证临床试验符合人类伦理方面要求等内容。

3. 药品研制领域其他法律规则　为了确保药品研制过程符合真实性和科学性的要求，国家药品监督管理局（NMPA）颁布实施了许多配套管理规定。主要有：1999年国家药品监督管理局（SDA）颁布的《药品研究机构登记备案管理办法》（试行）和《药品研究和申报注册违规处理办法》（试行）；2000年SDA颁布的《药品研究实验记录暂行规定》和《药品临床研究的若干规定》；2007年国家食品药品监督管理局（SFDA）颁布的《药物非临床研究质量管理规范认证管理办法》等。此外，为促进我国药品研制开发，指导药品研制单位用科学、规范的方法开展药品研制工作，国家药品监督管理部门自2002年以来，起草和修订了一系列我国药物研究技术指导原则。

（二）药品注册法律规则

1. 《药品管理法》中的药品注册管理法律规则　《药品管理法》第二章对申请药物临床试验、药品生产和药品进口及药品审批、注册检验和药品注册监督管理进行了原则性规定。

2. 《药品注册管理办法》　《药品注册管理办法》（以下简称《办法》）是我国药品注册管理的主要法律依据。2020年1月15日经国家市场监督管理总局2020年第1次局务会议审议通过新修订的《药品注册管理办法》，并于7月1日实施。该《办法》进一步构建完善审评、审批框架体系，进一步明确药品注册、核查、检验环节中注册申请人（上市许可持有人）等各部门、各参与主体的职责及权利和义务。同时，对审评审批中涉及的具体技术要求不再写入《办法》正文，改由在指导原则等配套文件中体现，这一改变使整个药品注册管理的制度框架和技术标准体系体现出了更强的稳定性和灵活性。

3. **其他药品注册法律规则** 为了配合药品注册管理工作，2005 年 3 月 22 日 SFDA 颁布《医疗机构制剂注册管理办法》（试行），2008 年颁布《中药注册管理补充规定》和《药品注册现场核查管理规定》，2009 年颁布《新药注册特殊审批管理规定》。

（三）药品生产法律规则

1. **《药品管理法》中的药品生产法律规则** 《药品管理法》在第四章设"药品生产"专章，规定了药品生产许可证制度和从事药品生产活动应具备的条件，要求从事药品生产活动，应当遵守《药品生产质量管理规范》（GMP），并对药品标准、原料辅料、药品包装、质量检验管理等方面进行了原则性规定。

2. **《药品生产质量管理规范》（GMP）** GMP 是世界各国普遍采用的质量管理技术规范，是保证药品质量的有效措施。我国 20 世纪 80 年代初引进此概念，1988 年，卫生部颁布第一个 GMP，1992 年进行了修订，在药品生产中推荐使用。1998 年，SDA 对该规范内容再次修订。2010 年，SFDA 又一次进行了修订。修订版的 GMP 于 2011 年 1 月 17 日由卫生部正式颁布，自 2011 年 3 月 1 日起施行。在 2001 年以前，《药品管理法》并未强制性地要求必须按照该规范生产药品，GMP 只是国家的一种推荐指导性规范。从 2001 年修订的《药品管理法》实施开始，GMP 正式具有法律强制力。

3. **《药品生产监督管理办法》** 2020 年 1 月 15 日，经国家市场监督管理总局 2020 年第 1 次局务会议审议通过的新修订的《药品生产监督管理办法》，适用于在我国境内上市药品的生产及监督管理活动，包括境内和境外的生产场地。该办法明确了生产许可、生产管理、监督检查和法律责任的相关要求并借鉴了国际先进经验，在落实药品管理法的药品上市许可持有人制度方面强调主体责任，全面加强药品生产监督管理，以保障生产全过程持续合规。《药品生产监督管理办法》是我国药品生产监督管理的重要执法依据。

4. **药品包装标识物管理法律规则** 《药品管理法》在第四章"药品生产"专章中，规定药品包装应当适合药品质量的要求，方便储存、运输和医疗使用。药品包装应当按照规定印有或者贴有标签并附说明书。

为规范药品包装标识物管理，国家药品监督管理部门先后制定了一系列管理规定。现行有效的规范性文件有：《药品说明书和标签管理规定》（国家食品药品监督管理局令第 24 号）（2006 年 3 月）、《医疗器械说明书和标签管理规定》（国家食品药品监督管理总局令第 6 号）（2014 年 7 月）。这些规范性文件对药品包装标识物管理做了较为详尽的规定。

（四）药品流通法律规则

1. **《药品管理法》中的药品经营法律规则** 《药品管理法》在第五章设"药品经营"专章，规定了药品经营许可证制度和从事药品经营活动应当具备的条件。从事药品经营活动，应当遵守《药品经营质量管理规范》（GSP），建立健全药品经营质量管理体系，保证药品经营全过程持续符合法定要求。

2.《**药品经营质量管理规范**》（GSP） 为保证药品经营过程的质量，必须对药品经营过程中影响药品质量的各种因素加以控制。1992 年，国家医药管理局制定了我国第一个《医药商品质量管理规范》。2000 年，SDA 出台了 GSP、《GSP 实施细则》、《GSP 认证管理办法（试行）》和《GSP 检查员管理办法》，形成了比较完整的 GSP 制度。2012 年，SFDA 第一次修订《药品经营质量管理规范》，自 2013 年 6 月 1 日起施行。《药品经营质量管理规范》（GSP）对药品分类管理、药品经营企业进货检查验收、药品保管、入库和出库检查、处方调配和药品购销记录管理等进行了规定。CFDA 于 2016 年 7 月 20 日发布了《国家食品药品监督管理总局关于修改〈药品经营质量管理规范〉的决定》，公布了新修改的《药品经营质量管理规范》（国家食品药品监督管理总局令第 28 号）。

国家市场监督管理总局于 2023 年 10 月 13 日公布了《药品经营和使用质量监督管理办法》（国家市场监督管理总局令第 84 号），进一步规范了药品经营和药品使用质量管理活动。

3.《**药品流通监督管理办法**》 为整顿药品流通秩序，规范药品购销行为，SDA 于 1999 年颁布实施了《药品流通监督管理办法》（暂行）。随着药品流通监督管理工作的开展，《药品流通监督管理办法》（暂行）中的一些条款已经不能适应药品流通监督管理的需要，SFDA 对其进行了修订，并于 2007 年 1 月发布新的《药品流通监督管理办法》，自 2007 年 5 月 1 日起施行。

4.《**互联网药品信息服务管理办法**》 为加强药品监督管理，规范互联网药品交易，SFDA 根据《药品管理法》《药品管理法实施条例》及其他相关法律法规，于 2004 年 7 月 8 日颁布《互联网药品信息服务管理办法》。

5.**药品价格和广告法律规则** 《药品管理法》在第八章设"药品价格和广告"专章，对药品价格和广告管理进行了规定。此外，国家发展计划委员会于 2000 年 7 月颁布《关于改革药品价格管理的意见》，2000 年 11 月颁布《药品价格监测办法》《药品政府定价办法》《药品政府定价申报审批办法》《国家计委定价药品目录》；2011 年 11 月，国家发展和改革委员会制定了《药品差比价规则》。2007 年国务院有关部门重新修订了《药品广告审查发布标准》和《药品广告审查办法》，自 2007 年 5 月 1 日起实施。2015 年 5 月 4 日，国家发展和改革委员会会同国家卫生计生委、人力资源社会保障部等部门联合发出《关于印发推进药品价格改革意见的通知》。2015 年 9 月 1 日起，施行修订后的《中华人民共和国广告法》。

6.《**药品经营许可证管理办法**》《药品经营许可证管理办法》于 2004 年 4 月 1 日起实施，对申领《药品经营许可证》的条件和程序、《药品经营许可证》的变更与换发及监督检查进行了具体规定。

7.**进口药品管理法律规定** 为加强进口药品监督管理，保证进口药品质量，1990 年卫生部颁布《进口药品管理办法》，1999 年 SDA 对其进行了修订并颁布《进口药品国内销售代理商备案规定》，2000 年又在国药管注〔2000〕622 号《关于加强进口药品管理有关问题的通知》附件中公布了最新《进口药品管理目录》。于 2004 年 1 月 1 日起实施的重新修订的《药品进口管理办法》进一步规范了药品进口备案、报关和口岸检验等工作。

（五）医疗机构药事法律规则

1.**《药品管理法》中的医疗机构药事法律规则** 《药品管理法》在第六章设"医疗机构药事管理"专章，对医疗机构药学技术人员配备、医疗机构制剂许可证制度、配制制剂必须具有的条件、制剂品种限制及品种审批、制剂批准文号制度等进行了规定。另外，规定医疗机构制剂禁止广告宣传，不可以销售但可以在一定条件下调剂使用，同时对医疗机构进货检查验收制度、药品保管制度、处方调配制度、药品购进管理等方面也进行了规定。

2.**《医疗机构制剂配制质量管理规范》（试行）和《医疗机构制剂注册管理办法》（试行）** 医疗机构既是药品使用单位，又是医疗机构制剂的生产配制单位。《药品管理法》规定，必须经审批取得《医疗机构制剂许可证》，方可配制制剂。为确保制剂质量，保证医疗机构制剂安全、有效，2001 年 3 月，SDA 颁布了《医疗机构制剂配制质量管理规范》（试行）；2005 年 4 月，SFDA 颁布了《医疗机构制剂配制监督管理办法》（试行）；2005 年 6 月，颁布了《医疗机构制剂注册管理办法》（试行）。

3.**《医疗机构药事管理规定》** 2011 年 1 月 30 日，卫生部、国家中医药管理局、总后勤部卫生部联合发出通知，印发《医疗机构药事管理规定》，对《医疗机构药事管理暂行规定》进行了修订，在推动药物治疗相关"指南"和"指导原则"制定与实施，监测、评估本机构药物使用情况，提出干预和改进措施等部分做出了修改。

4.**其他规定** 为规范医疗机构药品购销活动，提高药品采购透明度，2004 年 9 月 23 日，卫生部等五部委联合发布《关于进一步规范医疗机构药品集中招标采购的若干规定》；2009 年 1 月 17 日，卫生部、国家发展和改革委员会等部委联合发布《进一步规范医疗机构药品集中采购工作的意见》等。

（六）药品不良反应监测、再评价以及药害控制法律规则

为了保障公众用药安全、有效、经济、合理，对已上市药品进行再评价，控制药品危害，及时淘汰不良反应大、疗效不确切的已上市药品，自 20 世纪 60 年代开始，许多国家陆续建立和完善了药品不良反应监测管理、上市药品再评价制度，加强了药害控制立法。

我国《药品管理法》第十二条、八十条、八十一条、八十二条规定，国家建立药物警戒制度，对药品不良反应及其他与用药有关的有害反应进行监测、识别、评估和控制。药品上市许可持有人应当开展药品上市后不良反应监测，主动收集、跟踪分析疑似药品不良反应信息，对已识别风险的药品及时采取风险控制措施，这些规定为我国控制药品不良反应危害提供了基本法律依据。1999 年 11 月，SDA 和卫生部颁布了《药品不良反应监测管理办法》（试行）；2004 年 3 月 4 日，卫生部与 SFDA 颁布了修订的《药品不良反应报告和监测管理办法》；2005 年 2 月 25 日，SFDA 发布《关于定期汇总报告和进口药品境外发生的不良反应报告有关问题解释的通知》，对有关问题做了进一步明确。此外，《药品管理法实施条例》第三十三条设立新药监测期制度以维护公众健康。2007 年 12 月，SFDA 审议通过了《药品召回管理办法》。至此，我国药品不良反应监测、再评价及药害控制法律框架基本形成。我国现行的《药品不良反应报告和监测管理办法》由卫生部与 SFDA 于 2011 年 5 月 4 日颁布。

我国药品不良反应监测管理及药害控制立法，还需要进一步完善药品不良反应急处理机制、药品再评价与淘汰制度，探索建立适合我国国情的药品不良反应受害者补偿制度、药品不良反应损害技术鉴定制度及药品不良反应法律责任制度等。

（七）药品监督管理法律规则

药品监督管理是指药品监督管理部门依照法定职权，对药品的研制、生产、流通、使用全过程进行的监督检查活动。《药品管理法》在第十章设"监督管理"专章，对药品监督管理的主要方面进行了规定。

药品监督管理的法律依据包括实体法律依据和程序法律依据，分别指药品监督管理中适用的实体法律规范和程序法律规范。《药品管理法》及大多数药事管理法律、法规和规章属于实体法律规范。《中华人民共和国行政处罚法》和《中华人民共和国行政复议法》属于专门的程序法律规范，另外国家药监部门还颁布了一系列专门适用于药品监督管理的程序法律规范，包括《国家药品监督管理局行政立法程序的规定》（1998年9月）、《药品监督管理统计管理办法（暂行）》（2001年3月）、《药品监督行政处罚程序规定》（2003年4月）、《国家药品监督管理局药品特别审批程序》（2005年11月）、《国家药品监督管理局听证规则（试行）》（2005年12月）等。2006年1月，SFDA印发《国家药品监督管理局行政复议案件审查办理办法》，进一步规范了药品监督管理部门行政复议案件审查办理程序，提高了办案质量，维护了行政相对人合法权益。此外，许多药事管理实体性法律规范中也包含一些程序规范，如《医疗机构制剂配制监督管理办法（试行）》《药品生产监督管理办法》《医疗器械生产监督管理办法》等。

（八）药品专项管理法律规则

1. 药品分类管理法律规则　我国药品分类管理立法始于1997年1月15日《中共中央 国务院关于卫生改革与发展的决定》中做出的关于建立和完善药品分类管理制度的决策。1999年11月19日，SDA颁布《非处方药专有标识管理规定》（暂行），1999年6月18日和1999年12月28日分别颁布《处方药与非处方药分类管理办法》（试行）与《处方药与非处方药流通管理暂行规定》；2019年重新修订的《药品管理法》第五十四条明确规定国家对药品实行处方药与非处方药分类管理制度，具体办法由国务院药品监督管理部门会同国务院卫生健康主管部门制定。2004年4月7日，SFDA印发了《关于开展处方药与非处方药转换评价工作的通知》；2004年6月10日颁布了《实施处方药与非处方药分类管理2004—2005年工作规划》；2005年8月12日，颁布了《关于做好处方药与非处方药分类管理实施工作的通知》等。这一系列规范性文件的陆续出台，标志着我国药品分类管理法律规范体系的不断完善。

2. 医疗保障与基本医疗保险用药管理法律规则　为了保证国家医疗保障制度的实现，需要对基本医疗保险用药进行系统规定，具体包括《基本医疗保险药品目录》的制定及调整、费用的支付原则及制度等。

3. 国家药品储备管理法律规则　《药品管理法》在第九章设"药品储备和供应"专章，国家实行药品储备制度，建立中央和地方两级药品储备。发生重大灾情、疫情或者其他突发事件时，依照《中华人民共和国突发事件应对法》的规定，可以紧急调用药品。1999 年 6 月 14 日，国家经济贸易委员会对《国家药品医疗器械储备管理暂行办法》进行了修订，颁布了现行的《国家医药储备管理办法》。

4. 中药管理法律规则 为了支持中药产业发展，充分发挥中药在预防保健中的作用，《药品管理法》等法律文件对影响中药发展的各个方面也进行了系统的规定。为保护和合理利用野生药材资源，1987 年国务院制定了《野生药材资源保护管理条例》；为规范中药材生产，保证中药材质量，国家药品监督管理部门颁发了《中药材生产质量管理规范（试行）》（GAP）。为了促进中药品种做大、做强，国务院于 1992 年颁发了《中药品种保护条例》，规定了中药保护品种的等级划分和具体保护措施；为保证中药品种保护工作的科学性、公正性和规范性，SFDA 于 2009 年 2 月发布了《中药品种保护指导原则》。为了继承和弘扬中医药，保障和促进中医药事业发展，保护人民健康，《中华人民共和国中医药法》已经第十二届全国人民代表大会常务委员会第二十五次会议于 2016 年 12 月 25 日通过，自 2017 年 7 月 1 日起施行。

5. 特殊管理药品法律规则 对麻醉药品、精神药品、医疗用毒性药品、放射性药品通过法律手段严格管理，充分发挥其医疗保健作用，防止危害发生，是世界各国普遍采用的管理手段。《药品管理法》第三十二条、四十九条、六十一条、一百一十二条及《药品管理法实施条例》第七十三条，规定了我国特殊管理药品的法律制度框架。依据上述规定，国家对麻醉药品、精神药品、医疗用毒性药品和放射性药品实行特殊管理，对预防性生物制品的流通实行特殊管理，授权国务院制定具体管理办法。国务院先后制定了《麻醉药品管理办法》《精神药品管理办法》《医疗用毒性药品管理办法》《放射性药品管理办法》。2005 年国务院对原有的《麻醉药品管理办法》和《精神药品管理办法》进行修订，将二者合并成《麻醉药品和精神药品管理条例》，内容也做了较大的调整。

1990 年，全国人大常委会颁布《关于禁毒的决定》；1999 年 SDA 颁布修订的《戒毒药品管理办法》；2000 年，SDA 和卫生部联合颁布《医疗机构麻醉药品、一类精神药品供应管理办法》；2005 年 SFDA 颁布《麻醉药品和精神药品生产管理办法（试行）》《麻醉药品和精神药品经营管理办法（试行）》《麻醉药品和精神药品运输管理办法》《麻醉药品和精神药品邮寄管理办法》，同年卫生部颁布《麻醉药品、精神药品处方管理规定》。2013 年，CFDA 与有关部门联合公布《麻醉药品品种目录（2013年版）》和《精神药品品种目录（2013 年版）》，对麻醉药品和精神药品目录进行了调整。

6. 执业药师管理法律规则

（1）《执业药师注册管理办法》：为进一步规范执业药师注册及其相关监督管理工作，加强执业药师队伍建设，国家药品监督管理局组织修订了《执业药师注册管理办法》，于 2021 年 6 月 18 日正式发布。在将《执业药师注册管理暂行办法》及 2004年、2008 年《关于〈执业药师注册管理暂行办法〉的补充意见》等相关补充规定进行整合、完善的基础上，进一步明确了执业药师注册管理的总体要求和注册条件要求，增加了执业药师岗位职责和权利义务等内容。

（2）《执业药师职业资格制度规定》和《执业药师职业资格考试实施办法》：多

年来，执业药师队伍在指导公众安全合理用药及保障药品质量安全方面发挥着积极的作用。为提升执业药师队伍素质，加强队伍专业性，突出岗位实践要求，国家药品监督管理局、人力资源社会保障部于 2019 年 3 月 18 日联合发出通知，印发了《执业药师职业资格制度规定》和《执业药师职业资格考试实施办法》。

7. 药品知识产权及信息服务管理法律规则

（1）药品行政保护条例：为兑现国际承诺，解决国外专利药品在我国的知识产权保护问题，1992 年国务院授权国家医药管理局制定颁布了《药品行政保护条例》，规定了药品行政保护的申请与审批程序、保护内容及期限等。2000 年 10 月，SDA 颁布了《药品行政保护条例实施细则》。

（2）互联网药品信息服务管理暂行规定：《药品管理法》第六十一条、六十二条、一百三十一条及《互联网药品信息服务管理办法》对互联网药品信息服务业务的合法性、规范性做出了具体规定。这些法规文件的颁布实施，表明我国互联网药品信息服务法律规则已经建立并逐步完善。

目标检测

一、A 型题（最佳选择题）

1. "药事"是指药品的研制、生产、流通、使用及（ ）等一切与药品、药学有关的事项。

    A. 价格、合理用药、广告、信息

    B. 广告、信息、监督、合理用药

    C. 价格、广告、信息、监督、检验、药学教育

    D. 价格、广告、检验、药学教育

2.《药物临床试验质量管理规范》的英文缩写为（ ）。

    A. GMP   B. GSP   C. GCP   D. GLP

3. 药品管理法律体系按照法律效力等级由高到低排序，正确的是（ ）。

    A. 法律、行政法规、部门规章、规范性文件

    B. 法律、部门规章、行政法规、规范性文件

    C. 部门规章、行政法规、规范性文件、法律

    D. 规范性文件、部门规章、行政法规、法律

二、X 型题（多项选择题）

1. 在我国的药事法律内容体系中，下列属于药品生产法律规则的是（ ）。

    A.《药品生产质量管理规范》   B.《药品流通监督管理办法》

    C.《药品生产监督管理办法》   D.《药品经营质量管理规范》

2. 药事管理学科具有下列哪些性质（ ）。

    A. 药事管理学是一门正在发展的边缘学科

    B. 药事管理学具有自然科学和社会科学的双重属性

    C. 药事管理学既具有高度的理论性又具有极强的实践性

    D. 药事管理学具有广阔的学术领域

3. **药事管理的特点表现为（　　）。**

    A. 综合性   B. 专业性   C. 政策性   D. 实践性

（谭霓霓）

第一章 PPT

第二章

药事组织

学习要点

知识目标:掌握我国现行药品监督管理机构的设置和职能;熟悉国家药品监督管理局的直属机构和我国药品生产经营体系;了解药事组织的概念和类型,以及药学教育、科研组织和社会团体。

能力目标:会查阅并能区分药品监督管理各部门的机构设置和职能,能在实际工作中加以选择运用,指导自己的药学实践。

素质目标:能坚守初心使命,配合药品监管;树立行业自信,为职业生涯规划打基础。

第一节 药事组织概述

一、药事组织的概念

药事组织是一个复杂的综合性概念,人们往往把药事组织机构、体系、体制都称为药事组织。一般来说,"药事组织"的含义有广义和狭义之分。

广义的药事组织是指以实现药学社会任务为共同目标的人们的集合体;是药学人员相互影响的社会心理系统;是运用药学知识和技术的技术系统;是人们以特定形式的结构关系而共同工作的系统。这个系统运动的产出是合格药品、药学服务、药学知识和药学人才,这些产出物为医疗卫生系统所利用。药事组织系统也可以称为药事组织体系。

狭义的药事组织是指为了实现药学社会任务所提出的目标,经由人为的分工而形成的各种形式的组织机构的总称。

二、药事组织的分类

药事组织的分类以药学的社会任务为基础,是药事组织分类的基本骨架。药事组织主要有以下几种基本类型。

(一)药品管理行政组织

药品管理行政组织是指政府机构中管理药品和药学企事业组织的行政机构,其功能是代表国家对药品和药学企业事业组织进行监督控制，以保证国家意志的贯彻执行。

政府药品监督管理机构的主要功能作用，是以法律授予的权力，对药品运行全过程的质量进行严格监督，保证向社会提供的药品是合格的，并依法处理违反药品管理法律、法规和规章的行为。

（二）药品生产、经营组织

药品生产、经营组织在我国称为药品生产企业（药厂、制药公司）和药品经营企业（药品批发或零售企业、药店），在欧美称为制药公司、社会药房，在日本称为制药株式会社、经营株式会社和社会药局。虽然名称各异，但其主要功能都是生产药品和经营药品。

（三）医疗机构药事组织

医疗机构药事组织是药品的使用单位，其主要功能是通过为患者采购药品、调配处方、配制制剂、提供用药咨询等活动，以保证合理用药。其基本特征是直接向患者提供药品和药学服务，重点是用药质量及合理性。它是医疗机构不可分割的组成部分，属于事业性组织。医疗机构药事管理应以服务患者为中心，以临床药学为基础，促进临床科学、合理用药并做好相关的药品管理工作。

（四）药学教育组织和科研组织

药学教育组织的主要功能是教育，是为维持和发展药学事业培养药师、药学家、药学工程师、药学企业家和药事管理干部的机构。它的目标是双重的，既出药学人才，又出药学研究成果。药学教育组织一般比较稳定，通常按学科专业进行分类。

药学科研组织的主要功能是研究开发新药、改进现有药品及围绕药品和药学的发展进行基础研究，提高创新能力，发展药学事业。

（五）药事社团组织

在药事兴起和形成过程中，药事社团组织发挥了统一行为规范、行业自律、对外联系、协调等作用。20 世纪以来，政府加强对药品和药事的法律控制以后，药事社团组织成为药学企事业组织、药学人员与政府机构联系的纽带，发挥了协助政府管理药事的作用。

第二节　药品监督管理组织

一、我国药品监督管理体制的发展演变

早在西周时期，我国就建立了药品监督管理组织和药品监督管理制度，从宋代开始加强了药品监督。1949 年 10 月新中国成立后，药品监督管理的职能隶属卫生部。1949 年 12 月，卫生部设药政管理处，1953 年 5 月改为药政管理司，1957 年成立药政管理局，负责全国的药品监督管理工作。1984 年我国颁布的第一部《药品管理法》规定："国务院卫生行政部门主管全国药品监督管理工作""县级以上卫生行政部门行

使药品监督职权，可以设置药政机构"，以法律形式确立了我国的药品监督管理体制，明确了药品监督权限。

1998 年根据《国务院关于机构设置的通知》，组建了直属国务院领导的国家药品监督管理局（State Drug Administration，SDA），主管全国药品监督管理工作。2003 年 3 月，十届全国人大一次会议通过了《国务院机构改革方案》。根据该改革方案，国家药品监督管理局合并了卫生部的食品监管职能，成立了国家食品药品监督管理局（State Food and Drug Administration，SFDA）。该局为国务院直属机构，继续行使国家药品监督管理的职能，并负责食品、保健品、化妆品安全管理的综合监督和组织协调，依法组织开展对重大事故的查处。2008 年 3 月，第十一届全国人大第五次会议审议通过了关于国务院机构改革方案的说明。根据方案，设立国家食品药品监督管理局（副部级），为卫生部管理的国家局。食品药品监管部门承接由原卫生部门承担的餐饮服务食品安全监管职责，将综合协调食品安全、组织查处食品安全重大事故的职责划给卫生部门。

2013 年 3 月 14 日，第十二届全国人大第四次全体会议审议通过了《关于国务院机构改革和职能转变方案的决定（草案）》。根据该决定，将国务院食品安全委员会办公室的职责、国家食品药品监督管理局的职责、原国家质量监督检验检疫总局的生产环节食品安全监督管理职责、原国家工商行政管理总局的流通环节食品安全监督管理职责整合，组建国家食品药品监督管理总局，对生产、流通、消费环节的食品安全和药品的安全性、有效性实施统一监督管理。将工商行政管理、质量技术监督部门相应的食品安全监督管理队伍和检验检测机构划转至食品药品监督管理部门，组建国家食品药品监督管理总局（China Food and Drug Administration），英文简称由"SFDA"变成"CFDA"，理顺了食品药品监督管理体制。

2018 年 3 月，根据党的十九大和十九届三中全会部署，将原国家工商行政管理总局的职责、原国家质量监督检验检疫总局的职责、原国家食品药品监督管理总局的职责、国家发展和改革委员会的价格监督检查与反垄断执法职责、商务部的经营者集中反垄断执法及国务院反垄断委员会办公室等职责整合，组建国家市场监督管理总局，为国务院直属机构。同时，考虑到药品监管的特殊性，单独组建国家药品监督管理局，由国家市场监督管理总局管理，主要职责是负责药品、医疗器械、化妆品的注册并实施监督管理。

二、我国现行药品监督管理组织体系

（一）药品监督管理行政机构

1. 国家药品监督管理局 负责制定药品、医疗器械和化妆品监管制度，负责药品、医疗器械和化妆品研制环节的许可、检查和处罚。

2. 省、自治区、直辖市药品监督管理局 负责药品、医疗器械、化妆品生产环节的许可、检验和处罚，以及药品批发许可、零售连锁总部许可、互联网销售第三方平台备案及检查和处罚。

3. 市、县两级市场监督管理局 负责药品零售、医疗器械经营的许可、检查和处罚，以及化妆品经营和药品、医疗器械使用环节质量的检查和处罚。

（二）国家药品监督管理局直属机构

国家药品监督管理局直属机构（药品监督管理技术支撑机构）是药品监督管理的重要组成部分，为药品行政监督提供技术支撑与保障。

2019年修订的《药品管理法》规定：药品监督管理部门设置或者指定的药品专业技术机构，承担依法实施药品监督管理所需的审评、检验、核查、监测与评价等工作。

国家药品监督管理局设置的主要直属机构有：中国食品药品检定研究院、国家药典委员会、国家药品监督管理局药品审评中心、国家药品监督管理局食品药品审核查验中心、国家药品监督管理局药品评价中心、国家药品监督管理局医疗器械技术审评中心、国家药品监督管理局行政事项受理服务和投诉举报中心、国家药品监督管理局执业药师资格认证中心等。

三、我国现行药品监督管理部门职责

（一）国家药品监督管理局

国家药品监督管理局（National Medical Products Administration，NMPA）贯彻落实党中央关于药品监督管理工作的方针政策和决策部署，在履行职责过程中坚持和加强党对药品监督管理工作的集中统一领导，其主要职责如下：

（1）负责药品（含中药、民族药，下同）、医疗器械和化妆品安全监督管理：拟订监督管理政策规划，组织起草法律法规草案，拟订部门规章并监督实施。研究拟订鼓励药品、医疗器械和化妆品新技术、新产品的管理与服务政策。

（2）负责药品、医疗器械和化妆品标准管理：组织制定、公布国家药典等药品、医疗器械标准，组织拟订化妆品标准，组织制定分类管理制度，并监督实施。参与制定《国家基本药物目录》，配合实施国家基本药物制度。

（3）负责药品、医疗器械和化妆品注册管理：制定注册管理制度，严格上市审评审批，完善审评审批服务便利化措施并组织实施。

（4）负责药品、医疗器械和化妆品质量管理：制定研制质量管理规范并监督实施。制定生产质量管理规范并依职责监督实施。制定经营、使用质量管理规范并指导实施。

（5）负责药品、医疗器械和化妆品上市后的风险管理：组织开展药品不良反应、医疗器械不良事件和化妆品不良反应的监测、评价和处置工作，依法承担药品、医疗器械和化妆品安全应急管理工作。

（6）负责执业药师资格准入管理：制定执业药师资格准入制度，指导监督执业药师注册工作。

（7）负责组织指导药品、医疗器械和化妆品监督检查：制定检查制度，依法查处药品、医疗器械和化妆品注册环节的违法行为，以及生产环节的违法行为。

（8）负责药品、医疗器械和化妆品监督管理领域对外交流与合作，参与相关国际监管规则和标准的制定。

（9）负责指导省、自治区、直辖市药品监督管理部门工作。

（10）完成党中央、国务院交办的其他任务。

（二）省级药品监督管理部门

（1）负责药品（含中药、民族药，下同）、医疗器械和化妆品安全监督管理：组织实施相关法律法规，拟订监督管理政策法规，组织起草相关地方性法规、规章草案并监督实施。研究拟订鼓励药品、医疗器械和化妆品新技术、新产品的管理和服务政策。

（2）负责药品、医疗器械和化妆品标准的监督实施：监督实施国家药典等药品、医疗器械、化妆品标准和分类管理制度。依法制定地方性中药材标准、中药饮片炮制规范并监督实施，配合实施基本药物制度。

（3）负责药品、医疗器械和化妆品相关的许可和注册管理：负责药品、医疗器械和化妆品生产环节的许可、医疗机构制剂配制许可，以及药品批发许可、零售连锁总部许可、互联网药品和医疗器械信息服务资格审批、互联网销售第三方平台备案。依法负责医疗机构制剂、医疗器械注册、化妆品备案。

（4）负责药品、医疗器械和化妆品质量管理：监督实施生产质量管理规范，依职责监督实施研制、经营质量管理规范，指导实施使用质量管理规范。

（5）负责药品、医疗器械和化妆品上市后的风险管理：组织开展药品不良反应、医疗器械不良事件和化妆品不良反应的监测、评价和处置工作。依法承担药品、医疗器械和化妆品安全应急管理工作。

（6）实施执业药师资格准入制度，负责执业药师注册管理工作。

（7）负责组织开展药品、医疗器械和化妆品生产环节及药品批发、零售连锁总部、互联网销售第三方平台监督检查，依法查处违法行为。

（8）负责药品、医疗器械和化妆品监督管理领域的对外交流与合作。

（9）负责管理省药品监督管理局派出机构。

（10）完成省政府和省市场监督管理局交办的其他任务。

四、国家药品监督管理局直属机构

（一）中国食品药品检定研究院（国家药品监督管理局医疗器械标准管理中心，中国药品检验总所，简称中检院）

中国食品药品检定研究院的前身系中国药品生物制品检定所，最初是由中央人民政府卫生部药物食品检验所和生物制品检定所于1961年合并成立的卫生部药品生物制品检定所，1986年更名为中国药品生物制品检定所，对外使用"中国药品检验总所"的名称，2010年9月26日更名为中国食品药品检定研究院，是国家药品监督管理局的直属事业单位，是国家检验药品、生物制品质量的法定机构和最高技术仲裁机构，是世界卫生组织指定的"世界卫生组织药品质量保证合作中心"。其主要职责如下：

（1）承担食品、药品、医疗器械、化妆品及有关药用辅料、包装材料与容器（以下统称为食品药品）的检验检测工作：组织开展药品、医疗器械、化妆品抽验和质量分析工作。负责相关复验、技术仲裁。组织开展进口药品注册检验及上市后有关数据的收集分析等工作。

（2）承担药品、医疗器械、化妆品质量标准、技术规范、技术要求、检验检测方法的制订与修订及技术复核工作；组织开展检验检测新技术、新方法、新标准研究。承担相关产品严重不良反应、严重不良事件原因的实验研究工作。

（3）负责医疗器械标准管理相关工作。

（4）承担生物制品批签发相关工作。

（5）承担化妆品安全技术评价工作。

（6）组织开展有关国家标准物质的规划、计划、研究、制备、标定、分发和管理工作。

（7）负责生产用菌毒种、细胞株的检定工作；承担医用标准菌毒种、细胞株的收集、鉴定、保存、分发和管理工作。

（8）承担实验动物的饲育、保种、供应和实验动物及相关产品的质量检测工作。

（9）承担食品药品检验检测机构实验室间的比对及能力验证、考核与评价等技术工作。

（10）负责研究生教育培养工作。组织开展对食品、药品相关单位质量检验检测工作的培训和技术指导。

（11）开展食品药品检验检测国际（地区）交流与合作。

（12）完成国家局交办的其他事项。

（二）国家药典委员会

国家药典委员会成立于1950年，是法定的国家药品标准工作专业管理机构。其主要职责如下：

（1）组织编制、修订和编译《中华人民共和国药典》（简称《中国药典》）及配套标准。

（2）组织制定、修订国家药品标准。参与拟订有关药品标准管理制度和工作机制。

（3）组织《中国药典》收载品种的医学遴选工作和药学遴选工作。负责药品通用名称命名。

（4）组织评估《中国药典》和国家药品标准执行情况。

（5）开展药品标准发展战略、管理政策和技术法规研究。承担药品标准信息化建设工作。

（6）开展药品标准国际（地区）协调和技术交流，参与国际（地区）间药品标准适用性认证合作工作。

（7）组织开展《中国药典》和国家药品标准宣传培训与技术咨询，负责《中国药品标准》等刊物的编辑出版工作。

（8）负责药典委员会各专业委员会的组织协调及服务保障工作。

（9）承办国家局交办的其他事项。

《中华人民共和国药典》

中华人民共和国成立以后，党和政府高度重视医药卫生事业，新中国成立伊始即着手启动药品标准体系建设。1950年成立了第一届药典委员会，按立项、起草、复核、公示、批准、颁布等环节进行制定，并于1953年颁布了第一版《中国药典》。此后陆续颁布了1963年版、1977年版、1985年版、1990年版、1995年版、2000年版、2005年版、2010年版、2015年版、2020年版，共11版。新版《中国药典》颁布实施后，原版《中国药典》载入的及增补本的药品标准同时作废。历版《中国药典》均客观地反映了我国不同历史时期的医药产业水平和临床用药水平，对于提升我国药品质量控制水平发挥着不可替代的重要作用。

载入《中国药典》的药品标准，是国家对同品种药品质量的最基本要求，该药品的研制、生产、经营、使用、监督及检验等活动的标准均不得低于《中国药典》的要求。

《中国药典》（2020年版）以建立"最严谨的标准"为指导，以提升药品质量、保障用药安全、服务药品监管为宗旨。该版药典收载品种5 911种，新增319种。一部中药收载2 711种，二部化学药收载2 712种，三部生物制品收载153种，四部收载通用技术要求361个，药用辅料335种。《中国药典》品种收载进一步满足了《国家基本药物目录》、国家基本医疗保险用药目录收录品种的需求。

新版药典编制秉承科学性、先进性、实用性和规范性原则，不断强化《中国药典》在国家药品标准中的核心地位，标准体系更加完善、标准制定更加规范、标准内容更加严谨，与国际标准更加协调，药品标准整体水平得到进一步提升，全面反映出我国医药发展和检测技术应用的现状，在提高我国药品质量、保障公众用药安全、促进医药产业健康发展、提升《中国药典》国际影响力等方面发挥着重要作用。

（三）国家药品监督管理局药品审评中心

国家药品监督管理局药品审评中心是国家药品注册技术审评机构，其主要职责如下：

（1）负责药物临床试验、药品上市许可申请的受理和技术审评。

（2）负责仿制药质量和疗效一致性评价的技术审评。

（3）承担再生医学与组织工程等新兴医疗产品涉及药品的技术审评。

（4）参与拟订药品注册管理相关法律法规和规范性文件，组织拟订药品审评规范和技术指导原则并组织实施。

（5）协调药品审评相关检查、检验等工作。

（6）开展药品审评相关理论、技术、发展趋势及法律问题研究。

（7）组织开展相关业务咨询服务及学术交流，开展药品审评相关的国际（地区）交流与合作。

（8）承担国家局国际人用药品注册技术协调会议（ICH）相关技术工作。

（9）承办国家局交办的其他事项。

（四）国家药品监督管理局食品药品审核查验中心

国家药品监督管理局食品药品审核查验中心的主要职责如下：

（1）组织制定、修订药品、医疗器械、化妆品检查制度规范和技术文件。

（2）承担药物临床试验、非临床研究机构资格认定（认证）和研制现场检查。承担药品注册现场检查。承担药品生产环节的有因检查。承担药品境外检查。

（3）承担医疗器械临床试验监督抽查和生产环节的有因检查。承担医疗器械境外检查。

（4）承担化妆品研制、生产环节的有因检查。承担化妆品境外检查。

（5）承担国家级检查员考核、使用等管理工作。

（6）开展检查理论、技术和发展趋势研究、学术交流及技术咨询。

（7）承担药品、医疗器械、化妆品检查的国际（地区）交流与合作。

（8）承担市场监管总局委托的食品检查工作。

（9）承办国家局交办的其他事项。

（五）国家药品监督管理局药品评价中心（国家药品不良反应监测中心）

国家药品监督管理局药品评价中心（国家药品不良反应监测中心）的主要职责如下：

（1）组织制定、修订药品不良反应、医疗器械不良事件、化妆品不良反应监测与上市后安全性评价及药物滥用监测的技术标准和规范。

（2）组织开展药品不良反应、医疗器械不良事件、化妆品不良反应、药物滥用监测工作。

（3）开展药品、医疗器械、化妆品的上市后安全性评价工作。

（4）指导地方相关监测与上市后安全性评价工作。组织开展相关监测与上市后安全性评价的方法研究、技术咨询和国际（地区）交流合作。

（5）参与拟订、调整国家基本药物目录。

（6）参与拟订、调整非处方药目录。

（7）承办国家局交办的其他事项。

（六）国家药品监督管理局医疗器械技术审评中心

国家药品监督管理局医疗器械技术审评中心的主要职责如下：

（1）负责申请注册的国产第三类医疗器械产品和进口医疗器械产品的受理和技术审评工作；负责进口第一类医疗器械产品备案工作。

（2）参与拟订医疗器械注册管理相关法律法规和规范性文件。组织拟订相关医疗器械技术审评规范和技术指导原则并组织实施。

（3）承担再生医学与组织工程等新兴医疗产品涉及医疗器械的技术审评。

（4）协调医疗器械审评相关检查工作。

（5）开展医疗器械审评相关理论、技术、发展趋势及法律问题研究。

（6）负责对地方医疗器械技术审评工作进行业务指导和技术支持。

（7）组织开展相关业务咨询服务及学术交流，开展医疗器械审评相关的国际（地区）交流与合作。

（8）承办国家局交办的其他事项。

（七）国家药品监督管理局行政事项受理服务和投诉举报中心

国家药品监督管理局行政事项受理服务和投诉举报中心的主要职责如下：

（1）负责药品、医疗器械、化妆品行政事项的受理服务和审批结果相关文书的制作、送达工作。

（2）受理和转办药品、医疗器械、化妆品涉嫌违法违规行为的投诉举报。

（3）负责药品、医疗器械、化妆品行政事项受理和投诉举报相关信息的汇总、分析、报送工作。

（4）负责药品、医疗器械、化妆品重大投诉举报办理工作的组织协调、跟踪督办，监督办理结果反馈。

（5）参与拟订药品、医疗器械、化妆品行政事项和投诉举报相关法规、规范性文件和规章制度。

（6）负责投诉举报新型、共性问题的筛查和分析，提出相关安全监管建议。承担国家局执法办案、整治行动的投诉举报案源信息报送工作。

（7）承担国家局行政事项受理服务大厅的运行管理工作。参与国家局行政事项受理、审批网络系统的运行管理。承担国家局行政事项收费工作。

（8）参与药品、医疗器械审评审批制度改革及国家局"互联网＋政务服务"平台建设、受理服务工作。

（9）指导协调省级药品监管行政事项受理服务及投诉举报工作。

（10）开展与药品、医疗器械、化妆品行政事项受理及投诉举报工作有关的国际（地区）交流与合作。

（11）承办国家局交办的其他事项。

（八）国家药品监督管理局执业药师资格认证中心

国家药品监督管理局执业药师资格认证中心的主要职责如下：

（1）开展执业药师资格准入制度及执业药师队伍发展战略研究，参与拟订完善执业药师资格准入标准并组织实施。

（2）承担执业药师资格考试相关工作。组织开展执业药师资格考试命审题工作，编写考试大纲和考试指南。负责执业药师资格考试命审题专家库、考试题库的建设和管理。

（3）组织制定执业药师认证注册工作标准和规范并监督实施。承担执业药师认证注册管理工作。

（4）组织制定执业药师认证注册与继续教育衔接标准。拟订执业药师执业标准和业务规范，协助开展执业药师配备使用政策研究和相关执业监督工作。

（5）承担全国执业药师管理信息系统的建设、管理和维护工作，收集报告相关信息。

（6）指导地方执业药师资格认证相关工作。

（7）开展执业药师资格认证国际（地区）交流与合作。

（8）协助实施执业药师能力与学历提升工程。

（9）承办国家局交办的其他事项。

此外，国家药品监督管理局的直属机构还包括国家药品监督管理局机关服务中心（国家药品监督管理局机关服务局）、国家药品监督管理局信息中心（中国食品药品监管数据中心）、国家药品监督管理局高级研修学院（国家药品监督管理局安全应急演练中心）、国家药品监督管理局新闻宣传中心、中国健康传媒集团、中国食品药品国际交流中心、国家药品监督管理局南方医药经济研究所、国家药品监督管理局一四六仓库、中国药学会。

五、药品监督管理相关部门

《药品管理法》规定：国务院药品监督管理部门主管全国药品监督管理工作。药品监督管理工作除药品监督管理部门外，还涉及多个政府职能部门，其他行政管理部门在各自的职责范围内也负责与药品有关的监督管理工作。根据现行法律法规和相关部委的主要职责、内设机构和人员编制规定，除药品监督管理部门外还涉及以下行政管理部门。

（一）市场监督管理部门

国家、省（区、市）市场监督管理机构管理同级药品监督管理机构。市、县两级市场监督管理部门负责药品零售，医疗器械经营的许可、检查和处罚，以及化妆品经营和药品、医疗器械使用环节质量的检查和处罚。市场监督管理部门负责相关市场主体登记注册和《营业执照》核发，查处准入、生产、经营、交易中的有关违法行为，实施反垄断执法、价格监督检查和反不正当竞争，负责药品、保健食品、医疗器械、特殊医学用途配方食品广告的审查和监督、处罚。

（二）卫生健康部门

卫生健康部门负责协调推进深化医药卫生体制改革，研究提出深化医药卫生体制改革重大方针、政策、措施的建议。组织制定国家药物政策和国家基本药物制度，开展药品使用监测、临床综合评价和短缺药品预警，提出国家基本药物价格政策的建议，参与制定国家药典。同时，国家药品监督管理局会同国家卫生健康委员会组织国家药典委员会并制定国家药典，建立重大药品不良反应和医疗器械不良事件相互通报机制与联合处置机制。

（三）中医药管理部门

中医药管理部门负责拟订中医药和民族医药事业发展的战略、规划、政策和相关标准，起草有关法律法规和部门规章草案，参与国家重大中医药项目的规划和组织实施。承担中医医疗、预防、保健、康复及临床用药等的监督管理责任。规划、指导和协调中医医疗、科研机构的结构布局及其运行机制的改革。负责指导民族医药的理论、医术、药物的发掘、整理、总结和提高工作，拟订民族医疗机构管理规范和技术标准并监督执行。组织开展中药资源普查，促进中药资源的保护、开发和合理利用，参与制定中药产业发展规划、产业政策和中医药的扶持政策，参与国家基本药物制度建设。组织拟订中医药人才发展规划，会同有关部门拟订中医药专业技术人员资格标准并组织实施。会同有关部门组织开展中医药师承教育、毕业后教育、继续教育和相关人才培训工作，参与指导中医药教育教学改革，参与拟订各级各类中医药教育发展规划。拟订和组织实施中医药科学研究、技术开发规划，指导中医药科研条件和能力建设，管理国家重点中医药科研项目，促进中医药科技成果的转化、应用和推广。承担保护濒临消亡的中医诊疗技术和中药生产加工技术的责任，组织开展对中医古籍的整理研究和中医药文化的继承发展，提出保护中医非物质文化遗产的建议，推动中医药防病治病知识普及。组织开展中医药国际推广、应用和传播工作，开展中医药国际交流合作和与我国港澳台地区的中医药合作。国家中医药管理局由国家卫生健康委员会管理。

（四）医疗保障部门

医疗保障部门负责组织制定城乡统一的药品、医用耗材、医疗服务项目、医疗服务设施等医保目录和支付标准，建立动态调整机制，制定医保目录准入谈判规则并组织实施。组织制定药品、医用耗材价格和医疗服务项目、医疗服务设施收费等政策，建立医保支付医药服务价格合理确定和动态调整机制，推动建立市场主导的社会医药服务价格形成机制，建立价格信息监测和信息发布制度。制定药品、医用耗材的招标采购政策并监督实施，指导药品、医用耗材招标采购平台建设。

（五）发展和改革宏观调控部门

国家发展和改革委员会负责监测和管理药品宏观经济。2018 年国务院机构改革，将国家发展和改革委员会的价格监督检查与反垄断执法职责划入国家市场监督管理总局，国家发展和改革委员会的药品和医疗服务价格管理职责划入国家医疗保障局。

（六）人力资源和社会保障部

人力资源和社会保障部负责拟订人力资源和社会保障事业发展政策、规划。统筹推进建立覆盖城乡的多层次社会保障体系；拟订养老、失业、工伤等社会保险及其补充保险政策和标准。拟订养老保险全国统筹办法和全国统一的养老、失业、工伤保险关系转续办法。组织拟订养老、失业、工伤等社会保险及其补充保险基金管理和监督制度。会同有关部门实施全民参保计划并建立全国统一的社会保险公共服务平台。统筹拟订劳动人事争议调解仲裁制度和劳动关系政策，组织实施劳动保障监察，协调劳动者维权工作。牵头推进深化职称制度改革，拟订专业技术人员管理、继续教育管理等政策。完善职业资格制度，健全职业技能多元化评价政策。

（七）工业和信息化部

工业和信息化部负责研究提出工业发展战略，拟订工业行业规划和产业政策并组织实施。拟订高技术产业中涉及生物医药、新材料等的规划、政策和标准并组织实施，指导行业技术创新和技术进步，以先进的适用技术改造、提升传统产业。承担食品、医药工业等的行业管理工作；拟订卷烟、食盐和糖精的生产计划；承担盐业和国家储备盐行政管理、中药材生产扶持项目管理、国家药品储备管理工作。同时，工业和信息化主管部门负责配合有关部门依法处置发布药品虚假违法广告、涉嫌仿冒他人网站发布互联网广告的违法违规网站、无线电台，积极引导行业自律。

（八）商务部

商务部负责拟订药品流通发展规划和政策，药品监督管理部门在药品监督管理工作中配合执行药品流通发展规划和政策。商务部发放药品类易制毒化学品进口许可前，应当征得国家药品监督管理局同意。

（九）公安部门

公安部门负责组织指导药品、医疗器械和化妆品犯罪案件侦查工作。药品监督管理部门与公安部门建立行政执法和刑事司法工作衔接机制。药品监督管理部门发现违法行为涉嫌犯罪的，按照有关规定及时移送公安机关，公安机关应当迅速进行审查，并依法做出立案或者不予立案的决定。公安机关依法提请药品监督管理部门做出检验、鉴定、认定等协助的，药品监督管理部门应当予以协助。

（十）海关

海关负责药品进出口口岸的设置；药品进口与出口的监管、统计与分析。

（十一）网信办

网信办配合相关部门进一步加强互联网药品广告管理，大力整治网上虚假违法违规信息，严厉查处发布虚假违法广告信息的网络平台，营造风清气正的网络空间。

（十二）新闻宣传部门

新闻宣传部门负责加强药品安全新闻宣传和舆论引导工作。组织新闻媒体围绕贯彻落实《中华人民共和国广告法》（以下简称《广告法》）和有关法律法规，做好阐释、解读。协调新闻媒体曝光虚假违法广告典型案例，开展舆论监督。指导监督媒体健全广告刊播管理制度，履行法定广告审查义务。

（十三）新闻出版广电部门

新闻出版广电部门负责督促指导媒体单位履行药品广告发布审查职责，严格规范广告发布行为。强化指导，提升药品广告内容的艺术格调。清理查处违规媒体和广告，及时受理群众对药品虚假违法广告的投诉举报。进一步规范电视购物节目播放，清理整治各种利用健康资讯、养生等节（栏）目、专版等方式变相发布广告的行为；对不履行广告发布审查责任、虚假违法广告问题屡查屡犯的广播、电视、报刊出版单位及相关负责人依法依规予以处理。

第三节　药品生产、经营、使用组织

一、药品生产企业

药品生产企业是指生产药品的专营企业或者兼营企业。药品生产企业是依法成立的，从事药品生产活动、为社会提供药品并具有法人资格的经济组织。药品生产企业一般简称为药厂，在国外习惯称为制药公司，在我国按公司法注册的药品生产企业也称为制药公司。药品生产企业应当遵守药品生产质量管理规范，建立健全药品生产质量管理体系，保证药品生产全过程持续符合法定要求。药品生产企业的法定代表人、主要负责人对本企业的药品生产活动全面负责。

药品生产企业按规模大小可分为大型生产企业、中型生产企业和小型生产企业；按所生产的药品类型可分为化学药品生产企业（包括原料和制剂）、中成药生产企业、中药饮片生产企业、生物和生化制药企业、卫生材料及医药用品生产企业等。

国家药品监督管理局药品监督管理统计报告（2021年第三季度）显示，截至2021年9月底，有效期内《药品生产许可证》共7 354个（含中药饮片、医用气体等），其中原料药和制剂生产企业4 587家，特殊药品生产企业216家。

二、药品经营企业

药品经营企业是指经营药品的专营企业或者兼营企业。药品经营企业是依法成立的，从事药品经营活动、实行独立核算、自负盈亏、照章纳税，具有法人资格的经济组织。药品经营企业应当遵守药品经营质量管理规范，建立健全药品经营质量管理体系，保证药品经营全过程持续符合法定要求。药品经营企业的法定代表人、主要负责人对本企业的药品经营活动全面负责。

药品经营企业按照经营方式可分为药品批发企业和药品零售企业。药品批发企业是指将购进的药品销售给药品生产企业、药品经营企业、医疗机构的药品经营企业。药品零售企业是指将购进的药品直接销售给消费者的药品经营企业。药品零售企业分为零售连锁门店和单体药店。

国家药品监督管理局药品监督管理统计报告（2021年第三季度）显示，截至2021年9月底，全国共有《药品经营许可证》持证企业60.65万家。其中，批发企业1.34万家，零售连锁总部6 658家，零售连锁门店33.53万家，单体药店25.12万家。

三、药品使用组织

药品使用组织主要是指医疗机构药房组织，包含着一定程度的生产、经营，在我国是药师人数最多的组织，是和医疗系统直接交叉的组织。医疗机构药事组织的主要功能是通过采购药品、调配处方、配制制剂、提供用药咨询等活动保证患者安全、有效、合理地用药。这类组织的基本特征是直接给患者供应药品和提供药学服务，侧重于用药的质量和合理性，而不是为盈利进行自主经营。因此，医疗机构药事组织是以患者为中心，以管理学和行为科学为基础，研究医疗机构药事管理因素、环境因素和患者安全、有效、合理地使用药品之间的关系。

第四节 药学教育、科研组织和社团组织

药学教育和药学科研机构均属于药学事业性组织，而药学学术团体则包括中国药学会及经政府批准成立的各种协会。这些组织都是药事组织的重要组成部分。

一、药学教育组织

我国现代药学教育经历了近百年的发展历程，已形成由高等药学教育、中等药学教育、药学继续教育构成的多类型、多层次、多种办学形式的药学教育体系。

2004 年 5 月 24 日，为适应我国卫生事业改革和发展的需要，提高卫生技术队伍整体素质和水平，推动护理、药学和医学相关类高等教育改革和发展，卫生部与教育部共同组织、制定了《护理、药学和医学相关类高等教育改革和发展规划》，规划中对我国护理、药学和医学相关类高等教育面临的形势进行了剖析，提出了改革和发展的指导思想、方针、基本原则和目标。

根据教育部发布的《普通高等学校本科专业目录》（2024 年版），我国药学类专业共 8 个，中药学类专业 6 个，其他药学相关类专业 2 个，共有 16 个本科专业（药学类专业：药学、药物制剂、临床药学、药事管理、药物分析、药物化学、海洋药学、化妆品科学与技术；中药学类专业：中药学、中药资源与开发、藏药学、蒙药学、中药制药、中草药栽培与鉴定；化工与制药类专业：制药工程；生物工程类专业：生物制药）。

二、药学科研组织

我国药学科研组织有独立的药物研究院及附设在高等药学院校、大型制药企业、大型医院中的药物研究所（室）两种类型。独立的药物研究院的行政管理隶属于中国科学院、中国医学科学院、中医研究院、军事医学科学院等国家和地方科学院系统，以及中央和地方政府卫生行政主管部门、医药生产经营主管部门。除大型制药企业设立的药物科研机构外，其他均为国家投资兴办的事业单位。著名的药物研究单位有中国科学院上海药物研究所、中国医学科学院药物研究所、中国中医研究院中药研究所、军事医学科学院药物毒理研究所、上海医药工业研究院、天津药物研究院等。

药学科研组织的任务主要是研究开发新药、改进现有药品及围绕药品和药学的发展进行基础研究，提高创新能力，发展药学事业。从 20 世纪 80 年代开始，随着我国经济建设由计划经济向市场经济的转变，我国科研体制的改革也在逐步深化。为适应医药事业发展的需要及科研体制的改革，许多独立设置的研究机构正在由事业单位向企业单位转制并改变科研投资机制，逐步使企业成为研究创新药物的主体。国家对科研机构的行政事业性经费投入逐渐减少，实行重大科研项目招投标制，保证国家对药学重大科研项目的扶持力度和宏观管理。

三、药学社团组织

我国的药学社会团体主要包括中国药学会和与药学有关的各种协会。

（一）中国药学会

中国药学会（Chinese Pharmaceutical Association）成立于1907年，是由我国近代成立最早的学术团体之一，是全国药学工作者自愿组成并依法登记成立、具有法人资格的全国性、学术性、非营利性社会组织。协会宗旨是坚持以习近平新时代中国特色社会主义思想为指导，增强"四个意识"，坚定"四个自信"，做到"两个维护"，团结和凝聚广大会员和药学工作者，认真履行为科学技术工作者服务、为创新驱动发展服务、为提高全民科学素质服务、为党和政府科学决策服务的职责，促进药学科学技术事业的繁荣和发展，促进药学科技的普及和推广，促进药学人才的成长与提高，反映药学工作者的意见建议，维护药学工作者的合法权益，推动开放型、枢纽型、平台型组织建设，为实现中华民族伟大复兴的中国梦不懈奋斗。

学会主要任务是开展药学科学技术的国际、国内交流，编辑、出版、发行药学学术期刊、书籍，发展同世界各国及地区药学团体、药学工作者的友好交往与合作；举荐药学人才，表彰、奖励在科学技术活动中取得优异成绩的会员和药学工作者；组织开展对会员和药学工作者的继续教育培训；开展药学以及相关学科科学技术知识的普及推广工作；反映会员和药学工作者的意见和要求，维护会员和药学工作者的合法权益；建立和完善药学科学研究诚信监督机制；组织会员和药学工作者参与国家有关的科学论证以及科技与经济咨询；组织开展团体标准制定等相关工作；开展医药科研成果中介服务；组织医药产品展览、推荐及宣传活动；接受政府委托，承办与药学发展及药品监督管理等有关事项；承担会员和药学工作者服务相关工作；承办上级交办的其他事项。

（二）药学协会

1. 中国医药企业管理协会（China Pharmaceutical Enterprises Association）
中国医药企业管理协会业务指导部门为国务院国有资产监督管理委员会。协会的宗旨和工作总目标是：宣传贯彻党的各项方针政策，面向医药企业、为医药企业和医药企业家（经营管理者）服务。推动企业管理现代化和生产技术现代化。为探索和建立现代企业制度及符合社会主义市场经济规律的中国医药企业管理体系，为不断提高医药企业、医药企业家（经营管理者）素质开展各项工作，在政府和企业之间发挥桥梁和纽带作用。

中国医药企业管理协会的基本任务是：从医药经济发展的角度调查研究、发布交流、推广应用现代企业管理理论及实践经验；沟通企业与政府间的联系，做好政府委托的工作；引导企业家（经营管理者）增强法治意识，学法、守法，积极支持企业依法维护和规范自身行为，维护企业自身合法权益；向会员单位提供咨询、培训和信息服务，提高医药企业整体素质；出版发行医药企业管理书籍、内部刊物及资料；表彰医药优秀企业和优秀企业家，树立榜样，提高企业知名度和社会声誉；开展医药企业的招商引资中介服务和产品宣传、展览推荐活动；组织交流国内外医药企业先进经验和管理创新成果；组织会员同有关的国际组织及国内外社会团体开展友好交往与合作，不断提高我国医药企业现代化生产经营的管理水平。中国医药企业管理协会的领导机构是理事会和常务理事会。办事机构是秘书处。

2. 中国非处方药物协会(China Nonprescription Medicines Association) 是由非处方药（OTC）相关领域的生产经营企业、销售企业，研究、教育机构及媒体等单位组成的行业组织。致力于中国非处方药行业的发展、宣传普及自我药疗的理念和知识，属专业性、非营利性、全国性社团。协会面向我国医药行业，致力于促进非处方药行业生产、推动我国自我药疗产品的科研、开发和品牌建设，提高行业经营管理水平。同时以"倡导负责任的自我药疗，增进公众健康"为宗旨，为大众宣传普及自我药疗理念，传播安全用药知识。协会任务是：沟通会员单位与政府有关部门的联系，提出有关非处方药生产和经营方面的政策法规建议；向会员单位提供咨询、培训和信息服务；向广大消费者宣传正确合理的自我药疗和使用非处方药物的知识；开展国际交流活动与合作。

3. 中国化学制药工业协会(China Pharmaceutical Industry Association) 成立于1988年9月，是中华人民共和国民政部核准登记的全国性社会团体法人，业务主管单位是国务院国有资产监督管理委员会。该协会现设10个部门，20个专业委员会。协会的宗旨是：服务企业，服务行业，服务政府，服务社会。协会始终坚持企业和企业家办会，实行单位会员制。会员单位主要由从事药品生产的多种经济类型的骨干企业（集团）、地区性医药行业协会、医药研究及设计单位和大中专院校等组成。协会现有会员单位500余家，会员企业主营业务收入占化学制药行业的65%以上，利润总额占60%左右。协会自成立以来，在探索中发展，在实践中开拓，热情为会员单位服务，注重调查研究，反映会员单位的正当诉求和建议；积极向政府部门提出有利于制药工业发展的政策建议；利用多种渠道和方式为会员单位提供有价值的经济、技术、政策等国内外制药行业信息，组织开展培训、交流、咨询等服务；引导会员单位正确认识、理解并执行国家法律、法规和医药方针及政策，为政府部门制定政策、解读政策及了解政策执行情况提供平台。

4. 中国医药商业协会(China Association of Pharmaceutical Commerce) 中国医药商业协会是1989年经民政部批准成立的全国医药商业社会团体法人组织，是由药品流通行业及相关领域内的企事业单位自愿结成的全国性、行业性、非营利性社会组织，目前共有会员单位600余家。协会的宗旨：高举中国特色社会主义伟大旗帜，坚持以邓小平理论、"三个代表"重要思想、科学发展观、习近平新时代中国特色社会主义思想为指导，落实医药卫生体制改革的各项要求。服务企业，维护会员单位的合法权益；服务行业，加强行业自律，推进行业诚信体系建设；服务政府，上情下传，下情上达，承担政府部门委托的工作；服务社会，认真履行企业社会责任，促进药品流通行业健康、持续发展。

5. 中国医药教育协会(China Medicine Education Association) 中国医药教育协会经中华人民共和国民政部批准，于1992年7月3日正式成立，是非营利性、国家一级学术性社会组织。主管单位为国务院国有资产监督管理委员会，代管单位为中国工业经济联合会。协会宗旨：全面贯彻国家医药教育、药品监管、医药卫生等工作方针和政策、法规，坚持以教育为本的科学理念，组织会员及其单位不断创新，开拓进取，共同发展医药教育事业，提高医药从业人员的素质，为实现医药教育现代化服务。

6. 中国中药协会(China Association of Traditional Chinese Medicine) 中国中药协会成立于2000年12月，2018年之前由国家中医药管理局主管，是国内代表中药行业的权威社团法人组织。协会宗旨是：坚持以邓小平理论和"三个代表"重要思想为指导，深入贯彻落实科学发展观，遵守法律、法规，认真贯彻国家《社会团体登记管理条例》和国务院办公厅《关于加快推进行业协会商会改革和发展的若干意见》等行业相关法规政策；沟通政府、服务企业，全面履行"代表、自律、管理、协调、服务"等职能，弘扬中药文化，促进中药行业持续健康发展。

7. 中国药师协会(Chinese Pharmacists Association) 经中华人民共和国民政部批准，2003年2月22日，中国执业药师协会正式成立；2014年5月，正式更名为中国药师协会。中国药师协会是由具有药学专业技术职务或执业药师职业资格的药学技术人员及相关企事业单位自愿结成的全国性、行业性社会团体，是非营利性社会组织。协会宗旨：自律、维权、协调、服务。以马克思列宁主义、毛泽东思想、邓小平理论、"三个代表"重要思想、科学发展观、习近平新时代中国特色社会主义思想作为行动指南，致力于加强药师队伍建设与管理，维护药师的合法权益；增强药师的法律、道德和专业素质，提高药师的执业能力，保证药品质量和药学服务质量，促进公众合理用药，保障人民身体健康。

 知识链接

世界卫生组织

世界卫生组织（World Health Organization，WHO）是联合国下属的一个专门机构，总部设置在瑞士日内瓦。世界卫生组织与各国、联合国系统、国际组织、民间团体、学术界等开展合作，改善各地人民的健康状况，并支持其发展。世界卫生组织的宗旨是为世界各地的人们创造一个更美好、更健康的未来。世界卫生组织的主要职能：促进流行病和地方病的防治；提供和改进公共卫生、疾病医疗和有关事项的教学与训练；推动确定生物制品的国际标准。世界卫生组织的任务主要包括指导和协调国际卫生工作，主持国际性流行病学和卫生统计业务，促进防治和消灭流行病，促进防治工伤事故，改善营养，制定诊断国际规范标准，开展卫生宣传教育工作，提供和改进公共卫生、疾病医疗和有关事项的教学与训练，推动确定生物制品的国际标准。世界卫生组织目前共有194个会员国，另有6个观察员组织。

世界卫生组织的执行机构分别是世界卫生大会、执行委员会和秘书处。世界卫生大会是世界卫生组织的最高决策机构，大会每年举行常会，参会的每一会员国代表不得超过 3 人，任务是审议总干事的工作报告、规划预算等。执行委员会由 32 名技术专家组成，由世界卫生大会批准，任期 3 年，每年改选三分之一。联合国安理会 5 个常任理事国是必然的执委成员国，但席位第 3 年后轮空一年；秘书处由一名总干事和诸多行政人员组成。干事长由世界卫生大会根据执委会提名任命，任期为 5 年，只可连任一次。总干事代表世界卫生组织与各国有关卫生部门及机构建立联系，可以发起、规划和调整世界卫生组织的战略或行动。

目标检测

一、A 型题（最佳选择题）

1. 国家药品监督管理局的管理部门是（　　）。

　　A. 国家市场监督管理总局　　　　　B. 国家发展和改革委员会

　　C. 国家卫生健康委员会　　　　　　D. 国务院

2. 国家药品监督管理局的英文缩写为（　　）。

　　A.SFDA　　　　　B.SDA　　　　　C.FDA　　　　　D.NMPA

3. 组织制定和修订国家药品标准的是（　　）。

　　A. 中国食品药品检定研究院　　　　B. 国家药品监督管理局药品审评中心

　　C. 国家药典委员会　　　　　　　　D. 国家药品监督管理局药品评价中心

4. 负责食品、药品、医疗器械、化妆品的检验检测工作的机构是（　　）。

　　A. 中国食品药品检定研究院

　　B. 国家药品监督管理局药品评价中心

　　C. 国家中药品种保护审评委员会

　　D. 国家药品监督管理局食品药品审核查验中心

5. 从事药品生产和药品经营的机构是（　　）。

　　A. 药学教育科研组织　　　　　　　B. 药品生产经营组织

　　C. 药学社团组织　　　　　　　　　D. 药品监督管理行政组织

6. 承担全国药品不良反应、医疗器械不良事件监测与评价技术工作的是（　　）。

　　A. 国家药品监督管理局药品审评中心

　　B. 国家药品监督管理局食品药品审核查验中心

　　C. 国家药品监督管理局药品评价中心

　　D. 国家药品监督管理局执业药师资格认证中心

二、X 型题（多项选择题）

1. 药事组织的基本类型有（　　）。

　　A. 药品生产、经营组织　　　　　　B. 药学教育、科研组织

　　C. 药品管理行政组织　　　　　　　D. 药事社团组织

2.**国家药典委员会的主要职责有（　　）。**

　　A.编制《中国药典》及其增补本　　B.组织制定和修订国家药品标准

　　C.负责药品通用名称命名　　D.负责标定国家药品标准品和对照品

3.**国家药品监督管理局的主要职责包括（　　）。**

　　A.负责药品、医疗器械和化妆品标准管理

　　B.拟订政策规划、制定部门规章

　　C.负责药品、医疗器械和化妆品质量管理

　　D.负责组织指导药品、医疗器械和化妆品监督检查

4.**下列机构中属于药学社团组织的是（　　）。**

　　A.中国药学会　　B.中国药师协会

　　C.中国医药教育协会　　D.中检院

（何柳艳）

第二章 PPT

药学技术人员管理

知识目标：掌握药师资格的取得、执业药师的管理规定；熟悉药学技术人员的概念、药师的定义与类别；了解药学技术人员的配备依据、药师的分布与职能，药学职业道德。

能力目标：熟知药师的报名及考试等要求；熟知执业药师的报名、考试、注册及继续教育等相关要求；懂得如何取得药师资格和执业药师资格。

素质目标：树立职业自信，为职业生涯规划提供参考；塑造良好的职业道德，做到"法德兼修，守护健康"。

第一节　药学技术人员概述

一、药学技术人员的定义

药学技术人员是指取得药学类专业学历，依法经过国家有关部门考试考核合格，取得专业技术职务证书或执业药师资格，遵循药事法规和职业道德规范，从事与药品的研制、生产、经营、使用、检验和管理等有关实践活动的技术人员。药学技术人员包括药师、执业药师、临床药师等。

二、药学技术人员的配备依据

（一）《中华人民共和国药品管理法》规定

1.《中华人民共和国药品管理法》第四十二条　从事药品生产活动，应具有依法经过资格认定的药学技术人员、工程技术人员及相应的技术工人。

2.《中华人民共和国药品管理法》第五十二条　从事药品经营活动，应具有依法经过资格认定的药师或者其他药学技术人员。

3.《中华人民共和国药品管理法》第五十八条　依法经过资格认定的药师或者其他药学技术人员负责本企业的药品管理、处方审核和调配、合理用药指导等工作。

4.《中华人民共和国药品管理法》第六十九条　医疗机构应当配备依法经过资格认定的药师或者其他药学技术人员，负责本单位的药品管理、处方审核和调配、合理用药指导等工作。

（二）《中华人民共和国药品管理法实施条例》规定

1.《中华人民共和国药品管理法实施条例》第十五条　经营处方药、甲类非处方药的药品零售企业，应当配备执业药师或者其他依法经资格认定的药学技术人员。

2.《中华人民共和国药品管理法实施条例》第二十五条　医疗机构审核和调配处方的药剂人员必须是依法经资格认定的药学技术人员。

（三）《药品生产质量管理规范》规定

1.《药品生产质量管理规范》第二十二条　生产管理负责人应当至少具有药学或相关专业本科学历（或中级专业技术职称或执业药师资格），具有至少三年从事药品生产和质量管理的实践经验，其中至少有一年的药品生产管理经验，接受过与所生产产品相关的专业知识培训。

2.《药品生产质量管理规范》第二十三条　质量管理负责人应当至少具有药学或相关专业本科学历（或中级专业技术职称或执业药师资格），具有至少五年从事药品生产和质量管理的实践经验，其中至少一年的药品质量管理经验，接受过与所生产产品相关的专业知识培训。

3.《药品生产质量管理规范》第二十五条　质量受权人应当至少具有药学或相关专业本科学历（或中级专业技术职称或执业药师资格），具有至少五年从事药品生产和质量管理的实践经验，从事过药品生产过程控制和质量检验工作。

（四）《药品经营质量管理规范》规定

1.《药品经营质量管理规范》中关于药品批发企业配备人员的要求

（1）《药品经营质量管理规范》第十九条：企业负责人应当具有大学专科以上学历或者中级以上专业技术职称，经过基本的药学专业知识培训，熟悉有关药品管理的法律法规及本规范。

（2）《药品经营质量管理规范》第二十条：企业质量负责人应当具有大学本科以上学历、执业药师资格和3年以上药品经营质量管理工作经历，在质量管理工作中具备正确判断和保障实施的能力。

（3）《药品经营质量管理规范》第二十一条：企业质量管理部门负责人应当具有执业药师资格和3年以上药品经营质量管理工作经历，能独立解决经营过程中的质量问题。

（4）《药品经营质量管理规范》第二十二条：企业应当配备符合以下资格要求的质量管理、验收及养护等岗位人员。

1）从事质量管理工作的，应当具有药学中专或者医学、生物、化学等相关专业大学专科以上学历或者具有药学初级以上专业技术职称。

2）从事验收、养护工作的，应当具有药学或者医学、生物、化学等相关专业中专以上学历或者具有药学初级以上专业技术职称。

3）从事中药材、中药饮片验收工作的，应当具有中药学专业中专以上学历或者具有中药学中级以上专业技术职称；从事中药材、中药饮片养护工作的，应当具有中药学专业中专以上学历或者具有中药学初级以上专业技术职称；直接收购地产中药材的，验收人员应当具有中药学中级以上专业技术职称。

4）从事疫苗配送的，还应当配备2名以上专业技术人员专门负责疫苗质量管理和验收工作。专业技术人员应当具有预防医学、药学、微生物学或者医学等专业本科以上学历及中级以上专业技术职称，并有3年以上从事疫苗管理或者技术工作经历。

（5）《药品经营质量管理规范》第二十四条：从事采购工作的人员应当具有药学或者医学、生物、化学等相关专业中专以上学历，从事销售、储存等工作的人员应当具有高中以上文化程度。

2.《药品经营质量管理规范》中关于药品零售企业配备人员的要求

（1）《药品经营质量管理规范》第一百二十五条：企业法定代表人或者企业负责人应当具备执业药师资格。企业应当按照国家有关规定配备执业药师，负责处方审核，指导合理用药。

（2）《药品经营质量管理规范》第一百二十六条：质量管理、验收、采购人员应当具有药学或者医学、生物、化学等相关专业学历或者具有药学专业技术职称。从事中药饮片质量管理、验收、采购人员应当具有中药学中专以上学历或者具有中药学专业初级以上专业技术职称。营业员应当具有高中以上文化程度或者符合省级食品药品监督管理部门规定的条件。中药饮片调剂人员应当具有中药学中专以上学历或者具备中药调剂员资格。

（五）《处方管理办法》规定

1.《处方管理办法》第二十九条　取得药学专业技术职务任职资格的人员方可从事处方调剂工作。

2.《处方管理办法》第三十一条　具有药师以上专业技术职务任职资格的人员负责处方审核、评估、核对、发药以及安全用药指导；药士从事处方调配工作。

（六）《医疗机构药事管理规定》规定

1.《医疗机构药事管理规定》第十四条　二级以上医院药学部门负责人应当具有高等学校药学专业或者临床药学专业本科以上学历及本专业高级技术职务任职资格；除诊所、卫生所、医务室、卫生保健所、卫生站以外的其他医疗机构药学部门负责人应当具有高等学校药学专业专科以上或者中等学校药学专业毕业学历，以及药师以上专业技术职务任职资格。

2.《医疗机构药事管理规定》第三十三条　医疗机构药学专业技术人员不得少于本机构卫生专业技术人员的8%。建立静脉用药调配中心（室）的，医疗机构应当根据实际需要另行增加药学专业技术人员数量。

3.《医疗机构药事管理规定》第三十四条　医疗机构应当根据本机构性质、任务、规模配备适当数量的临床药师，三级医院临床药师不少于5名，二级医院临床药师不少于3名。临床药师应当具有高等学校临床药学专业或者药学专业本科以上学历，并应当经过规范化培训。

（七）《医疗机构处方审核规范》规定

《医疗机构处方审核规范》第五条规定，从事处方审核的药学专业技术人员应当满足以下条件：取得药师及以上药学专业技术职务任职资格；具有3年及以上门

（急）诊或病区处方调剂工作经验，接受过处方审核相应岗位的专业知识培训并考核合格。

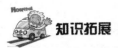

知识拓展

药学技术人员的分布

近年，在美国、日本和欧盟等国家和地区，药师主要集中分布在社会药房和医院药房。

美国90%以上药师分布于独立或连锁社区药房和医院药房，约3%的药师分布于工业部门。英国约70%的药师分布在医院药房和社会药房，30%左右分布在药品生产企业及教学、科研、政府部门。澳大利亚在岗注册药师中，社会药房药师约占80%，医院及临床机构药师约占14%，制药企业的药师约占2%。德国药师约84%分布于社会药房，医院药师仅占3.37%，制药企业、行政部门、专业组织机构及科研机构药师占11.18%。

根据《2019年我国卫生健康事业发展统计公报》，2019年我国医疗机构的卫生技术人员共计1 292.8万人，其中药师（士）48.3万人；截至2020年12月底，全国拥有执业药师资格的人数达116万人。截至2020年12月底，全国执业药师注册人数为594 154人。注册于药品零售企业的执业药师541 264人，占注册总人数的91.1%。注册于药品批发企业、药品生产企业、医疗机构和其他领域的执业药师分别为34 329人、3 929人、14 514人、118人。

第二节　药师及其管理

课堂互动

李某5年前毕业于某医学院校，药学专业，大专学历，毕业后一直在某乡镇卫生院从事处方调剂工作，现因工作岗位需要，想报考药师。请问，他是否可以直接报考？

一、药师的定义与类别

（一）药师的定义

不同国家的相关法律法规中对药师的定义不尽相同，下面介绍几个国家对药师的定义。

1. 我国对药师的定义　《辞海》对药师的定义是"指受过高等药学专业教育，在医疗预防机构、药事机构和制药企业中，从事药物调剂、制备、检定和生产等工作并经卫生部门审查合格的卫生技术人员"。

2. 美国对药师的定义　美国《韦氏词典》对药师的定义为"从事药房工作的个人"。美国《标准州药房法》对药师的定义为"指州药房理事会正式发给执照并准予从事药房工作的个人"。

3. 英国对药师的定义　英国将药师定义为"被批准制备和销售药品与医药品的人"。

4. 日本对药师的定义　日本的《药剂师法》没有对药师或药剂师做出定义，但规定，欲成为药剂师者，必须得到卫生劳动大臣颁发的许可（执照）；许可自厚生省大臣在药剂师名册上登记之时起生效；药剂师主要从事调剂、提供医药品或其他药学服务的工作。

由此可见，不同的国家对药师的定义和资格认定的条件、程序不尽相同，但其广义的概念却相似。从广义上讲，药师是指受过高等药学教育，依法通过有关部门的考核并取得相应的资格，遵循药事法规和职业道德规范，在药学领域从事药品研制、生产、经营、使用、检验和管理等有关药学专业技术工作的人员。

（二）药师的类别

根据不同的划分依据，药师有不同的类别。

1. 根据所学专业分类　根据所学专业可分为西药师、中药师、临床药师。

2. 根据专业技术职称分类

（1）初级专业技术职务：（中）药士、（中）药师。

（2）中级专业技术职务：主管（中）药师。

（3）高级专业技术职务：副主任（中）药师、主任（中）药师。

3. 根据工作领域分类　根据工作领域，可分为药物科研单位药师、药品生产企业药师、药品经营企业药师、药房药师、医疗机构药师、药品检验所药师、药品监督管理部门药师。

 **知识拓展**

专业技术人员职业资格

专业技术人员职业资格是对从事某一职业所必备的学识、技术和能力的基本要求。职业资格包括从业资格和执业资格。

从业资格是政府规定专业技术人员从事某种专业技术性工作的学识、技术和能力的起点标准。

执业资格是政府对某些责任较大，社会通用性强，关系公共利益的专业技术工作实行的准入控制，是专业技术人员依法独立开业或独立从事某种专业技术工作时在学识、技术和能力方面的必备标准。

4. 根据是否依法注册分类　根据是否依法注册，可分为执业药师、药师。

二、药师的职责

药师的基本职责是对药品质量负责，保证人民用药安全、有效，提供药学服务，指导合理用药。由于药品生产、经营、使用、科研领域工作内容不同，药师的职责也不相同。

（一）药品生产企业药师的职责

药品生产企业药师主要指药品生产企业中直接从事药品生产和质量管理的药师，主要职责是与其他专业技术人员协作，保证和提高药品质量，其主要职责如下。

1. 质量保证　按照药品管理的法律法规，制定药品生产操作规程及其他质量制度和文件，并严格实施，保证生产合格药品。

2. 质量控制　依据药品标准，检验原料、中间品、半成品、成品，杜绝不合格产品流入下道工序，甚至进入药品市场。

3. 制订计划　依据市场需求，制订生产计划和市场计划，保证供应足够的药品。

4. 质量跟踪　追踪药品上市后的使用信息，及时、妥善地处理不良药品事件。

（二）药品经营企业药师的职责

药品经营企业分为药品批发企业和药品零售企业。

1. 药品批发企业药师的主要职责　药品批发企业是构建药品流通渠道、沟通药品供应和需求的主要环节；也是保持药品流通渠道规范、有序，保证药品质量，杜绝假劣药品进入市场的关键环节。药品批发企业的功能是合理购进、储运、销售药品，保证药品在流通过程中的质量。

（1）构建药品流通渠道，沟通药品供需环节。

（2）合理储运药品，保证药品在流通过程中的质量。

（3）保证药品流通渠道规范、有序，杜绝假劣药品进入市场。

（4）与医疗专业人员沟通、交流，传递药品信息。

2. 药品零售企业药师的主要职责　药品零售企业是消费者购药的主要场所之一，具有直接面向社区和消费者、分布广泛、经营范围多样、经营品种有限和经营带有商业性等特点。

（1）分类销售调配药品：根据有关法规及消费者的意愿销售非处方药，根据医师处方调配处方药。

（2）进行用药指导：向消费者提供用药方面的信息和指导，保证其合理使用药品。

（3）管理药品：按照有关法律法规的规定购进、保管、销售合格药品，制定和执行相应制度，并做好相关记录等。

（4）提供药学服务及相关卫生保健服务：如测量血压、血糖，进行健康宣传等。

（三）医疗机构药师的职责

医疗机构药师是联系患者、医师和药品的桥梁与纽带，是确保通过合理用药达到最佳患者保健的关键因素。其主要职责如下。

1. 调配处方 根据医师处方调配药品是医疗机构药房药师日常最常见的工作，是保证患者合理用药的关键环节。

2. 提供药物信息 向临床医护人员提供药学专业知识和技术方面的信息，向患者提供合理用药咨询或服务。

3. 科学管理药品 为医疗机构采购合适的药品，科学地储存和保管药品，药品的质量检验与控制，特殊药品的监管，以及药品的使用统计和经济评价等。

4. 提供临床药学服务 提供药学保健，开展药物治疗监测及药物的评价，进行药品不良反应监测等临床药学服务工作。

（四）药学科研部门药师的职责

科研部门药师主要包括科研机构、高等医药院校及药品生产企业新药研发部门中从事新药、新工艺、新材料、新包装、新剂型、新给药途径等研究开发工作的药师。科研部门药师一般都具有较高的学历，是推动医药科技水平进步的主要力量。他们与其他领域专业科技人员合作，承担药物研究开发的主要任务。

（1）分析、评价新产品开发的方向、前景与潜力。

（2）确定新产品的性质和剂型。

（3）设计、筛选处方和生产工艺。

（4）通过临床前研究确定新产品的研制方法、质量标准、药理毒理，并指导按照国家批准的生产工艺试制新产品。

（5）通过临床研究，确定新产品质量、有效期、药品不良反应等。

（6）研究确定新药的原料、辅料及直接接触药品的包装材料容器。

（7）根据药品注册管理的要求整理申报资料，按照程序向管理部门申报新产品。

（五）药事管理部门药师的职责

（1）执行国家医药政策和药事管理的法律法规。

（2）监督管理药品研制、生产、经营、使用等领域中的药学技术人员、药事组织和药品质量，确保公众的健康利益，保障药学事业正常、有序地发展。

三、药师资格的取得

为深化卫生专业技术职称改革工作，不断完善卫生专业技术职务聘任制，人事部、卫生部联合制定了《关于加强卫生专业技术职务评聘工作的通知》(人发〔2000〕114号)，文件就卫生专业技术职务评聘有关工作进行了大胆改革，逐步推行卫生专业技术资格考试制度。卫生系列医、药、护、技各专业的中、初级专业技术资格逐步实行以考代评和与执业准入制度并轨的考试制度；高级专业技术资格采取考试和评审结合的办法取得。

为贯彻落实人事部、卫生部人发〔2000〕114号文件精神，科学、客观、公正地评价卫生专业人员的技术水平和能力，完善评价机制，提高卫生专业人员的业务素质，卫生部、人事部共同制定了《预防医学、全科医学、药学、护理、其他卫生技术等专业技术资格考试暂行规定》及《临床医学、预防医学、全科医学、药学、护理、其他卫生技术等专业技术资格考试实施办法》(卫人发〔2001〕164号)，对如何获得药学等卫生系列专业技术职务做出了详细规定。

（一）考试组织

药学专业技术资格考试实行全国统一组织、统一考试时间、统一考试大纲、统一考试命题、统一合格标准的考试制度，原则上每年进行一次。一般在每年的五六月份考试。

（二）初、中级专业技术职务以考代评

2001年6月11日之前，已按国家规定取得卫生系列初、中级专业技术职务任职资格的人员，其资格继续有效。6月11日之后，各地、各部门不再进行相应专业技术职务任职资格的考试和评审。通过全国统一考试取得专业技术资格，表明其已具备担任卫生系列相应级别专业技术职务的水平和能力，用人单位根据工作需要，从获得资格证书的人员中择优聘任。

（三）参加报名考试的条件

药学专业技术职务分为初级资格（包括药士和药师）、中级资格（主管药师）、高级资格（副主任药师和主任药师）。报名参加药士、药师、主管药师专业技术资格考试的人员，应遵守中华人民共和国的宪法和法律，具备良好的医德医风和敬业精神。同时还应具备下列相应条件。

1.参加（中）药士资格报名考试的条件 取得药学专业中专学历，从事本专业工作满1年。

2.参加（中）药师资格报名考试的条件

（1）取得药学专业中专学历，受聘担任药士职务满5年。

（2）取得药学专业大专学历，从事本专业工作满3年。

（3）取得药学专业本科学历，从事本专业工作满1年。

3.参加主管（中）药师资格报名考试的条件

（1）取得药学专业中专学历，受聘担任药师职务满7年。

（2）取得药学专业大专学历，从事药师工作满6年。

（3）取得药学专业本科学历，从事药师工作满4年。

（4）取得药学专业硕士学位，从事药师工作满2年。

（5）取得药学专业博士学位。

4.高级资格的取得 均实行考、评结合方式，具体办法另行制定。

5.报名

（1）网上预报名：登录中国卫生人才网→注册、登录报名系统→填写报名信息→上传照片→绑定微信→提交信息→打印报名申报表。

（2）现场确认：

1）考生须携带报名申报表（单位或人事档案所在地审查盖章）和相关证明材料（包括原件和复印件）进行现场确认。

2）考生须认真核对本人提交的报考信息并在确认单上签字。

（3）资格审核：考生在网上预报名及现场确认结束后，可登录中国卫生人才网，查询个人资格审核情况。

（4）缴费。

（5）网上打印准考证。

6. 不得申请参加考试的情形　有下列情形之一的，不得申请参加药学专业技术资格的考试。

（1）医疗事故责任者未满3年。

（2）医疗差错责任者未满1年。

（3）受到行政处分者在处分时期内。

（4）伪造学历或考试期间有违纪行为未满2年。

（5）省级卫生行政部门规定的其他情形。

报名条件中有关学历的要求，是指经国家教育、卫生行政主管部门认可的正规全日制院校毕业的学历；有关工作年限的要求，是指取得正规学历前、后从事本专业工作时间的总和。工作年限计算的截止日期为考试报名年度当年的年底。

（四）考试命题与培训

人事部和卫生部共同负责国家药学专业技术资格考试的政策制定、组织协调等工作。卫生部负责拟定考试大纲和命题、组建国家级题库、组织实施考试工作、管理考试用书、规划考前培训、研究考试办法、拟定合格标准等工作。人事部负责审定考试大纲和试题，会同卫生部对考试工作进行指导、监督、检查和确定合格标准。

（五）考试科目及方式

1. 药士考试科目

（1）基础知识：生理学、生物化学、微生物学、天然药化、药物化学、药物分析。

（2）相关专业知识：药剂学、药事管理。

（3）专业知识：药理学。

（4）专业实践能力：医院药学综合知识与技能（总论）、医院药学综合知识与技能（各论）。

2. 药师、主管药师考试科目

（1）基础知识：生理学、病理生理学、生物化学、微生物学、天然药化、药物化学、药物分析。

（2）相关专业知识：药剂学、药事管理。

（3）专业知识：药理学。

（4）专业实践能力：医院药学综合知识与技能（总论）、医院药学综合知识与技能（各论）。

药学专业初、中级资格考试均分为4个半天进行，考试原则上采用人机对话的方式。考试成绩在初、中级各专业各科目中以100为满分计算，每科目成绩达到60分为合格。考试科目成绩实行两年为一个周期的滚动管理办法，在连续两个考试年度内通过同一专业4个科目的考试，可取得该专业资格证书。

（六）考试地点

考场原则上设在省辖市以上的中心城市或行政专员公署所在地，具有计算机教学设备的高考定点学校或高等院校。

（七）发证

通过药学专业技术资格考试并合格者，由各省、自治区、直辖市人事（职改）部门颁发人事部统一印制，人事部、卫生部用印的专业技术资格证书。该证书在全国范围内有效。各地在颁发证书时，不得附加任何条件。聘任专业技术职务所需的其他条件按照国家有关规定办理。

（八）继续教育

取得药学专业技术资格的人员，应按照国家有关规定，参加继续医学教育。

（九）资格证书的吊销

有下列情形之一的，由卫生行政管理部门吊销其相应专业技术资格，由发证机关收回其专业技术资格证书，2年内不得参加卫生系列专业技术资格考试。

（1）伪造学历和专业技术工作资历证明。

（2）考试期间有违纪行为。

（3）国务院卫生、人事行政主管部门规定的其他情形。

第三节 执业药师

一、执业药师的概念与性质

（一）执业药师的概念

按照《执业药师职业资格制度规定》，执业药师是指经全国统一考试合格，取得《中华人民共和国执业药师资格证书》并经注册，在药品生产、经营、使用和其他需要提供药学服务的单位中执业的药学技术人员。

执业药师资格考试属于职业准入性考试，凡经过本考试并成绩合格者，国家发给执业药师职业资格证书，表明其具备执业药师的学识、技术和能力。该资格证书在全国范围内有效。

不同的国家对药师法律规定的不同，形成了不同的执业药师概念，但对药师管理的核心是一样的，即通过考试、取得执照、经过注册。与美、日等国家不同的是，我国执业药师的规定不仅限于调剂和分发药品，而且普及到了药品的生产、经营、使用等关系药品质量的各个领域。

（二）执业药师的性质

执业资格是政府对某些责任较大、社会通用性较强、关系公共利益的行业实行准入控制，是依法独立开业或从事某一特定专业（工种）学识、技术和能力的必备标准。目前我国已对30余种职业实行了执业资格管理，如执业医师、执业药师、注册建筑师、注册会计师、注册安全工程师等。

执业药师制度是国家对药学这一关系人们身体健康、社会公共利益的职业和从事这一职业的技术人员实行的一种职业准入控制。《执业药师职业资格制度规定》指出，国家设置执业药师准入类职业资格制度，纳入国家职业资格目录。从事药品生产、经营、使用和其他需要提供药学服务的单位，应当按规定配备相应的执业药师。国家药品监督管理局负责对需由执业药师担任的岗位做出明确规定。

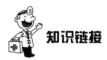 **知识链接**

我国执业药师制度的发展概况

（1）1994 年 3 月 15 日，国家医药管理局与人事部联合颁发《执业药师资格制度暂行规定》，我国开始实施执业药师资格制度，同年认定了 1 385 名执业药师。1995 年 10 月，进行了首次执业药师资格考试。

（2）1995 年 7 月 5 日，国家中医药管理局与人事部联合颁发《执业中药师资格制度暂行规定》，同年认定了 434 名执业中药师。1996 年 10 月，进行了首次执业中药师资格考试。

（3）1999 年 4 月 1 日，人事部、国家药品监督管理局以人发〔1999〕34 号文修订印发了《执业药师资格制度暂行规定》，统一了执业药师和执业中药师的管理，明确了执业药师的实施范围是在药品生产、经营、使用单位。

此后，国家药品监督管理局还发布了《执业药师注册管理暂行办法》《执业药师继续教育暂行办法》等配套规章。

为加强对药学技术人员的职业准入管理，进一步规范执业药师的管理权责，促进执业药师队伍建设和发展，根据《药品管理法》和《国家职业资格目录》等有关规定，国家药品监督管理局、国家人力资源和社会保障部在原执业药师资格制度的基础上，于 2019 年 3 月 5 日修订颁布了《执业药师职业资格制度规定》和《执业药师职业资格考试实施办法》。

经过 20 多年的发展，我国已经形成了较为完善的执业药师考试、注册及继续教育的工作体系，执业药师数量有了很大的增长。截至 2018 年年底，全国通过执业药师考试的人数已经达到 103 万，他们为保证药品质量、保证公众用药安全有效发挥了重要作用。

二、执业药师的管理规定

（一）执业药师资格考试

1.考试管理部门 执业药师职业资格实行全国统一大纲、统一命题、统一组织的考试制度，原则上每年举行一次。国家药品监督管理局（简称国家药监局）负责组织拟定考试科目和考试大纲、建立试题库、组织命审题工作，提出考试合格标准建议。人力资源社会保障部负责组织审定考试科目、考试大纲，会同国家药监局对考试工作进行监督、指导并确定合格标准。

2. 报考条件　凡中华人民共和国公民和获准在我国境内就业的外籍人员，具备以下条件之一者，均可申请参加执业药师职业资格考试。

（1）取得药学类、中药学类专业大专学历，在药学或中药学岗位工作满4年。

（2）取得药学类、中药学类专业大学本科学历或学士学位，在药学或中药学岗位工作满2年。

（3）取得药学类、中药学类专业第二学士学位、研究生班毕业或硕士学位，在药学或中药学岗位工作满1年。

（4）取得药学类、中药学类专业博士学位。

（5）取得药学类、中药学类相关专业相应学历或学位的人员，在药学或中药学岗位工作的年限相应增加1年。

按照国家有关规定，取得药学或医学专业高级职称并在药学岗位工作的，可免试药学专业知识（一）、药学专业知识（二），只参加药事管理与法规、药学综合知识与技能两个科目的考试；取得中药学或中医学专业高级职称并在中药学岗位工作的，可免试中药学专业知识（一）、中药学专业知识（二），只参加药事管理与法规、中药学综合知识与技能两个科目的考试。

3. 考试时间　执业药师职业资格考试日期原则上为每年的10月。

4. 考试科目　执业药师职业资格考试分为药学、中药学两个专业类别。

（1）药学类考试科目：药学专业知识（一）、药学专业知识（二）、药事管理与法规、药学综合知识与技能四个科目。

（2）中药学类考试科目：中药学专业知识（一）、中药学专业知识（二）、药事管理与法规、中药学综合知识与技能四个科目。

法规文件——《执业药师职业资格制度规定和执业药师职业资格考试实施办法》

5. 考试周期　考试以4年为一个周期，参加全部科目考试的人员须在连续4个考试年度内通过全部科目的考试。免试部分科目的人员须在连续2个考试年度内通过应试科目。

6. 资格证发放　执业药师职业资格考试合格者，由各省、自治区、直辖市人力资源社会保障部门颁发《执业药师职业资格证书》。该证书由人力资源和社会保障部统一印制，国家药监局与人力资源和社会保障部用印，在全国范围内有效。

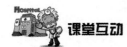课堂互动

内地某药品生产企业的执业药师张某，辞职以后应聘深圳市某药品批发企业质量管理工作岗位，而该岗位需要执业药师从事。请问，张某如果应聘成功，应如何办理相关手续？

（二）执业药师注册管理

执业药师资格实行注册制度。取得《中华人民共和国执业药师资格证书》者，应

当通过全国执业药师注册管理信息系统向所在地注册管理机构申请注册。经注册后，方可按照注册的执业类别（药学类、中药学类）、执业范围（药品生产、药品经营、药品使用）从事相应的执业活动。未经注册者，不得以执业药师的身份执业。

1.注册管理部门　国家药监局负责执业药师注册的政策制定和组织实施，指导全国执业药师注册管理工作。各省、自治区、直辖市药品监督管理部门负责本行政区域内的执业药师注册管理工作。

2.申请注册的条件　申请注册者，必须同时具备下列条件。

（1）取得《中华人民共和国执业药师资格证书》。

（2）遵纪守法，遵守执业药师职业道德，无不良信息记录。

（3）身体健康，能坚持在执业药师岗位工作。

（4）经所在单位考核同意。

3.注册期限　执业药师注册有效期为5年。需要延续的，应当在有效期届满30日前向所在地注册管理机构提出延续注册申请。

4.注册范围　执业药师按照执业类别、执业范围、执业地区注册。执业类别为药学类、中药学、药学与中药学类；执业范围为药品生产、药品经营、药品使用单位。执业药师只能在一个执业药师注册机构注册，在一个执业单位按照注册的执业类别、执业范围执业。执业药师变更执业地区、执业范围，应及时办理变更注册手续。

5.注册证的颁发　经批准注册者，由各省、自治区、直辖市药品监督管理局在《中华人民共和国执业药师资格证书》中的注册情况栏内加盖注册专用印章，同时发给国家药监局统一印制的《中华人民共和国执业药师注册证》，并报国家药监局备案。

6.变更注册　执业药师只能在一个省、自治区、直辖市注册，若需要变更执业地区、执业范围，应及时办理变更注册手续。

7.延续注册　执业药师注册有效期为5年，有效期届满30日前，向所在地注册管理机构提出延续注册申请。延续注册者须有参加继续教育的证明。

法规文件——《执业药师注册管理办法》

（三）执业药师继续教育管理

执业药师继续教育是针对取得执业药师资格的人员进行的有关法律法规、职业道德和专业知识与技能的继续教育。继续教育的目的是使执业药师保持良好的职业道德，以患者和消费者为中心，开展药学服务；不断提高依法执业能力和业务水平，认真履行职责，维护广大人民群众身体健康，保障公众用药安全、有效、经济、合理。接受继续教育是执业药师的义务和权利，因此，执业药师必须自觉参加继续教育，获得规定的学分，这是执业药师再次注册的必要条件之一。

1.管理机构

（1）中国药师协会：负责全国执业药师继续教育管理，其职责是研究和建立科学、有效的执业药师继续教育管理政策体系、组织体系和工作体系。制定执业药师继续教育发展规划和指导纲要；组织执业药师继续教育公需科目的培训；开展执业药继续教育专业科目示范性网络培训；负责执业药师继续教育施教机构的备案管理。指导和支持省级药师协会继续教育工作。组织开展工作研讨、学术交流、师资和管理人员培训、执业药师继续教育评估等活动。建立执业药师继续教育统计制度，完善执业药师继续教育管理系统；完成国务院药品监督管理部门委托的其他任务。

（2）省级（执业）药师协会：负责本辖区执业药师继续教育管理工作，其职责是负责本辖区执业药师继续教育的统筹规划和管理，制定相应的管理细则；负责本辖区施教机构的确定与管理，报中国药师协会备案；参与组织执业药师继续教育公需科目的培训；制订本辖区执业药师继续教育年度培训计划，报中国药师协会备案；组织开展本辖区执业药师继续教育活动，并负责对培训质量进行评估；总结本辖区年度执业药师继续教育工作情况，完成年度统计上报；完成省级药品监督管理部门委托的其他任务。

2.继续教育的内容 继续教育内容包括公需科目和专业科目。公需科目包括执业药师应当掌握的思想政治、法律法规、职业道德、诚信自律等基本知识。专业科目包括从事药学服务工作应当掌握的专业知识和专业技能。专业知识涵盖药学专业知识、临床医学知识、药物治疗学知识、心理学知识、统计学知识、药学服务信息技术应用知识；药物合理使用的技术规范，常见病症的诊疗指南与应用；国内外药学领域的新理论、新知识、新技术和新方法等。专业技能涵盖临床思维能力、处方调剂能力、药学咨询能力、药物治疗管理能力、药物治疗评价能力、采集与分析信息能力、沟通协调能力、学习发展能力、解决问题能力、团队合作能力等。

3.继续教育的形式 执业药师继续教育可采取面授、网授、函授等多种方式进行。

4.继续教育的学时、学分管理 执业药师每年应参加90学时的继续教育培训，每3个学时为1学分，每年累计30学分。公需科目每年累计10学分，专业科目每年累计20学分。执业药师参加公需科目继续教育学习，经考核合格，由中国药师协会负责授予学分。执业药师参加中国药师协会开展的专业科目示范性网络培训，经考核合格，由中国药师协会负责授予学分。执业药师参加省级药师协会组织的专业科目继续教育学习，经考核合格，由省级（执业）药师协会负责授予学分。以上学分在全国范围内有效。

（四）执业药师职责

（1）执业药师应当遵守执业标准和业务规范，以保障和促进公众用药安全、有效为基本准则。

（2）执业药师必须严格遵守《药品管理法》及国家有关药品研制、生产、经营、使用的各项法规及政策。执业药师对违反《药品管理法》及有关法规、规章的行为或决定，有责任提出劝告、制止、拒绝执行，并向当地负责药品监督管理的部门报告。

（3）执业药师在执业范围内负责对药品质量的监督和管理，参与制定和实施药品全面质量管理制度，参与单位对内部违反规定行为的处理工作。

（4）执业药师负责处方的审核及调配，提供用药咨询与信息，指导合理用药，开展治疗药物监测及药品疗效评价等临床药学工作。

（5）药品零售企业应当在醒目的位置公示《执业药师注册证》，并对在岗执业的执业药师挂牌明示。执业药师不在岗时，应当以醒目的方式公示，并停止销售处方药和甲类非处方药。执业药师执业时，应当按照有关规定佩戴工作牌。

知识链接——药师与执业药师的区别

（6）执业药师应当按照国家专业技术人员继续教育的有关规定接受继续教育，更新专业知识，提高业务水平。国家鼓励执业药师参加实训培养。

第四节　药学职业道德

一、药学职业道德的基本原则

道德的范围十分广泛，可概括为由社会公德、婚姻家庭道德和职业道德三大领域构成，形成了不同道德规范要求的层次结构。其中，职业道德是人们在职业活动、履行其职责和处理各种职业关系的过程中，其思想和行为应遵循的特定的职业行为规范。职业道德主要由职业理想、职业态度、职业责任、职业技能、职业纪律、职业良心、职业荣誉、职业作风八个要素构成。

药学职业道德是调整药学工作人员与患者等服务对象之间关系、药学工作人员与社会之间关系和药学工作人员同仁之间关系的行为准则、规范的总和。药学职业道德是一般社会职业道德在医药领域中的特殊表现，是从事药学科研、生产、经营、使用、教育和管理等的药学工作人员应当恪守的职业道德。

药学职业道德的基本原则是调整药学工作人员与患者之间、药学工作人员与社会之间、药学工作人员相互之间的关系必须遵循的根本指导原则。药学职业道德的基本原则被概括为"提高药品质量，保证药品安全、有效，实行社会主义人道主义，全心全意地为人民健康服务"。

1. 提高药品质量，保证药品安全、有效　药品的研发、生产、流通和使用等全过程，都要有明确而严格的质量监控制度。药学工作人员要不断提高药品质量，以满足人民群众防病、治病的需要。

2. 实行社会主义的人道主义　人道主义是古今中外药学职业道德传统的精华所在，它的核心是尊重人的生命，一视同仁地治愈人的疾病，保障患者身体及心理健康，关心和同情患者的心理与道德观念，从各方面提供和保证优质的药学服务。

3. 全心全意为人民健康服务　药学职业道德原则要求药学人员应以患者为本，把救死扶伤，防病、治病的需要作为一切工作的出发点，不怕劳苦，不计较个人得失，努力做好工作，主动、热情地为患者提供有关药学方面的各种服务，对业务技术精益求精，刻苦钻研，不断充实自己，做一名真正"毫不利己、专门利人"，全心全意为人民服务的药学人员。

在药学实践过程中，药学工作人员全心全意为人民服务必须处理好以下三个方面的关系：正确处理医药人员与服务对象的关系，正确处理个人利益与集体利益的关系，正确处理德与术的关系。

二、药学职业道德规范的基本内容

药学职业道德规范是指药学人员在从事药学工作中应遵守的道德原则和道德标准，是社会对药学人员道德行为的基本要求，是药学职业道德基本原则的具体表现，也是评价药学职业道德水平的具体标准。

药学职业道德规范主要由药学人员对服务对象的职业道德规范、药学同仁间的职业道德规范和药学人员对社会的职业道德规范构成。

（一）药学人员对服务对象的职业道德规范

（1）药学人员必须把维护患者和公众的生命安全与健康利益放在首位，应当以救死扶伤、实行人道主义为己任，时刻为患者着想，科学指导用药，提供最佳的药品和药学服务质量，保证公众用药安全、有效、经济，竭尽全力为患者解除病痛。

（2）药学人员应当维护用药者的合法权益，尊重、关怀患者，公平、公正地对待所有患者，不得有任何歧视性或其他不道德的行为，对知晓的患者隐私，不得无故泄露，保持用药者的信任。

（3）药学人员应当满足患者的用药咨询需求，提供专业、真实、准确、全面的药学信息，对患者的利益负责。不得在药学专业服务的项目、内容、费用等方面欺骗患者，鼓励并尊重患者参与决定所用药品的权利，确保患者享有接受安全、有效药物治疗的权利。

（4）药学人员应当努力完善自己的专业知识与技能，了解药品的性质、功能与主治和适应证、作用机制、不良反应、禁忌、药物相互作用、储藏条件及注意事项，确保所提供的药学服务达到最佳水平。

（二）药学同仁间的职业道德规范

（1）药学人员应当尊重同行，同业互助，公平竞争，共同提高职业水平，不应诋毁、损害其他药学人员的威信和声誉。

（2）药学人员应当加强与医护人员、患者之间的联系，保持良好的沟通、交流与合作，积极参与用药方案的制订、修订过程，提供专业、负责的药学支持。

（3）药学人员应当与医护人员相互理解，以诚相待，密切配合，建立和谐的工作关系。发生责任事故时应分清自己的责任，不得相互推诿。

（三）药学人员对社会的职业道德规范

（1）药学人员应当维护其职业的高尚和荣誉，贯彻执行药品管理法律法规，遵守职业道德规范。积极参加药学技术人员自律组织举办的有益于职业发展的活动，珍视和维护职业声誉，模范遵守社会公德，提高职业道德水准。

（2）药学人员应当积极、主动地接受继续教育，不断完善和扩充专业知识，关注与执业活动相关的法律法规的变化，以不断提高执业水平。

（3）药学人员应当积极参加社会公益活动，深入社区和乡村为城乡居民提供广泛的药品与药学服务，大力宣传和普及安全用药知识与保健知识。

（4）药学人员应当遵守行业竞争规范，公平竞争，自觉维护执业秩序，维护药学职业的荣誉和社会形象。

（5）药学人员应当对涉及药学领域内不道德或不诚实的行为及败坏职业荣誉的行为进行揭露和抵制。

三、我国执业药师职业道德准则

2006年10月18日，中国执业药师协会在中国执业药师论坛（CLPF）第六届年会上发布了《中国执业药师职业道德准则》。2009年6月5日，中国执业药师协会对《中国执业药师职业道德准则》进行了修订，内容如下。

1.救死扶伤，不辱使命　执业药师应当将患者及公众的身体健康和生命安全放在首位，以我们的专业知识、技能和良知，尽心、尽职、尽责地为患者及公众提供药品和药学服务。

2.尊重患者，平等相待　执业药师应当尊重患者或消费者的价值观、知情权、自主权、隐私权，对待患者或消费者应不分年龄、性别、民族、信仰、职业、地位、贫富，一视同仁。

3.依法执业，质量第一　执业药师应当遵守药品管理法律、法规，恪守职业道德，依法独立执业，确保药品质量和药学服务质量，科学指导用药，保证公众用药安全、有效、经济、适当。

4.进德修业，珍视声誉　执业药师应当不断地学习新知识、新技术，加强道德修养，提高专业水平和执业能力；知荣明耻，正直清廉，自觉抵制不道德行为和违法行为，努力维护职业声誉。

5.尊重同仁，密切协作　执业药师应当与同仁和医护人员相互理解，相互信任，以诚相待，密切配合，建立和谐的工作关系，共同为药学事业的发展和人类的健康奉献力量。

目标检测

一、A型题（最佳选择题）

1.《**药品管理法实施条例**》规定：经营处方药、甲类非处方药的药品零售企业，应当配备（　　）。

　　A.药师或者依法经过资格认定的药学技术人员

　　B.主管药师或者依法经过资格认定的药学技术人员

　　C.副主任药师或者依法经过资格认定的药学技术人员

　　D.执业药师或者其他依法经资格认定的药学技术人员

2.在药品零售企业中，人员资质要求为"**应当具有执业药师资格**"的是（　　）。

　　A.法定代表人或企业负责人　　　　　　B.质量管理人员

　　C.企业质量管理部门负责人　　　　　　D.企业质量负责人

3.根据《**药品经营质量管理规范**》，在药品批发企业中，质量管理工作人员应当具备的最低学历或者资质要求是（　　）。

A. 具有大学本科以上学历、执业药师资格和 3 年以上药品经营质量管理工作经历

B. 具有预防医学、药学、微生物学或者医学等专业大学本科以上学历

C. 具有药学中专或者医药、生物、化学等相关专业大学专科以上学历

D. 具有药学或者医学、生物、化学相关专业中专以上学历

4. 根据从事的专业，药师可分为（　　）。

A. 执业药师、药师

B. 西药师、中药师、临床药师

C. 执业药师、执业中药师

D. 药士、药师、主管药师、副主任药师、主任药师

5. 执业药师资格考试属于（　　）。

A. 资格准入考试   B. 职业资格考试

C. 药师资格考试   D. 岗位资格考核

6. 执业药师注册有效期为（　　）。

A.1 年   B.2 年   C.3 年   D.5 年

7. 取得药学类、中药学类专业大专学历，在药学或中药学岗位工作满（　　），方可报考执业药师。

A.1 年   B.2 年   C.3 年   D.5 年

8. 参加执业药师全部科目考试的人员，须在连续（　　）个考试年度内通过全部科目的考试。

A.1   B.2   C.3   D.4

9. 执业药师继续教育实行（　　）。

A. 备案制度   B. 考试制度   C. 学分制度   D. 核准制度

10. 我国执业药师再次注册的主要依据是（　　）。

A. 参加全国统一考试合格   B. 取得执业药师资格证书

C. 完成执业药师继续教育   D. 遵守职业道德

二、X 型题（多项选择题）

1. 目前我国以考代评的专业技术职务是（　　）。

A. 药师   B. 主管药师   C. 副主任药师   D. 主任药师

2. 执业药师资格考试实行全国（　　）。

A. 统一大纲   B. 统一命题   C. 统一组织   D. 统一报名

3. 执业药师的执业领域包括（　　）。

A. 药品的生产领域   B. 药品的经营领域

C. 药品的研究领域   D. 药品的使用领域

4. 执业药师考试中符合免试条件的人员，其免试科目为（　　）。

A.（中）药学专业知识（一）   B.（中）药学专业知识（二）

C. 药事管理与法规   D.（中）药学综合知识与技能

5. 执业药师实行注册制度，申请注册者必须具备的条件包括（　　）。

A. 取得《中华人民共和国执业药师资格证书》

B. 遵纪守法，遵守执业药师职业道德，无不良信息记录

C. 身体健康，能坚持在执业药师岗位工作

D. 经所在单位考核同意

6. 关于执业药师，下列叙述正确的有（　　）。

A.《中华人民共和国执业药师资格证书》在全国范围内有效

B. 执业药师变更执业地区，应办理变更注册手续

C. 执业药师受取消执业资格处罚的，由所在单位向注册机构办理注销注册手续

D. 机关、院校、科研单位、药品检验机构不属于规定的注册执业单位

（何柳艳）

第三章 PPT

第四章

药品监督管理

学习要点

知识目标:掌握药品标准分类、处方药和非处方药的分类管理规定、药品不良反应报告制度和监测管理、药品召回管理;熟悉药品质量监督与质量检验管理、国家基本药物的概念和国家基本药物制度的内容;了解国家医疗保障制度及药品不良反应监测的意义。

能力目标:能区分药品标准;会区分处方药和非处方药,能运用处方药和非处方药的管理知识指导实践;会判断药品不良反应的类别,能按要求报告药品不良反应;知道药品召回分级与召回程序。

素质目标:树立法治意识,知法守法,依法从药。

第一节 药品和药品质量

一、药品的定义

(一)定义

我国《药品管理法》第二条关于药品的定义:"药品,是指用于预防、治疗、诊断人的疾病,有目的地调节人的生理机能并规定有适应证或者功能主治、用法和用量的物质,包括中药、化学药和生物制品等。"相关的法律法规可将药品分为现代药与传统药、处方药与非处方药、新药与仿制药、普通药品与特殊管理的药品、国家基本药物、基本医疗保险药品等。药品的定义具有特定的内涵和外延。

1.药品的使用目的和使用方法 用于预防、治疗、诊断人的疾病,有目的地调节人的生理机能并规定有适应证或者功能主治、用法和用量的物质,从而将药品与一般的食品、保健食品、毒品等其他物质区分开来。没有任何物质天生就是药品,只有当人们为了防治疾病,遵照医嘱或说明书按照一定的方法和数量进行使用时,才称其为药品。如大枣、蜂蜜、山药等,自古以来既是食品又可入药,但是只有以治疗为使用目的,并具有了特定的适应证或功能主治、用法用量时才能称之为药品。

2.药品使用对象 指人体用药,因此,药品不包括兽药和农药,而世界卫生组织、美国、日本、英国等许多国家药事法、药品法对药品的定义包括兽药。

3. 药品的范围 包括中药材、中药饮片、中成药、化学原料药及其制剂、抗生素、生化药品、放射性药品、血清、疫苗、血液制品和诊断药品。其中，中药材、原料药没有明确规定治疗疾病的用法、用量，亦作为药品管理。

4. 中西药并重 《药品管理法》明确规定传统药和现代药均是药品，这和西方国家不完全相同。该规定有利于继承、整理、提高和发展中医药文化，更有效地开发利用医药资源为现代医药保健服务。

（二）药品的特点

药品具有商品的一般属性，通过流通渠道进入消费领域。在药品生产和流通过程中，基本经济规律起着主导作用，按经济规律的沉浮变化。但是药品又是极为特殊的商品，人们不能完全按照一般商品的经济规律来对待药品，必须对药品的某些环节进行严格控制，才能保障药品安全、有效及合理地为人类服务。药品作为特殊商品，其特殊性表现在以下四个方面。

1. 专属性 药品的专属性表现在对症治疗，患什么病用什么药。处方药必须在医生的检查、诊断、指导下合理使用。非处方药必须根据病情，患者自我判断、自我治疗，合理选择药品，按照药品说明书、标签的说明使用。药品不像一般商品可以互相替代。

2. 两重性 药品的两重性是指药品有防病、治病的一面，也具有不良反应的一面。管理有方，用之得当，可以治病救人，造福人类；若失之管理，使用不当，则可致病，危害人体健康，甚至危及生命。

3. 质量的重要性 药品是治病救人的物质，只有符合法定质量标准的合格药品才能保证疗效。否则，疗效不能保证，因此，药品只能是合格品，不能像其他商品一样可分为一等品、二等品、等外品和次品。药品的真伪须由专业人员依照法定的药品标准和测试方法进行鉴别，一般来说，患者不具备鉴别药品的能力。

4. 时限性 人们只有防病、治病时才需要用药，但药品生产、经营部门平时应有适当储备。只能药等病，不能病等药，有些药品虽然需用量很少、有效期短，宁可报废，也要有所储备；有些药品即使无利可图，也必须保证生产。

知识拓展——
药品和非药品
的主要区别

二、药品质量特性

药品的质量特性是指药品与满足预防、治疗、诊断人的疾病，有目的地调节人的生理机能的要求有关的固有特性，包括有效性、安全性、稳定性、均一性等。

1. 有效性 有效性是药品质量的固有特性。我国对药品的有效性按在人体达到所规定效应的程度分为痊愈、显效和有效。

2. 安全性 药品的安全性是指按规定的适应证和用法、用量使用药品后，人体产生毒副反应的程度。安全性也是药品的固有特性。某种药品即使对防治疾病有效，如对人体有致癌、致畸等严重损害，甚至致人死亡，则不能作为药品。

3. 稳定性 药品的稳定性是指在规定的条件下保持其有效性和安全性的能力。稳定性也是药品的固有特性。药品稳定性主要在药品生产过程中控制，同时储存、运输和使用过程也会对药品的稳定性产生一定的影响。

4. **均一性**　药品的均一性是指药物制剂的每一单位产品都符合有效性、安全性的规定要求。均一性是在制剂过程中形成的药物制剂的固有特性。

三、药品标准

（一）药品标准的定义

药品标准，也称药品质量标准，是指对药品的质量指标、生产工艺和检验方法所做的法定技术要求和规定，内容包括药品的名称、成分或处方的组成，含量测定及其检查、检验方法，制剂的辅料，允许的杂质及其限量要求，药品的作用、用途、用法、用量，注意事项，储藏方法等。药品标准是药品生产、供应、使用、检验和管理部门共同遵循的法定依据；凡正式批准生产的药品、辅料和基质及商品经营的中药材，都应制定标准。

（二）药品标准的分类

药品标准分为法定标准和非法定标准两种。法定标准属于强制性标准，是药品质量的最低标准，分国家药品标准和地方药品标准。非法定标准有行业标准、企业标准，企业标准只能作为企业的内控标准，各项指标均不得低于国家药品标准。

国家药品标准是国家为保证药品质量，对药品的质量指标、检验方法和生产工艺等所做的技术规定，是药品研究、生产、经营、使用及监督管理等各环节必须共同遵守的，具有强制性的技术准则和法定依据。

地方药品标准是由省级药品监督管理部门或省级卫生管理部门批准的药品标准，如医疗机构制剂标准、中药饮片炮制标准、没有收录在国家药品标准中的中药饮片标准等。

国家药品标准包括《中国药典》标准，局、部颁标准，药品注册标准等。其中，以《中国药典》标准为核心，局、部颁标准为外延，药品注册标准为基础。药品应当符合国家药品标准。经国务院药品监督管理部门核准的药品质量标准高于国家药品标准的，按照经核准的药品质量标准执行；没有国家药品标准的，应当符合经核准的药品质量标准。

国务院药品监督管理部门会同国务院卫生健康主管部门组织药典委员会，负责国家药品标准的制定和修订。国务院药品监督管理部门设置或者指定的药品检验机构负责标定国家药品标准品、对照品。

四、药品质量监督与质量检验管理

（一）药品质量监督管理的含义

药品质量监督管理是药品监督管理部门根据法律授予的职权，依据法定的药品标准、法律、行政法规、制度和政策，对药品研制、生产、销售、使用的药品质量（包括进出口药品质量），以及影响药品质量的工作所进行的监督管理活动。

（二）药品质量监督管理的原则

1. 以社会效益为最高原则　药品是防病、治病的物质基础，保证人民用药安全、有效，是药品质量监督管理的宗旨，也是药品生产、经营活动的目的。

2. 质量第一的原则　药品的特殊性决定了必须最大限度地保证药品质量，质量问题不是水平问题，而是一个严肃的原则问题。为了最大限度地实现保证作用，就必须实行全面的监督管理。

3. 法制化与科学化的高度统一原则　药品质量监督管理的社会职责决定了药品管理工作必须立法。而药品质量监督管理工作对药品的安全和有效提供了最大限度的保证，必须依靠科学的管理方法和现代先进科学技术的应用。

4. 专业性监督管理和群众性监督管理相结合的原则　国家为加强对药品的监督管理，设立了药品监督管理部门，实行了专业的药品监督管理。在药品生产企业、经营企业和医疗机构设立药品质检室，开展自检活动。同时，对广大人民群众开展药品质量监督管理的宣传，对药品质量实行群众性监督。

（三）药品质量监督检验的性质

药品质量监督检验是药品质量监督管理的重要组成部分，质量监督必须采用检验手段，检验的目的是监督。如果检验技术不可靠，检验数据不真实，必然造成质量监督工作的失误和不公正，因此必须加强对药品质量监督检验的管理。

1. 公正性　药品质量监督检验具有第三方检验的公正性，因为它不涉及买卖双方的经济利益，不以营利为目的，具有公正立场。

2. 权威性　药品质量监督检验是代表国家对研制、生产、经营、使用的药品质量进行的检验，具有比生产或验收检验更高的权威性。

3. 仲裁性　药品质量监督检验是根据国家的法律规定进行的检验，在法律上具有更强的仲裁性。

（四）药品质量监督检验的类型

药品质量监督检验根据其目的和处理办法不同，可分为抽查性检验、委托检验、注册检验、指定检验、进出口药品检验及复验六种类型。

1. 抽查性检验　是由药品监督管理部门授权的药品检验机构，根据药品监督管理计划，对生产、经营、使用的药品进行抽查检验，发现药品质量问题和发展趋势，指导并加强国家对药品质量的宏观控制，督促药品生产、经营企业和医疗机构严格按照药品标准生产、经营、使用合格药品。抽查检验是一种强制性检验。对于生产假、劣药的企业，依法做出撤销其药品批准文号等处理。这种类型的监督检验是经常使用的一种。

2. 委托检验　行政、司法等部门涉案样品的送验；药品生产企业、经营企业和医疗机构因不具备检验技术和检验条件而委托药检所检验的药品均属委托检验。

3. 注册检验　是指审批新药和仿制已有国家标准药品品种进行审批时的检验及审批进口药品所需进行的检验。承担注册检验的药品检验机构应当在规定的时限内完成检验，出具药品注册检验报告，上报药品监督管理部门。

4.**指定检验**　国家法律或药品监督管理部门规定某些药品在销售前必须经过指定的政府药品检验机构检验，合格的才准予销售。

5.**进出口药品检验**　进出口药品检验是对进出口药品实施的检验。进口药品检验按《进口药品管理办法》和有关规定执行，由口岸药品检验所进行检验；出口药品按出口合同的标准检验。

6.**复验**　药品被抽验者对检验结果有异议，可申请复验。

（五）药品质量公告

1.**国家和省（区、市）药品监督管理部门定期发布药品质量公告**　2003年2月17日，国家食品药品监督管理局发布了《药品质量监督抽验管理规定》，要求国家药品质量公告每年至少4期，每季度至少1期。省（区、市）药品质量公告每年至少2期，每半年至少1期。

2.**国家药品质量公告公布国家药品质量监督抽验结果**　省（区、市）药品质量公告公布本省（区、市）药品质量监督抽验结果。国家药品质量公告发布前的核实由省（区、市）药品监督管理部门负责。省（区、市）药品监督管理部门可以组织省级药品检验机构具体落实、核实，核实结果应由被核实企业负责人签字、盖章并经省（区、市）药品监督管理部门加盖印章予以确认后按要求报中国药品生物制品检定所汇总。在核实中，对企业反映的情况，应查证其购销记录、生产记录等原始文件，必要时，进行进一步的调查予以确认。对接到不合格报告书后已经立案调查的，核实工作可与立案调查工作结合进行。

3.**省级药品质量公告发布核实**　省级药品质量公告发布前，由省（区、市）药品监督管理部门组织核实。涉及外省（区、市）不合格药品的，应及时通知相关的省（区、市）药品监督管理部门协助核实。省（区、市）药品质量公告，应当及时通过国家药品监督管理部门网站向社会公布，并在发布后5个工作日内报国家药品监督管理部门备案。

第二节　处方药与非处方药分类管理制度

一、药品分类管理的基本概念

（一）药品分类管理

《药品管理法》第五十四条规定，国家对药品实行处方药与非处方药分类管理制度。药品分类管理是国际通行的管理办法。它是根据药品的安全性、有效性原则，依其品种、规格、适应证、剂量及给药途径等的不同，将药品分为处方药和非处方药并做出相应的管理规定。新中国成立以来，我国已先后实行了麻醉药品、精神药品、医疗用毒性药品、放射性药品和戒毒药品的分类管理。处方药与非处方药分类管理的核心是加强处方药的管理，规范非处方药的管理，减少不合理用药的发生，切实保证人民用药的安全、有效。

（二）处方药

处方药（prescription drug）是必须凭执业医师或执业助理医师处方才可调配、购买和使用的药品。一般被列入处方药管理的药品有一定的毒性及其他潜在的不良影响或使用时有特殊要求。

处方药有以下特点：

（1）管理要求较为严格，如特殊管理药品。

（2）药物的毒副作用较大。

（3）患者难以正确掌握其使用剂量和使用方法，难以自身完成给药。

（4）安全性有待进一步考察，如新化合物、新药等。

（三）非处方药

非处方药（nonprescription drug）是不需要凭医师处方即可自行判断、购买和使用的药品。非处方药在国外又称为"可在柜台上买到的药物（over the counter）"，简称OTC。根据药品的安全性，非处方药又分为甲类非处方药和乙类非处方药。

非处方药有以下特点：

（1）安全性高：正常使用时无严重不良反应或其他严重的有害相互作用。

（2）疗效确切：使用时患者可以觉察治疗效果。

（3）质量稳定：在正常条件下储存时质量稳定。

（4）使用方便：使用时不需要医务人员的指导、监控和操作，可由患者自行选用。

处方药和非处方药不是药品本质的属性，而是管理上的界定。无论是处方药还是非处方药，都是经过国家药品监督管理部门批准的，其安全性和有效性是有保障的。

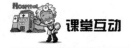
课堂互动

　　一名实习生在没有带教老师在场的情况下，为患者开具了处方，并且医生签名仅签了自己的名字，请问此处方有效吗？

二、药品分类管理的目的和意义

实施药品分类管理，可使人民群众正确认识这项制度的重要性和必要性，充分体现出这是党中央、国务院对人民群众实施健康保护和提高人民群众自我保健水平的正确决策。

1. 规范临床用药行为，保证人民群众用药安全、有效　我国在未实行药品分类管理以前，医院药房销售的药品全部凭处方供应，而社会零售药房销售药品时，除麻醉药品、精神药品、毒性药品、放射性药品和戒毒药品实行特殊管理外，其他药品基本上处于自由销售状态，对药品在大众媒体的宣传也没有明确的限制。这直接导致了消费者在没有足够专业知识的情况下，自行购买、不合理使用处方药，给群众的身体健康和生命安全造成了极大威胁。为此，国家药品监督管理部门颁布了《处方药与非处方药分类管理办法（试行）》，并从2000年1月1日起实行。其目的是通过严格处方药的管理，规范非处方药的管理，保证人民群众用药的安全、有效。

2. 促进自我保健和自我药疗的实行，有利于合理利用医药资源　随着物质文化生活水平的提高，公众的自我保健意识不断增强，注重自我护理、自我药疗是大势所趋。实行药品分类管理，为公众从社会零售药店自购自用药品及实行自我药疗提供了安全基础。同时，由于患者"大病去医院，小病去药店"，也使公共卫生资源的分配更趋于合理，有利于推动我国医药经济和医药卫生保健事业健康快速发展。

3. 为控制医药费用提供依据，有利于推动医疗制度的改革　我国目前正在实施的医疗保险制度，也遇到了医疗费用飞速增长的困难。统计数据表明，药品费用在医疗费中占有较高比例，允许报销的药品品种数与医疗保险中的药品费用成正比。因此，如何确定可报销药品品种成为医疗保险制度实施中的重要问题。和世界上许多国家一样，我国采用了主要从处方药中选择报销药目录的办法，这样既可以维持医疗保险制度的实施，又可通过控制药费来控制医疗费用的快速增长。实践证明，施行药品分类管理后，不仅为公众提供了安全有效、质量可靠、使用方便的非处方药，也对减少医药费用、改变公众保健观念、推动医疗制度改革起了重大作用。

实行处方药与非处方药分类管理，其核心目的就是有效地加强对处方药的监督管理，防止消费者因自我行为不当导致滥用药物和危及健康。另外，通过规范对非处方药的管理，引导消费者科学、合理地进行自我保健。

 知识链接

我国药品分类管理的历程

根据国务院领导的指示，卫生部于1995年5月决定在我国开展和推行处方药与非处方药分类管理工作。1996年卫生部以卫药发〔1996〕第30号文发出"关于成立制定推行处方药与非处方药领导小组的通知"。确定了国家非处方药领导小组，成立了国家非处方药办公室。1997年1月，《中共中央 国务院关于卫生改革与发展的决定》中首次提出国家建立并完善处方药与非处方药分类管理制度。

1999年国家药品监督管理局发布了《处方药与非处方药分类管理办法》（试行），公布了《非处方药专有标识及管理规定》（暂行），制定了《处方药与非处方药流通管理暂行规定》，会同相关部委联合印发了《关于我国实施处方药与非处方药分类管理若干意见的通知》，并于2001年1月1日开始实施药品分类管理。2001年修订颁布的《中华人民共和国药品管理法》明确规定了国家对药品实行处方药与非处方药分类管理制度。

2004年6月，国家食品药品监督管理局发布了《实施处方药与非处方药分类管理2004—2005年工作规划》；2005年8月发布了《关于做好处方药与非处方药分类管理实施工作的通知》，切实推进处方药与非处方药分类管理。

2019年修订颁布的《中华人民共和国药品管理法》仍明确规定了国家对药品实行处方药与非处方药分类管理制度。

三、处方药的管理

（一）处方药的分类

（1）麻醉药品、第一类精神药品与戒毒治疗药品。

（2）第二类精神药品、医疗用毒性药品、放射性药品。

（3）抗菌药物、激素、抗癌药物、生物制品等药品。

（4）注射用药品（除上述已经涉及的外）。

（5）除上述以外的其他制剂药品。

（二）处方药的管理模式

（1）处方药生产必须具有药品生产许可证，批发零售必须具有药品经营许可证，药品生产企业、批发企业不得以任何方式直接向患者推荐和销售处方药。

（2）零售处方药必须配备驻店执业药师或药师以上药学技术人员，凭医师处方零售。

（3）处方药不得采用开架自选方式销售。

（4）处方药与非处方药应当分柜摆放，不得采用有奖销售、附赠药品或礼品销售等销售方式。

（5）处方药警示语或忠告语"请仔细阅读说明书并在医师指导下使用"，应由生产企业印制在药品包装或说明书上。

（6）注射给药的处方要由医疗机构技术人员在医疗机构或派出地点进行给药操作。

（7）处方药可以在国务院卫生行政部门和国务院药品监督管理部门共同指定的医学、药学专业刊物上介绍，但不得在大众传播媒介发布广告或者以其他方式进行以公众为对象的广告宣传。

（8）暂时不允许处方药采用网上销售业务。

四、非处方药的管理

（一）非处方药的注册管理

2020年新修订的《药品注册管理办法》第三十六条明确规定了可以直接提出非处方药上市许可申请的情形。

符合以下情形之一的，可以直接提出非处方药上市许可申请：

（1）境内已有相同活性成分、适应证（或者功能主治）、剂型、规格的非处方药上市的药品。

（2）经国家药品监督管理局确定的非处方药改变剂型或者规格，但不改变适应证（或者功能主治）、给药剂量及给药途径的药品。

（3）使用国家药品监督管理局确定的非处方药的活性成分组成的新的复方制剂。

（4）其他直接申报非处方药上市许可的情形。

药品审评中心根据药品注册申报资料、核查结果、检验结果等对药品的安全性、有效性和质量可控性等进行综合审评，非处方药还应当转药品评价中心进行非处方药适宜性审查。

非处方药的药品注册证书还应当注明非处方药类别。

（二）对非处方药的包装、标签、说明书的管理

1. 非处方药包装　必须印有国家指定的非处方药专有标识，以便消费者识别和执法检查。非处方药的专有标识图案分为红色和绿色，红色专有标识图案用于甲类非处方药药品（红色椭圆形底，英文OTC），绿色专有标识图案用于乙类非处方药药品（绿色椭圆形底，英文OTC）。包装必须符合质量要求，方便储存、运输和使用。

2. 非处方药的标签和说明　除符合有关规定外，用语要科学、易懂、详细，用词准确，每一个销售单元包装中要附有标签和说明书，以方便消费者自行判断、选择和安全使用。

3. 警示语或忠告语　在药品包装或说明书上印刷警示语或忠告语"请仔细阅读说明书并按说明使用或在药师指导下购买和使用"。

（三）对非处方药广告宣传的管理

非处方药经批准，可在大众媒介上进行广告宣传。药品广告的内容不得与国务院药品监督管理部门批准的说明书不一致，并应当显著标明禁忌、不良反应。非处方药广告应当显著标明"请按药品说明书或者在药师指导下购买和使用"。

（四）非处方药的生产、流通、使用管理

1. 甲类非处方药的生产、流通、使用管理

（1）生产、批发方面：甲类非处方药的生产、批发业务必须由具有药品生产许可证、药品经营许可证的药品生产企业、药品经营企业生产和经营。

（2）零售方面：必须由具有药品经营许可证并配备执业药师或药师以上药学技术人员的社会零售药店、医疗机构药房销售甲类非处方药，其他任何单位或个人不得零售甲类非处方药。甲类非处方药与处方药应当分柜摆放。甲类非处方药不得采用有奖销售、附赠药品或礼品销售等方式销售。

（3）医疗机构使用方面：医疗机构可以根据临床及门诊的需要按法律、法规规定使用甲类非处方药。

2. 乙类非处方药的生产、流通、使用管理

（1）必须从有资格的生产、经营企业采购药品。

（2）零售方面：除了在药品零售企业中销售外，还可以在经批准的普通商业企业零售（发乙类非处方药准销标志），必须设立专门货架或专柜，将药品与其他商品分开。销售人员最低具有高中文化水平，经市级以上药品监督管理部门培训考核并取得上岗证。

（3）普通商业连锁超市销售的乙类非处方药必须由连锁总部统一从合法的供应渠道和供应商采购配送，分店不得独自采购。

（4）普通商业连锁超市，其连锁总部必须配备1名以上的药师，负责进货质量验收和日常质量管理工作。

第三节 国家基本药物制度

一、国家基本药物制度的内涵

1975 年，世界卫生组织首次提出基本药物概念。基本药物被定义为最重要的、基本的、不可缺少的、满足人民所必需的药品。

为保障群众基本用药，减轻医药费用负担，根据《中共中央 国务院关于深化医药卫生体制改革的意见》和《国务院关于印发医药卫生体制改革近期重点实施方案（2009—2011 年）的通知》，卫生部、国家发展改革委、工业和信息化部、监察部、财政部、人力资源和社会保障部、商务部、食品药品监督管理局、中医药管理局制定了《关于建立国家基本药物制度的实施意见》。

（一）国家基本药物

国家基本药物是适应基本医疗卫生需求，剂型适宜，价格合理，能够保障供应，公众可公平获得的药品。政府举办的基层医疗卫生机构全部配备和使用基本药物，其他各类医疗机构也都必须按规定使用基本药物。

（二）国家基本药物制度

国家基本药物制度是对基本药物的遴选、生产、流通、使用、定价、报销、监测评价等环节实施有效管理的制度，与公共卫生、医疗服务、医疗保障体系相衔接。国家基本药物制度是为维护人民群众健康、保障公众基本用药权而确立的一项重大国家医药卫生政策，是国家药物政策的核心和药品供应保障体系的基础。国家基本药物制度首先在政府举办的基层医疗卫生机构实施，主要内容包括国家基本药物目录的遴选调整、生产供应保障、集中招标采购和统一配送、零差率销售、全部配备使用、医保报销、财政补偿、质量安全监管及绩效评估等相关政策办法。

（三）基本药物优先和合理使用制度

政府举办的基层医疗卫生机构全部配备和使用国家基本药物，其他各类医疗机构也要将基本药物作为首选药物并达到一定的使用比例，具体使用比例由卫生行政部门确定。医疗机构要按照国家基本药物临床应用指南和基本药物处方集，加强合理用药管理，确保规范使用基本药物。

1. 加强配备使用管理 坚持基本药物主导地位，强化医疗机构基本药物使用管理，以省为单位明确公立医疗机构基本药物使用比例，不断提高医疗机构基本药物使用量。公立医疗机构根据功能定位和诊疗范围，合理配备、优先采购使用基本药物，保障临床基本用药需求。医疗机构对医师、药师和管理人员加大基本药物制度与基本药物临床应用指南、处方集培训力度，提高基本药物合理使用和管理水平。鼓励其他医疗机构配备使用基本药物。

2. 建立优先使用激励机制 医疗机构科学设置临床科室基本药物使用指标，并纳入考核。将基本药物使用情况与基层实施基本药物制度补助资金的拨付挂钩。深化医保支付方式改革，建立健全医保经办机构与医疗机构间"结余留用、合理超支分担"

的激励和风险分担机制。通过制定药品医保支付标准等方式，引导医疗机构和医务人员合理诊疗、合理用药。

3. 实施临床使用监测 依托现有资源建立健全国家、省两级药品使用监测平台及国家、省、市、县四级监测网络体系，重点监测医疗机构基本药物的配备、使用、采购、供应配送等信息，以及处方用药是否符合诊疗规范。开展以基本药物为重点的药品临床综合评价，指导临床安全合理用药。加强部门间信息互联互通，对基本药物从原料供应到生产、流通、使用、价格、报销等实行全过程动态监测。

（四）基本药物质量安全监管

完善基本药物生产、配送质量规范，对基本药物定期进行质量抽检，并向社会及时公布抽检结果。加强和完善基本药物不良反应监测，建立健全药品安全预警和应急处置机制，完善药品召回管理制度，保证用药安全。

二、国家基本药物制度的主要内容

（一）国家基本药物工作委员会

国家基本药物工作委员会负责协调解决制定和实施国家基本药物制度过程中各个环节的相关政策问题，确定国家基本药物制度框架，确定国家基本药物目录遴选和调整的原则、范围、程序和工作方案，审核国家基本药物目录，各有关部门在职责范围内做好国家基本药物遴选调整工作。委员会由国家卫生行政部门、国家发展和改革委员会、工业和信息化部、财政部、人力资源和社会保障部、商务部、国家药品监督管理局、国家中医药管理局组成。办公室设在国家卫生行政部门，承担国家基本药物工作委员会的日常工作。

（二）国家基本药物目录管理

根据《中共中央 国务院关于深化医药卫生体制改革的意见》精神，为巩固完善基本药物制度，建立健全国家基本药物目录遴选调整管理机制，国家卫生计生委、国家发展改革委、工业和信息化部、财政部、人力资源和社会保障部、商务部、食品药品监管总局、国家中医药管理局、总后勤部卫生部对《国家基本药物目录管理办法（暂行）》（卫药政发〔2009〕79号）进行了修订，形成了《国家基本药物目录管理办法》，以国卫药政发〔2015〕52号文件印发施行。国家基本药物目录在保持数量相对稳定的基础上，实行动态管理，原则上3年调整一次。如表4-1所示为我国《国家基本药物目录》情况。

表 4-1 我国《国家基本药物目录》情况

年份	西药品种数量	中药品种数量	品种总量
1982	278	—	278
1996	699	1 699	2 398
1998	740	1 333	2 073
2000	770	1 249	2 019

续表

年份	西药品种数量	中药品种数量	品种总量
2002	759	1 242	2 001
2004	773	1 260	2 033
2009（基层医疗卫生机构）	205	102	307
2012	317	203	520
2018	417	268	685

（三）纳入国家基本药物目录药品分类及国家基本药物遴选原则

国家基本药物目录中的药品包括化学药品、生物制品、中成药和中药饮片。化学药品和生物制品主要依据临床药理学分类，中成药主要依据功能分类。

国家基本药物遴选应当按照防治必需、安全有效、价格合理、使用方便、中西药并重、基本保障、临床首选和基层能够配备的原则，结合我国用药特点，参照国际经验，合理确定品种（剂型）和数量。

国家基本药物目录的制定应当与基本公共卫生服务体系、基本医疗服务体系、基本医疗保障体系相衔接。

（四）不纳入国家基本药物目录遴选范围的药品

（1）含有国家濒危野生动植物药材的。

（2）主要用于滋补保健，易滥用的。

（3）非临床治疗首选的。

（4）因严重不良反应，国家药品监督管理部门明确规定暂停生产、销售或使用的。

（5）违背国家法律、法规，或不符合伦理要求的。

（6）国家基本药物工作委员会规定的其他情况。

（五）调整品种和数量的因素

（1）我国基本医疗卫生需求和基本医疗保障水平变化。

（2）我国疾病谱变化。

（3）药品不良反应监测评价。

（4）国家基本药物应用情况监测和评估。

（5）已上市药品循证医学、药物经济学评价。

（6）国家基本药物工作委员会规定的其他情况。

（六）应当从国家基本药物目录中调出的品种

属于下列情形之一的品种，应当从国家基本药物目录中调出。

（1）药品标准被取消的。

（2）国家药品监督管理部门撤销其药品批准证明文件的。

（3）发生严重不良反应，经评估不宜再作为国家基本药物使用的。

（4）根据药物经济学评价，可被风险效益比或成本效益比更优的品种所替代的。

（5）国家基本药物工作委员会认为应当调出的其他情形。

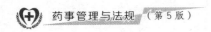

（七）中药饮片的基本药物管理

中药饮品的基本药物管理，暂按国务院有关部门关于中药饮片定价、采购、配送、使用和基本医疗保险给付等政策规定执行。

第四节 国家医疗保障制度

一、我国基本医疗保障体系

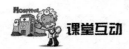

你了解我国现行的基本医疗保险制度有哪些吗？主要针对哪类人群？

职工基本医疗保险、城镇居民基本医疗保险和新型农村合作医疗这三项制度构成了基本医疗保障制度的框架。在总结城镇居民医保和新农合运行情况及地方探索实践经验的基础上，国务院于2016年1月3日发布了《国务院关于整合城乡居民基本医疗保险制度的意见》，意见整合了城镇居民基本医疗保险和新型农村合作医疗两项制度，建立统一的城乡居民基本医疗保险制度，是推进医药卫生体制改革、实现城乡居民公平享有基本医疗保险权益、促进社会公平正义、增进人民福祉的重大举措，对促进城乡经济社会协调发展、全面建成小康社会具有重要意义。

为完善统一的城乡居民基本医疗保险制度和大病保险制度，不断提高医疗保障水平，确保医保资金合理使用、安全可控，统筹推进医疗、医保、医药"三医联动"改革，更好地保障病有所医，国务院机构改革方案提出，将人力资源和社会保障部的城镇职工和城镇居民基本医疗保险、生育保险职责，国家卫生和计划生育委员会的新型农村合作医疗职责，国家发展和改革委员会的药品和医疗服务价格管理职责，民政部的医疗救助职责整合，组建国家医疗保障局作为国务院直属机构。

2018年3月，十三届全国人大一次会议表决通过了关于国务院机构改革方案的决定，组建中华人民共和国国家医疗保障局。

（一）城乡居民基本医疗保险制度的基本原则

1.统筹规划、协调发展 要把城乡居民医保制度整合纳入全民医保体系发展和深化医改全局，统筹安排，合理规划，突出医保、医疗、医药"三医联动"，加强基本医保、大病保险、医疗救助、疾病应急救助、商业健康保险等衔接，强化制度的系统性、整体性、协同性。

2.立足基本、保障公平 要准确定位，科学设计，立足经济社会发展水平、城乡居民负担和基金承受能力，充分考虑并逐步缩小城乡差距、地区差异，保障城乡居民公平享有基本医保待遇，实现城乡居民医保制度可持续发展。

3.因地制宜、有序推进 要结合实际，全面分析、研判，周密制定实施方案，加强整合前后的衔接，确保工作顺畅接续、有序过渡，确保群众基本医保待遇不受影响，确保医保基金安全和制度运行平稳。

4. 创新机制、提升效能 要坚持管办分开，落实政府责任，完善管理运行机制，深入推进支付方式改革，提升医保资金使用效率和经办管理服务效能。充分发挥市场机制作用，调动社会力量参与基本医保经办服务。

（二）医疗机构医疗保障定点管理

1. 可申请医保定点的医疗机构 以下取得医疗机构执业许可证或中医诊所备案证的医疗机构，以及经军队主管部门批准有为民服务资质的军队医疗机构可申请医保定点。

（1）综合医院、中医医院、中西医结合医院、民族医院、专科医院、康复医院。

（2）专科疾病防治院（所、站）、妇幼保健院。

（3）社区卫生服务中心（站）、中心卫生院、乡镇卫生院、街道卫生院、门诊部、诊所、卫生所（站）、村卫生室（所）。

（4）独立设置的急救中心。

（5）安宁疗护中心、血液透析中心、护理院。

（6）养老机构内设的医疗机构。

2. 申请医保定点的医疗机构应当同时具备的基本条件

（1）正式运营至少3个月。

（2）至少有1名取得医师执业证书、乡村医生执业证书或中医（专长）医师资格证书且第一注册地在该医疗机构的医师。

（3）主要负责人负责医保工作，配备专（兼）职医保管理人员；100张床位以上的医疗机构应设内部医保管理部门，安排专职工作人员。

（4）具有符合医保协议管理要求的医保管理制度、财务制度、统计信息管理制度、医疗质量安全核心制度等。

（5）具有符合医保协议管理要求的医院信息系统技术和接口标准，实现与医保信息系统有效对接，按要求向医保信息系统传送全部就诊人员相关信息，为参保人员提供直接联网结算。设立医保药品、诊疗项目、医疗服务设施、医用耗材、疾病病种等基础数据库，按规定使用国家统一的医保编码。

（6）符合法律法规和省级及以上医疗保障行政部门规定的其他条件。

3. 不予受理医疗机构定点申请的情形 医疗机构有下列情形之一的，不予受理定点申请。

（1）以医疗美容、辅助生殖、生活照护、种植牙等非基本医疗服务为主要执业范围的。

（2）基本医疗服务未执行医疗保障行政部门制定的医药价格政策的。

（3）未依法履行行政处罚责任的。

（4）以弄虚作假等不正当手段申请定点，自发现之日起未满3年的。

（5）因违法违规被解除医保协议未满3年或已满3年但未完全履行行政处罚法律责任的。

（6）因严重违反医保协议约定而被解除协议未满 1 年或已满 1 年但未完全履行违约责任的。

（7）法定代表人、主要负责人或实际控制人曾因严重违法违规导致原定点医疗机构被解除医保协议，未满 5 年的。

（8）法定代表人、主要负责人或实际控制人被列入失信人名单的。

（9）法律法规规定的其他不予受理的情形。

（三）零售药店医疗保障定点管理

1. 零售药店申请医疗保障定点需要满足的条件　取得药品经营许可证，并同时符合以下条件的零售药店均可申请医疗保障定点。

（1）在注册地址正式经营至少 3 个月。

（2）至少有 1 名取得执业药师资格证书或具有药学、临床药学、中药学专业技术资格证书的药师，且注册地在该零售药店所在地，药师须签订 1 年以上劳动合同且在合同期内。

（3）至少有 2 名熟悉医疗保障法律法规和相关制度规定的专（兼）职医保管理人员负责管理医保费用，并签订 1 年以上劳动合同且在合同期内。

（4）按药品经营质量管理规范要求，开展药品分类分区管理，并对所售药品设立明确的医保用药标识。

（5）具有符合医保协议管理要求的医保药品管理制度、财务管理制度、医保人员管理制度、统计信息管理制度和医保费用结算制度。

（6）具备符合医保协议管理要求的信息系统技术和接口标准，实现与医保信息系统有效对接，为参保人员提供直接联网结算，建立医保药品等基础数据库，按规定使用国家统一医保编码。

（7）符合法律法规和省级及以上医疗保障行政部门规定的其他条件。

2. 不予受理零售药店医疗保障定点申请的情形　零售药店有下列情形之一的，不予受理医疗保障定点申请。

（1）未依法履行行政处罚责任的。

（2）以弄虚作假等不正当手段申请定点，自发现之日起未满 3 年的。

（3）因违法违规被解除医保协议未满 3 年或已满 3 年但未完全履行行政处罚法律责任的。

（4）因严重违反医保协议约定而被解除医保协议未满 1 年或已满 1 年但未完全履行违约责任的。

（5）法定代表人、企业负责人或实际控制人曾因严重违法违规导致原定点零售药店被解除医保协议，未满 5 年的。

（6）法定代表人、企业负责人或实际控制人被列入失信人名单的。

（7）法律法规规定的其他不予受理的情形。

定点医疗机构和定点零售药店在显著位置悬挂统一样式的定点医疗机构和定点零售药店标识，均实行动态管理。

知识链接——国家医疗保障局办公室关于印发《中国医疗保障官方标识使用管理办法（暂行）》的通知

二、我国基本医疗保险用药管理

为推进健康中国建设，保障参保人员基本用药需求，提升基本医疗保险用药科学化、精细化管理水平，提高基本医疗保险基金使用效益，推进治理体系和治理能力现代化，依据《中华人民共和国社会保险法》等法律法规和《中共中央 国务院关于深化医疗保障制度改革的意见》，制定《基本医疗保险用药管理暂行办法》（国家医疗保障局令第 1 号），自 2020 年 9 月 1 日起施行。

基本医疗保险用药范围通过制定《国家基本医疗保险、工伤保险和生育保险药品目录》（简称《药品目录》）进行管理，符合《药品目录》的药品费用，按照国家规定由基本医疗保险基金支付。《药品目录》实行通用名管理，《药品目录》内药品属于基本医疗保险基金支付范围。《药品目录》由凡例、西药、中成药、协议期内谈判药品和中药饮片五部分组成。省级医疗保障行政部门按国家规定增补的药品单列。

（一）《药品目录》的制定和调整

纳入国家《药品目录》的药品应当是经国家药品监管部门批准，取得药品注册证书的化学药、生物制品、中成药（民族药），以及按国家标准炮制的中药饮片，并符合临床必需、安全有效、价格合理等基本条件。支持符合条件的基本药物按规定纳入《药品目录》。国务院医疗保障行政部门建立完善动态调整机制，原则上每年调整一次。

1. 不纳入《药品目录》的药品

（1）主要起滋补作用的药品。

（2）含国家珍贵、濒危野生动植物药材的药品。

（3）保健药品。

（4）预防性疫苗和避孕药品。

（5）主要起增强性功能、治疗脱发、减肥、美容、戒烟、戒酒等作用的药品。

（6）因被纳入诊疗项目等原因，无法单独收费的药品。

（7）酒制剂、茶制剂，各类果味制剂（特别情况下的儿童用药除外），口腔含服剂和口服泡腾剂（特别规定情形的除外）等。

（8）其他不符合基本医疗保险用药规定的药品。

2. 须直接调出《药品目录》的药品 《药品目录》内的药品，有下列情况之一的，经专家评审后，直接调出《药品目录》。

（1）被药品监管部门撤销、吊销或者注销药品批准证明文件的药品。

（2）被有关部门列入负面清单的药品。

（3）综合考虑临床价值、不良反应、药物经济性等因素，经评估认为风险大于收益的药品。

（4）通过弄虚作假等违规手段进入《药品目录》的药品。

（5）国家规定的应当直接调出的其他情形。

3. 可调出《药品目录》的药品 《药品目录》内的药品，符合以下情况之一的，经专家评审等规定程序后，可以调出《药品目录》。

（1）在同治疗领域中，价格或费用明显偏高且没有合理理由的药品。

（2）临床价值不确切，可以被更好替代的药品。

（3）其他不符合安全性、有效性、经济性等条件的药品。

近年国家医保《药品目录》情况如表4-2所示。

表4-2　近年国家医保《药品目录》情况

版次	西药数量	中成药数量	中药饮片数量
2017	1 345	1 243	排除法
2019	1 322	1 321	892（准入法）
2020	1 426	1 374	892
2021	1 486	1 374	892

（二）《药品目录》药品分类

国家《药品目录》中的西药和中成药分为"甲类药品"和"乙类药品"。"甲类药品"是临床治疗必需、使用广泛、疗效确切，同类药品中价格或治疗费用较低的药品。"乙类药品"是可供临床治疗选择使用，疗效确切，同类药品中比"甲类药品"价格或治疗费用略高的药品。协议期内谈判药品纳入"乙类药品"管理。

各省级医疗保障部门按国家规定纳入《药品目录》的民族药、医疗机构制剂纳入"乙类药品"管理。

中药饮片的"甲乙分类"由省级医疗保障行政部门确定。

参保人使用"甲类药品"，按基本医疗保险规定的支付标准及分担办法支付；使用"乙类药品"，按基本医疗保险规定的支付标准，先由参保人自付一定比例后，再按基本医疗保险规定的分担办法支付。

"乙类药品"个人先行自付的比例由省级或统筹地区医疗保障行政部门确定。

第五节　药品不良反应报告与监测管理

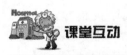

你经历、见过或听说过用药后会出现哪些不良反应吗？请说一说。

知识链接——吃错药每年害死20万人，吃药的这些禁忌你千万要知道！

一、药品不良反应的概念和分类

（一）药品不良反应相关概念

1. 药品不良反应（adverse drug reaction，ADR） 指合格药品在正常用法用量下出现的与用药目的无关的有害反应。药品不良反应是药品固有特性所引起的，任何药品都有可能引起不良反应。

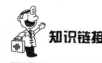 **知识链接**

药品不良反应认定须兼备的条件

一是药品必须合格，即药品生产企业具备"药品生产许可证""认证证书""药品批准文号"生产的合格药品；二是药品的用量应当按照说明书规定的常规用法、用量使用，任何非正常的、不合理的及超大剂量的经验用药、没有根据的所谓"个体化给药"而出现的反应不在药品不良反应的评价之列；三是出现了与用药目的无关的有害反应，具有非预期性和有害性。

2. 新的药品不良反应 是指药品说明书中未载明的不良反应。说明书中已有描述，但不良反应发生的性质、程度、后果或者频率与说明书描述不一致或者更严重的，按照新的药品不良反应处理。

3. 严重药品不良反应 是指因使用药品引起以下损害情形之一的反应：①导致死亡；②危及生命；③导致住院或住院时间延长；④导致永久或显著的残疾/功能丧失；⑤先天性异常/出生缺陷；⑥导致其他重要医学事件，如不进行治疗可能出现上述所列情况的。

4. 药品不良事件（adverse drug event，ADE） 是指药物治疗过程中出现的不良临床事件，它不一定与该药有因果关系。药品不良事件和药品不良反应含义不同。一般来说，药品不良反应是指因果关系已确定的反应，而药品不良事件是指因果关系尚未确定的反应。它在国外药品说明书中经常出现，此反应不能肯定是由该药引起的，尚需要进一步评估。

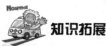 **知识拓展**

药物不良反应主要表现形式

药物不良反应主要有副作用、毒性反应、后遗效应、停药综合征、过敏反应、特异质反应、依赖性、致畸、致癌、致突变作用等主要表现形式。例如，硫酸阿托品有抑制腺体分泌、解除平滑肌痉挛、加快心率等作用，在全身麻醉时，利用其抑制腺体分泌的药理效应，则其松弛平滑肌而引起腹胀气或尿潴留的药理效应就成了副作用；在利用其解痉的药理效应时，口干和心悸等药理效应就成了副作用。

（二）药品不良反应的类型

1. A型药品不良反应 为药品本身药理作用的加强或延长，一般发生率较高、容易预测、死亡率也低，如阿托品引起的口干等。临床上常见的副作用与毒性反应均属此类。

2. B型药品不良反应 与药品本身的药理作用无关，一般发生率较低但死亡率较高，在具体患者身上谁会发生、谁不会发生难以预测。临床上常见的变态反应属于此类。

3. C型药品不良反应 指A型和B型反应之外的异常反应。一般在长期用药后出现，潜伏期较长，没有明确的时间关系，难以预测。临床上常见的主要有致畸、致癌、致突变等。

 **课堂案例**

"反应停"事件

沙利度胺最初是1953年瑞士Ciba药厂首次合成的化合物，因实验无确定的临床疗效，停止了对该药的研发。联邦德国Chemie Gruenenthal制药公司继续了对该药的研究，将其用作抗惊厥药物治疗癫痫及作抗过敏药物，疗效均欠佳。但研究人员在研究过程中发现，沙利度胺具有一定的镇静、安眠的作用，而且对孕妇怀孕早期的妊娠呕吐疗效极佳，故被称为"反应停"。此后，动物实验表明无明显副作用。该公司于1957年10月将该产品正式推向市场，很快在欧洲、南美、加拿大、亚洲、非洲等国上市。

1960年，欧洲开始发现，本地区畸形婴儿的出生率明显上升，多是海豹肢。1961年，澳大利亚麦克布雷德医生发现，自己治疗的3名海豹样肢体畸形患儿与他们的母亲在怀孕期间服用过反应停有关。1961年11月底，Chemie Gruenenthal公司将反应停从联邦德国市场上召回。

据前联邦德国卫生行政部门统计，反应停造成至少1万名畸形儿。在爱尔兰、荷兰、瑞典、比利时、意大利、巴西、加拿大和日本，反应停被继续使用了一段时间，导致了更多畸形婴儿的出生。

此后，世界各国政府开始重视并加强了药品安全性、有效性的法制管理。

"反应停"事件告诉我们：①用药时千万不能忽略药品不良反应。②新药研究及开发部门要认真对待药品不良反应。③药品生产企业促销产品时要全面介绍产品的优点与缺点。④药品审批和管理部门要严格把关。⑤由于药品上市前临床研究的局限性，一些意外的、未知的、发生率低的不良反应只有在上市后的大面积推广使用中才能显现，因此，应加强上市后药品不良反应监测。

二、药品不良反应的监测意义和报告范围

（一）药品不良反应的监测意义

1. 有助于提高临床合理用药水平　通过开展药品不良反应监测工作，可使医、药、护各专业人员对药物不良反应的警惕性和识别能力得到加强，提高医务人员合理、安全用药的自觉性，避免或减少不良反应的重复发生，提高疾病的治愈率、降低死亡率、缩短住院天数、降低医疗费用支出，等等，从而使医疗机构的医疗质量和医疗水平有总体的提高。

2. 有助于增强药品生产、经营企业的责任意识　不仅有利于药品生产企业研究发现其生产的药品发生不良反应的原因和提高药品质量，同时也有利于药品经营企业深入了解其所经营的药品所存在的不良反应。

3. 有助于推动医疗单位的科研发展　药品不良反应发生的机理和影响因素很复杂，临床上用药又多，因此许多药物不良反应的发生规律人类还未掌握，这就成了现成的课题，可进行系统研究。

4. 有助于减少医疗纠纷的发生　过去有许多医疗纠纷的发生，都是由于药物的不良反应引起的，现在有了药品不良反应监测制度，不少医疗纠纷得以顺利解决。

5. 有助于加强医务人员间的合作　在不良反应的鉴别、诊断治疗等许多工作中，都需要医、药、护不同专业人员的紧密协作，这样一方面可使不良反应监测工作顺利进行，另一方面又可使医、药、护人员之间相互了解，加强合作，提高医疗水平。

（二）药品不良反应的报告范围

我国药品不良反应报告范围包括：新药监测期内的国产药品，应当报告该药品的所有不良反应；其他国产药品，报告新的和严重的不良反应。进口药品自首次获准进口之日起 5 年内，报告该进口药品的所有不良反应；满 5 年的，报告新的和严重的不良反应。

 知识链接

常用的感冒药有什么不良反应？

常用的抗感冒药多是由几种成分加在一起的复方制剂，其中经常含有对乙酰氨基酚、阿司匹林、双氯芬酸、布洛芬、扑尔敏、苯海拉明等。这些药物本身能在一部分人身上引起不同程度的不良反应，常见的有皮疹、嗜睡、消化道症状等。极少数患者使用还可能发生严重不良反应，如对乙酰氨基酚，曾有人报告发生了严重的肝脏损害、大疱性皮疹等，甚至有引起昏迷的；再如感冒通，少数人特别是儿童服用后出现血尿，应该引起重视。此外，抗感冒药多是复方制剂，使用时要避免含相同成分的不同药品联合使用，该使用方式会加大抗感冒药的安全风险。

三、药品不良反应的报告制度和监测管理

药品不良反应报告和监测，是指药品不良反应的发现、报告、评价和控制的过程。现行的《药品不良反应报告和监测管理办法》于2010年5月4日颁布，并于2011年7月1日正式施行。2020年7月，国家药监局关于进一步加强药品不良反应监测评价体系和能力建设的意见出台。国家实行药品不良反应报告制度。《药品管理法》规定，国家建立药物警戒制度，对药品不良反应及其他与用药有关的有害反应进行监测、识别、评估和控制。药品上市许可持有人应当开展药品上市后不良反应监测，主动收集、跟踪分析疑似药品不良反应信息，对已识别风险的药品及时采取风险控制措施。药品上市许可持有人、药品生产企业、药品经营企业和医疗机构应当经常考察本单位所生产、经营、使用的药品质量、疗效和不良反应。发现疑似不良反应的，应当及时向药品监督管理部门和卫生健康主管部门报告。对已确认发生严重不良反应的药品，由国务院药品监督管理部门或者省、自治区、直辖市人民政府药品监督管理部门根据实际情况采取停止生产、销售、使用等紧急控制措施，并应当在五日内组织鉴定，自鉴定结论做出之日起十五日内依法做出行政处理决定。

（一）药品不良反应的报告与处置

1. 个例药品不良反应　为规范持有人药品上市后不良反应监测与报告工作，落实持有人直接报告药品不良反应主体责任，遵循国际人用药品注册技术协调会（ICH）指导原则相关规定，国家药品监督管理局组织制定了《个例药品不良反应收集和报告指导原则》，2018年12月19日发布。

个例药品不良反应是指单个患者使用药品发生的不良反应。

个例药品不良反应的收集和报告是药品不良反应监测工作的基础，也是持有人应履行的基本法律责任。

持有人应建立面向医生、药师、患者等的有效信息途径，主动收集临床使用、临床研究、市场项目、学术文献及持有人相关网站或论坛涉及的不良反应信息。

持有人不得以任何理由或手段干涉报告者的自发报告行为。

通过各种途径收集的个例药品不良反应，应进行确认。需要确认的内容主要包括是否为有效报告、是否在报告范围之内、是否为重复报告等。经确认无须向监管部门提交的个例药品不良反应，应记录不提交的原因，并保存原始记录。

药物警戒部门人员在收到个例药品不良反应报告后（包括监管部门反馈的报告），应对该报告进行评价，包括对新的不良反应和严重不良反应进行判定，以及开展药品与不良反应的关联性评价。

药品不良反应报告应按时限要求提交。报告时限开始日期为持有人或其委托方首次获知该个例不良反应，且达到最低报告要求的日期，记为第0天。第0天的日期需要被记录，以评估报告是否及时提交。文献报告的第0天为持有人检索到该文献的日期。

境内严重不良反应在15个日历日内报告，其中死亡病例应立即报告；其他不良反应在30个日历日内报告。境外严重不良反应在15个日历日内报告。

2. 药品群体不良事件

（1）药品生产、经营企业和医疗机构获知或者发现药品群体不良事件后，应当立即通过电话或者传真等方式报所在地的县级药品监督管理部门、卫生行政部门和药品不良反应监测机构，必要时可以越级报告；同时填写《药品群体不良事件基本信息表》，对每一病例还应当及时填写《药品不良反应 / 事件报告表》，通过国家药品不良反应监测信息网络报告。

（2）设区的市级、县级药品监督管理部门获知药品群体不良事件后，应当立即与同级卫生行政部门联合组织开展现场调查，并及时将调查结果逐级报至省级药品监督管理部门和卫生行政部门。

对全国范围内影响较大并造成严重后果的药品群体不良事件，国家药品监督管理部门应当与卫生部联合开展相关调查工作。

（3）药品生产企业获知药品群体不良事件后，应当立即开展调查，详细了解药品群体不良事件的发生、药品使用、患者诊治及药品生产、储存、流通、既往类似不良事件等情况，在 7 日内完成调查报告，报所在地省级药品监督管理部门和药品不良反应监测机构；同时迅速开展自查，分析事件发生的原因，必要时应当暂停生产、销售、使用和召回相关药品，并报所在地省级药品监督管理部门。

（4）药品经营企业发现药品群体不良事件，应当立即告知药品生产企业，同时迅速开展自查，必要时应当暂停药品的销售，并协助药品生产企业采取相关控制措施。

（5）医疗机构发现药品群体不良事件后应当积极救治患者，迅速开展临床调查，分析事件发生的原因，必要时可采取暂停药品的使用等紧急措施。

（6）药品监督管理部门可以采取暂停生产、销售、使用或者召回药品等控制措施。卫生行政部门应当采取措施积极组织救治患者。

3. 境外发生的严重药品不良反应

（1）进口药品和国产药品在境外发生的严重药品不良反应（包括自发报告系统收集的、上市后临床研究发现的、文献报道的），药品生产企业应当填写《境外发生的药品不良反应 / 事件报告表》，自获知之日起 30 日内报送国家药品不良反应监测中心。国家药品不良反应监测中心要求提供原始报表及相关信息的，药品生产企业应当在 5 日内提交。

（2）进口药品和国产药品在境外因药品不良反应被暂停销售、使用或者撤市的，药品生产企业应当在获知后 24 小时内书面报国家药品监督管理局和国家药品不良反应监测中心。

4. 定期安全性更新报告

（1）设立新药监测期的国产药品，应当自取得批准证明文件之日起每满 1 年提交一次定期安全性更新报告，直至首次再注册，之后每 5 年报告一次；其他国产药品，每 5 年报告一次。

（2）国产药品的定期安全性更新报告向药品生产企业所在地省级药品不良反应监测机构提交。进口药品（包括进口分包装药品）的定期安全性更新报告向国家药品不良反应监测中心提交。

（二）药品重点监测

（1）药品生产企业应当经常考察本企业生产药品的安全性，对新药监测期内的药品和首次进口5年内的药品，应当开展重点监测，并按要求对监测数据进行汇总、分析、评价和报告；对本企业生产的其他药品，应当根据安全性情况主动开展重点监测。

（2）省级以上药品监督管理部门根据药品临床使用和不良反应监测情况，可以要求药品生产企业对特定药品进行重点监测；必要时，也可以直接组织药品不良反应监测机构、医疗机构和科研单位开展药品重点监测。

（3）省级以上药品不良反应监测机构负责对药品生产企业开展的重点监测进行监督、检查，并对监测报告进行技术评价。

（4）省级以上药品监督管理部门可以联合同级卫生行政部门指定医疗机构作为监测点，承担药品重点监测工作。

 课堂案例

"尼美舒利"修改说明书

2011年5月，国家食品药品监督管理局下发通知，决定采取进一步措施加强尼美舒利口服制剂使用管理，内容包括：禁止用于12岁以下儿童；作为抗炎镇痛的二线用药，只能在至少一种其他非甾体抗炎药治疗失败的情况下使用；适应证限于慢性关节炎（如骨关节炎等）的疼痛、手术和急性创伤后的疼痛、原发性痛经的症状治疗；最大单次剂量不超过100毫克，疗程不能超过15天，并应依据临床实际情况采用最小的有效剂量、最短的疗程，以减少药品不良反应的发生。

通知要求，各地药品监管部门严格依法监督辖区内相关药品生产企业尽快按照《尼美舒利口服制剂说明书修订要求》修订说明书和标签，并将修订内容及时通知相关医疗机构、药品经营企业等单位。要求相关药品生产企业主动跟踪尼美舒利口服制剂临床应用的安全性情况，按规定收集药品不良反应并及时报告。

（三）评价与控制

（1）药品生产企业应当对收集到的药品不良反应报告和监测资料进行分析、评价，并主动开展药品安全性研究。

（2）省级药品不良反应监测机构应当每季度对收到的药品不良反应报告进行综合分析，提取需要关注的安全性信息，并进行评价，提出风险管理建议，及时报省级药品监督管理部门、卫生行政部门和国家药品不良反应监测中心。

省级药品监督管理部门根据分析评价结果，可以采取暂停生产、销售、使用和召回药品等措施，并监督检查，同时将采取的措施通报同级卫生行政部门。

（3）国家药品不良反应监测中心应当每季度对收到的严重药品不良反应报告进行综合分析，提取需要关注的安全性信息，并进行评价，提出风险管理建议，及时报国家药品监督管理部门和卫生部。

国家药品监督管理部门根据药品分析评价结果，可以要求企业开展药品安全性、有效性相关研究。必要时，应当采取责令修改药品说明书，暂停生产、销售、使用和召回药品等措施，对不良反应大的药品，应当撤销药品批准证明文件，并将有关措施及时通报卫生部。

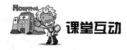 **课堂互动**

在国家药监局网站查询近 5 年《国家药品不良反应监测年度报告》。

（四）法律责任

（1）药品上市许可持有人未按照规定开展药品不良反应监测或者报告疑似药品不良反应的，责令限期改正，给予警告；逾期不改正的，责令停产停业整顿，并处十万元以上一百万元以下的罚款。

（2）药品经营企业未按照规定报告疑似药品不良反应的，责令限期改正，给予警告；逾期不改正的，责令停产、停业整顿，并处五万元以上五十万元以下的罚款。

（3）医疗机构未按照规定报告疑似药品不良反应的，责令限期改正，给予警告；逾期不改正的，处五万元以上五十万元以下的罚款。

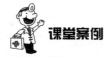 **课堂案例**

感冒清片（胶囊）引起的不良反应案

感冒清片（胶囊）为中西药复方制剂，由对乙酰氨基酚、马来酸氯苯那敏、盐酸吗啉胍 3 种化药成分及南板蓝根、大青叶、金盏银盘、岗梅、山芝麻、穿心莲叶 6 味中药组方而成。在临床应用过程中，常与含有相同成分或功效类似的药品联合使用，造成组方成分超剂量使用或引起毒性协同作用，导致严重不良反应风险增加。

典型病例 1：患者男，44 岁，因患感冒服用感冒清片，4 片，每天三次。连续用药三天后患者出现肉眼血尿及尿频、尿痛等尿路刺激征，即入院就诊。查尿常规，镜检见红细胞满视野。嘱立即停用感冒清片，给予对症治疗后，患者血尿及尿路刺激征缓解，好转出院。

典型病例 2：患者男，65 岁，因"斜颈伴肩部肌肉痉挛"就诊。患者因感冒自行服用感冒灵冲剂（颗粒）及感冒清片，次晨自感颈部不适，头颈歪斜，肩部肌肉痉挛，遂就诊。经问诊，患者发病前同时服用感冒灵冲剂及感冒清片，考虑为药物所致，门诊给予停药，盐酸苯海索口服治疗。两日后患者症状消失，痊愈。

分析：两个案例是否均定性为药品不良反应？我们在日常用药过程中如何了解可能存在的用药风险，从而避免或减少不良反应的发生？

第六节 药品召回管理

一、药品召回的概念

《药品管理法》第八十二条规定：药品存在质量问题或者其他安全隐患的，药品上市许可持有人应当立即停止销售，告知相关药品经营企业和医疗机构停止销售和使用，召回已销售的药品，及时公开召回信息，必要时应当立即停止生产，并将药品召回和处理情况向省、自治区、直辖市人民政府药品监督管理部门和卫生健康主管部门报告。药品生产企业、药品经营企业和医疗机构应当配合。药品上市许可持有人依法应当召回药品而未召回的，省、自治区、直辖市人民政府药品监督管理部门应当责令其召回。

国家药监局组织修订《药品召回管理办法》，2020年10月和2021年9月两次公开征求《药品召回管理办法（征求意见稿）》意见，并于2022年10月26日发布了《药品召回管理办法》的公告（2022年第92号），自2022年11月1日起施行。

药品召回制度是药品上市后安全监管的一项风险管理措施，是针对存在质量问题或者其他安全隐患药品的一种风险管理措施，通过将市场上可能具有潜在危及人体健康风险的药品进行收回或采取矫正措施，将药品可能对公众造成的潜在不良影响最小化，避免因质量问题或者安全隐患扩散而产生更大的危害。

药品召回，是指药品上市许可持有人按照规定的程序收回已上市的存在质量问题或者其他安全隐患的药品，并采取相应措施，及时控制风险、消除隐患的活动。其中，质量问题或者其他安全隐患，是指由于研制、生产、储运、标识等原因导致药品不符合法定要求，或者其他可能使药品具有危及人体健康和生命安全的不合理危险。

 **案例分析**

拜耳公司主动召回特定批次注射用重组人凝血因子Ⅷ

1.案情简介 2016年8月，国家食品药品监督管理总局收到拜耳医药保健有限公司（以下简称拜耳公司）报告，拜耳公司决定在全球对特定批次的注射用重组人凝血因子Ⅷ（商品名：拜科奇）实施主动召回。

注射用重组人凝血因子Ⅷ由拜耳公司美国伯克利工厂生产。在常规稳定性考察期间，拜耳公司发现注射用重组人凝血因子Ⅷ部分批次效价有偏离趋势，降解率偏高。经调查后认为，此次事件最可能的原因为人凝血因子Ⅷ与原液中存在的痕量灭菌剂过氧化氢发生氧化反应，进而导致稳定性出现偏差。拜耳公司已明确过氧化氢的进入点，并立即采取了纠正措施。基于对现有数据评估，拜耳公司未监测到受影响批次产品的安全性风险。国家食品药品监督管理总局约谈了拜耳公司，核实有关情况并明确要求企业必须与国外同步进行召回，同时认真履行企业主体责任，确保产品质量，按照中国《药品召回管理办法》等相关规定召回受影响批次的注射用重组人凝血因子Ⅷ。

2.问题讨论

（1）根据《药品召回管理办法》主动召回由哪个部门组织实施？

（2）药品召回的分类及分级有哪些？

（3）《药品召回管理办法》修订的主要内容有哪些？

二、药品召回的类别和等级

（一）药品召回的类别

药品召回分为主动召回和责令召回两类。

（二）药品召回的等级

根据药品质量问题或者其他安全隐患的严重程度，药品召回分为三级。

法规文件——《药品召回管理办法》

（1）一级召回：使用该药品可能或者已经引起严重健康危害的。

（2）二级召回：使用该药品可能或者已经引起暂时或者可逆的健康危害的。

（3）三级召回：使用该药品一般不会引起健康危害，但由于其他原因需要收回的。

三、药品召回管理

（一）药品召回的意义

国家对已经上市销售的存在安全隐患的药品实施召回，以最大限度地减少可能对消费者造成的伤害，体现了政府对百姓用药安全的一种负责态度，有利于消费者权益的保护。同时，这也将促进药品生产企业不断加强药品原、辅料的进货及生产流程的管理，促使药品经营企业及医疗机构规范进货渠道，有利于促进药品生产经营企业加强管理，增强质量意识。

（二）法律责任

药品上市许可持有人在省、自治区、直辖市人民政府药品监督管理部门责令其召回后，拒不召回的，处应召回药品货值金额五倍以上十倍以下的罚款；货值金额不足十万元的，按十万元计算；情节严重的，吊销药品批准证明文件、药品生产许可证、药品经营许可证，对法定代表人、主要负责人、直接负责的主管人员和其他责任人员，处二万元以上二十万元以下的罚款。药品生产企业、药品经营企业、医疗机构拒不配合召回的，处十万元以上五十万元以下的罚款。

目标检测

一、A型题（最佳选择题）

1.国家基本药物的遴选原则不包括（　　）。

　　A.防治必需　　　　B.中西药并重　　　　C.价格便宜　　　　D.安全有效

2.下面哪些医疗机构不能申请医疗保障定点管理（　　）。

A.综合医院　　　　　　　　　　　　　B.中医医院

C.以医疗美容为主要执业范围的机构　　D.乡镇卫生院

3.国家基本药物目录在保持数量相对稳定的基础上，实行动态管理，原则上（　　）调整一次。

　　A.1 年　　　　　　　B.2 年　　　　　　　C.3 年　　　　　　　D.5 年

4.国务院医疗保障行政部门建立、完善动态调整机制，《基本医疗保险药品目录》原则上（　　）调整一次。

　　A.1 年　　　　　　　B.2 年　　　　　　　C.3 年　　　　　　　D.5 年

5.药品上市许可持有人未按照规定开展药品不良反应监测或者报告疑似药品不良反应的，责令限期改正，给予警告；逾期不改正的，责令停产停业整顿，并处（　　）的罚款。

　　A.十万元以上一百万元以下　　　　　　B.五万元以上五十万元以下

　　C.三万元以上三十万元以下　　　　　　D.一万元以上十万元以下

6.根据药品不良反应报告制度，发现因药物不良反应死亡病例，须（　　）。

　　A.立即报告　　B.10 日内报告　　C.15 日内报告　　D.30 日内报告

二、X 型题（多项选择题）

1.药品的特殊性有（　　）。

　　A.专属性　　　　B.两重性　　　　C.质量重要性　　　D.时限性

2.药品质量特性包括（　　）。

　　A.有效性　　　　B.安全性　　　　C.稳定性　　　　D.均一性

3.我国药品质量监督管理的原则有（　　）。

　　A.以社会效益为最高原则

　　B.质量第一的原则

　　C.法制化与科学化高度统一的原则

　　D.专业性监督管理和群众性监督管理相结合的原则

4.药品质量监督检验的性质包括（　　）。

　　A.公正性　　　　B.权威性　　　　C.仲裁性　　　　D.经济性

5.非处方药的特点有（　　）。

　　A.安全性高　　　B.疗效确切　　　C.质量稳定　　　D.使用方便

6.（　　）应当经常考察本单位所生产、经营、使用的药品质量、疗效和不良反应，发现疑似不良反应的，应当及时向药品监督管理部门和卫生健康主管部门报告。

　　A.药品上市许可持有人　　　　　B.药品生产企业

　　C.药品经营企业　　　　　　　　D.医疗机构

7.根据药品缺陷的严重程度，药品召回分级包括（　　）。

　　A.主动召回　　B.一级召回　　　C.二级召回　　　D.三级召回

（韩本高）

第 五 章

药品管理立法

知识目标:掌握《药品管理法》的主要内容;熟悉药品管理立法的概念、药品管理立法的特征及原则;了解法律的定义、法律体系、法律责任及我国药品管理立法的发展。

能力目标:自觉遵守药事管理的法律法规,能运用相关药事管理法律法规判断、区分假药和劣药,会分析具体药学实践案件,并能指出相关的违法行为及相应的法律责任。

素质目标:能遵法、知法、守法、护法,形成法治意识,学会依法从药、依法管药。

第一节 法学概述

一、法律的概念

法律是指由国家制定或认可的,由国家强制力保证实施的,以规定当事人权利和义务为内容的具有普遍约束力的社会规范。法律有广义和狭义之分。广义的法律是反映统治阶级意志的,由国家制定或认可并以国家强制力保证实施的行为规则的总和,表现为宪法、法律(狭义)、法令、行政法规、条例、规章、判例、习惯法等各种成文法和不成文法。狭义的法律是指拥有立法权的国家机关依照法律程序制定和颁布的规范性文件,是法的主要表现形式。在中国,只有全国人民代表大会及其常设机关才有权利制定法律。

二、法律体系及法的渊源

法律体系是指把一个国家的现行法律分成若干部门,并由这些法律部门组成具有内在联系的、互相协调的统一整体。我国的法律体系,一般认为主要由以下几个法律部门构成。

（一）宪法

宪法在法律体系中居于核心地位。宪法是国家的根本大法，具有最高法律效力，是制定其他法律的基础和根据。

（二）行政法

行政法是有关国家行政管理活动的法律规范的总称。它主要规定国家行政管理体制，国家行政机关人员的选拔和使用，国家行政管理活动的基本原则，国家行政管理的职权范围、活动方式及对国家公职人员和公民的行政违法行为的制裁等。

（三）刑法

刑法是关于犯罪和刑罚的法律规范的总和。

（四）民法

民法是调整平等主体的公民之间、法人之间、公民和法人之间的财产关系和人身关系的法律规范的总和。

（五）经济法

经济法是主要调整国家经济主管机关、经济组织、事业单位在国民经济管理中发生的经济关系的法律规范。

（六）劳动法

劳动法是调整劳动关系以及由此产生的其他关系的法律的总称。

（七）诉讼法

诉讼法是关于诉讼程序的法律规范的总称。

 知识链接

我国药事法律体系

1. 药事管理法律　法律系指全国人大及其常委会制定的规范性文件，由国家主席签署主席令公布。全国人大常委会制定单独的药事管理法律有《中华人民共和国药品管理法》；与药事管理有关的法律有《中华人民共和国刑法》《中华人民共和国广告法》《中华人民共和国价格法》《中华人民共和国消费者权益保护法》《中华人民共和国反不正当竞争法》《中华人民共和国专利法》等。

2. 药事管理行政法规　行政法规是指作为国家最高行政机关国务院根据宪法和法律所制定的规范性文件，由总理签署国务院令公布。国务院制定、发布的药事管理行政法规有《药品管理法实施条例》《麻醉药品和精神药品管理条例》《医疗用毒性药品管理办法》《放射性药品管理办法》《中药品种保护条例》等。

3. 药事管理地方性法规　指省、自治区、直辖市人大及其常委会根据本行政区域的具体情况和实际需要制定的药事管理法规，其效力低于宪法、法律及行政法规。

4. 药事管理行政规章　国务院各部、委员会、中国人民银行、审计署和具体行政管理职能的直属机构，可以根据法律和国务院的行政法规、决定、命令，在本部门的权限范围内制定规章。现行的规章有《药品注册管理办法》《药品生产质量管理规范》《药品经营质量管理规范》《药品经营和使用质量监督管理办法》《处方管理办法》等。

　　5.中国政府承认或者加入的国际条约　　国际条约一般属于国际法范畴，但经中国政府缔结的双边、多边协议、条约和公约等，在我国也具有约束力，也构成当代中国法源之一。例如，1985年我国加入的《1961年麻醉品单一公约》和《1971年精神药物公约》，对我国也具有约束力。

三、法律责任

　　法律责任是指因违反了法定义务或契约义务，或不当行使法律权利、权力所产生的，由行为人承担的不利后果。根据违法行为所违反的法律的性质，可以把法律责任分为民事责任、行政责任、刑事责任、违宪责任。

　　1.民事责任　是指由于违反民事法律、违约或者由于民法规定所应承担的一种法律责任。

　　2.刑事责任　是指行为人因其犯罪行为所必须承受的，由司法机关代表国家所确定的否定性法律后果。

　　3.行政责任　是指因违反行政法规定而应承担的法律责任。行政责任分为行政处分和行政处罚。

　　（1）行政处分：是指国家机关或企事业单位对其所属工作人员或职工违反规章制度时进行的处分。形式有警告、记过、记大过、降级、撤职、开除留用、开除等。

　　（2）行政处罚：是指国家特定行政机关对单位或个人违反国家法规进行的处罚。如药品监督管理部门对违反《药品管理法》的单位和个人给予的处罚。行政处罚的形式有警告、罚款、拘留、没收等。

　　4.违宪责任　是指国家机关及其工作人员、各政党、社会团体、企事业单位和公民的言论或行为违背宪法的原则、精神和具体内容，因而必须承担相应的法律责任。

第二节　药品管理立法概述

一、药品管理立法的概念

　　药品管理立法，是指由特定的国家机关，依据法定的权限和程序，制定、修改或废止有关药品监督管理的法律、法规的活动。一般来说，由国家制定的有关药品的研制、生产、经营、使用、广告、价格、检验及监督等法律法规均属于药品管理立法。

二、药品管理立法的特征和原则

（一）药品管理立法的特征

1. 立法宗旨 以健康为目的。健康是最基本的人权，是家庭幸福、社会稳定的基础。因此，药品管理立法的宗旨是保护和促进公众健康。随着社会的进步，人民生活水平的提高，对用药安全、合理的要求不断增长。而药品是一种特殊的商品，其质量的高低直接影响用药人的健康。因此，药品管理立法的目的是加强药品监督管理，保证药品质量，维护公众健康，保障用药者的权益，保障人们的健康权。

2. 以标准为目的 即制定以药品质量标准为核心的行为规范。药品管理立法是规范人们在药品的研制、生产、经营和使用等方面的行为，确保药品的有效、安全、稳定和均一。

3. 具有系统性 药品管理立法的系统性是指药品和药事工作是受到系统的法律规范约束的。如今药事法规不断增加，条文也更加详尽和精确。药品质量、过程质量、药品质量控制和质量保证、进出口药品质量、药学技术人员的工作质量等，均受到系统的法律规范约束。

4. 内容的国际化倾向 由于药品管理的客体主要是药品，即物质，而衡量药品性质和质量的标准不会因国家的国体、政体不同而发生变化，加之药品的国际贸易和技术交流日益频繁，客观环境要求统一标准，因此近四十年来各国药品管理法的内容越来越相似，国际性药品管理与控制药品管理的公约、协议、规范、制度和参加缔约的国家也不断增加。这是现代药品管理立法的一个显著特征。

（二）药品管理立法的原则

1. 从国情出发、实事求是 制定的法律条款不能脱离中国国情，应从生产力发展的实际水平出发，通过立法促进药品经济的增长，不断提高药品质量，确保公众用药安全有效。

2. 保持法的连续性、稳定性 药品管理立法必须与国民经济的发展同步，适应国内外政治、经济、文化和社会的发展，确立大的原则、方向，适时地立法、修改、废止。同时，也要保持法律内容相对稳定，不能朝立夕改。总之，对法律实施过程中的具体情况，可以根据法律精神制定法律实施细则，以保持法律的稳定性。在立法修改中，要总结行之有效的管理办法，把成熟的经验吸收进来，保证法律的连续性。

3. 借鉴国外药品立法经验 在符合国情的前提下，根据国外立法经验和国际惯例要求，如适应加入 WTO 要求，在知识产权保护、实施 GMP 等规范制度方面借鉴国外药品管理立法经验，提高立法技术质量水平。

4. 有群众基础、体现公众意志 法律是国家统治阶级意志的体现，立法要正确反映广大人民群众的意志，必须要有群众基础。我国《药品管理法》在制定、修订时，会上、下反复征求各方面意见，集中反映公众最关心的问题，经多次审议通过后颁布实施，具有广泛的群众基础。

三、我国药品管理立法的发展

我国古代就有与药品管理有关的法律法规，早在唐朝时期颁布的《新修本草》作为当时全国的药品标准，后来的各个朝代都对贩卖假药、陈药，误用、滥用药品致人死亡规定了明确的惩罚。但这些法律都是附于其他法律中的，并且医和药合在一起，也随着朝代的更替而变化，没有形成一个完整的法律体系。

我国现代的药品管理立法，始于1911年后。1984年，我国制定颁布了第一部药品管理的法律，现行《药品管理法》是2019年8月26日，第十三届全国人大常委会第十二次会议表决通过的《中华人民共和国药品管理法》修订案。新修订的《药品管理法》于2019年12月1日施行。我国药品管理立法大致经历了4个阶段。

（一）1911—1948年制定颁布的药政法规

1911年，辛亥革命推翻了清王朝。1912年，中华民国临时政府在南京成立后，在内务部设卫生司，下设4个科，其中第四科主管药政管理工作。在国民政府时期，先后制定颁布了一些药品管理的法规，如《药师暂行条例》（1929年1月）、《修正麻醉药品管理条例》（1929年4月）、《管理药商规则》（1929年8月）、《修正管理成药规则》（1930年4月）、《细菌学免疫学制品管理规则》（1937年5月）、《药师法》（1944年9月）等。

（二）1949—1983年新中国药政法规规章的建设

新中国成立初期，配合戒烟禁毒工作和清理旧社会遗留下来的伪劣药品充斥市场的问题，国家制定颁布了《关于严禁鸦片烟毒的通令》（1950年2月）、《关于管理麻醉药品暂行条例的公布令》（1950年11月）、《关于麻醉药品临时登记处理办法的通令》（1950年11月）、《关于抗疲劳素药品管理的通知》（1952年）、《关于资本主义国家进口西药检验管理问题的指示》（1954年6月）、《关于加强卫生部门药检机构对药厂产品质量监督的通知》（1956年6月）、《关于抗生素类药品管理原则的通知》（1956年12月）。以上法规文件的实行，加强了药品管理，减少了假劣药品流入市场，保证了人民用药安全。

1958—1965年，随着我国制药工业的发展，在总结经验的基础上，国家制定了一系列加强药品生产管理的规章，如《关于发展中药材生产问题的指示》《关于药品生产管理及质量问题的报告》《关于加强中药质量管理的通知》《关于加强麻醉药品管理严防流失的联合通知》《关于药政管理的若干规定（草案）》《关于医院药剂工作的若干规定（草案）》等。

1978年7月，国务院批转卫生部关于颁发《药政管理条例（试行）》的报告，1981年5月颁布《关于加强医药管理的决定》，这一时期，国家还制定了一系列药品管理的规章，如《麻醉药品管理条例》《新药管理办法（试行）》《医院药剂工作条例》《关于加强生物制品和血液制品管理的规定（试行）》等。

1949—1983年间制定颁布的药政法规规章，加强了药品质量管理，规范了药品的生产、供应、使用、检验工作，对维护人民身体健康起到了重要作用，也为制定我国的药品管理法律做了准备。

（三）1984—2000 年制定实施第一部《药品管理法》

《中华人民共和国药品管理法》经第六届全国人民代表大会常务委员会第七次会议于 1984 年 9 月 20 日通过，自 1985 年 7 月 1 日起施行。《药品管理法》是新中国成立后我国颁布的管理药品的第一部法律，它的颁布提高了药品管理工作的法律地位和效力，促使药品监督管理工作有法可依、依法办事，有利于人民群众对药品质量进行监督、和国际药品管理工作接轨、增强竞争力。

（四）2001—2019 年修订《药品管理法》

随着改革开放的深入，药品管理工作出现了新情况、新问题，1984 年制定的《药品管理法》中有些规定已不能完全适应现实需要。一是 1984 年《药品管理法》中规定的执法主体发生了变化；二是实践中行之有效的一些药品监督管理制度未在法律中规定；三是在社会主义市场经济条件下，需要对药品的价格、广告、流通体制做出新的规定；四是对违法行为的处罚力度不够，不足以震慑和遏制制售假劣药品行为；五是对执法主体的违法行为缺乏处罚规定。因此，有必要对 1984 年制定的《药品管理法》进行修改、完善。

《药品管理法》的修订、颁布经过 3 个阶段。第一阶段：1998 年 10 月—1999 年 6 月，国家药监局调研起草阶段。第二阶段：1999 年 7 月—2000 年 6 月，国务院审查阶段，国务院把修订《药品管理法》列入 2000 年立法计划，征求中央有关部门和一些地方、企业、事业单位的意见，并到地方调研，形成《药品管理法修正案（草案）》，于 2000 年 7 月 26 日经国务院常务会议讨论通过，报请全国人大常委会审议。第三阶段：全国人大常委会审议阶段，人大常委会在广泛征求国务院有关部门、地方人大和企业意见，并在浙江、上海、河北等地座谈会上听取社会各方面意见的基础上，经三次审议，于 2001 年 2 月 28 日通过，由国家主席令公布，自 2001 年 12 月 1 日起开始实施。2002 年 8 月 4 日，国务院又公布了《药品管理法实施条例》，于 2002 年 9 月 15 日起施行。根据 2013 年 12 月 28 日第十二届全国人民代表大会常务委员会第六次会议《关于修改〈中华人民共和国海洋环境保护法〉等七部法律的决定》第一次修正；根据 2015 年 4 月 24 日第十二届全国人民代表大会常务委员会第十四次会议《关于修改〈中华人民共和国药品管理法〉的决定》第二次修正；2019 年 8 月 26 日第十三届全国人民代表大会常务委员会第十二次会议第二次修订，于 2019 年 12 月 1 日施行。《药品管理法》再次修订和公布，是我国药品管理立法的重大进展，为我国加入 WTO 后的药学业发展奠定了法律基础。

第三节 现行《药品管理法》简介

一、《药品管理法》概述

《药品管理法》是我国药品监管的基本法律。新修订的《药品管理法》全面贯彻落实党中央有关药品安全"四个最严"的要求，明确了保护和促进公众健康的药品管理工作使命，确立了以人民健康为中心，坚持风险管理、全程管控、社会共治的基本原则，要求建立科学、严格的监督管理制度，全面提升药品质量，保障药品的安全、有效、可及。这些充分体现了《药品管理法》的修订坚持以人为本、坚持问题导向、坚持尊重规律、坚持国际视野、坚持改革创新、坚持科学发展的根本遵循和基本要求。

二、《药品管理法》的主要内容

2019年8月26日，第十三届全国人大常委会第十二次会议在北京闭幕，会议表决通过《中华人民共和国药品管理法》修订案。新修订的《药品管理法》自2019年12月1日起施行。这是《药品管理法》自1984年颁布以来的第二次系统性、结构性的重大修改，将药品领域改革成果和行之有效的做法上升为法律，为公众健康提供更有力的法治保障。《药品管理法》的颁布、修订、实施，是我国药品监督管理工作法治建设的大事，对于促进药品监督管理工作和医药卫生事业的发展具有十分重要的意义。现行《药品管理法》共12章，155条。

《药品管理法》是我国法律体系中的重要组成部分，是所有药事部门进行药品监督管理主要的法律依据，其主要内容如下。

（一）总则

《药品管理法》总则共15条，明确了药品立法宗旨、适用范围、药品管理原则、国家药品发展政策、药品监督管理体制、药品专业技术机构设置、建立药品追溯、药物警戒制度等。

1. 药品立法宗旨　为了加强药品管理，保证药品质量，保障公众用药安全和合法权益，保护和促进公众健康，制定本法。（《药品管理法》第一条）

2. 适用范围　在中华人民共和国境内从事药品研制、生产、经营、使用和监督管理活动，适用本法。（《药品管理法》第二条）

（1）地域范围："在中华人民共和国境内"。香港、澳门特别行政区按照其基本法规规定办理。

（2）对象范围：与药品有关的各个环节和主体，包括药品的研制者，药品的生产者、经营者和使用者（这里的"使用"仅指医疗单位对患者使用药品的活动，不包括患者），以及具有药品监督管理的责任者。"责任者"包括单位或个人，单位包括中国企业、中外合资企业、中外合作企业、外资企业。个人包括中国人、外国人。

（3）时间范围：自2019年12月1日起施行。

3. 药品管理原则　应当以人民健康为中心，坚持风险管理、全程管控、社会共治的原则，建立科学、严格的监督管理制度，全面提升药品质量，保障药品的安全、有效、可及。（《药品管理法》第三条）

4. 国家药品发展政策　《药品管理法》第四条规定"国家发展现代药和传统药，充分发挥其在预防、医疗和保健中的作用。国家保护野生药材资源和中药品种，鼓励培育道地中药材"。《药品管理法》第五条规定"国家鼓励研究和创制新药，保护公民、法人和其他组织研究、开发新药的合法权益"。

5. 药品监督管理体制　国务院药品监督管理部门主管全国药品监督管理工作。国务院有关部门在各自职责范围内负责与药品有关的监督管理工作。国务院药品监督管理部门配合国务院有关部门，执行国家药品行业发展规划和产业政策。省、自治区、直辖市人民政府药品监督管理部门负责本行政区域内的药品监督管理工作。设区的市级、县级人民政府承担药品监督管理职责的部门（以下称药品监督管理部门）负责本行政区域内的药品监督管理工作。县级以上地方人民政府有关部门在各自职责范围内负责与药品有关的监督管理工作。县级以上地方人民政府对本行政区域内的药品监督管理工作负责，统一领导、组织、协调本行政区域内的药品监督管理工作以及药品安全突发事件应对工作，建立健全药品监督管理工作机制和信息共享机制。（《药品管理法》第八条、第九条）

6. 药品专业技术机构设置和职责　药品监督管理部门设置或者指定的药品专业技术机构，承担依法实施药品监督管理所需的审评、检验、核查、监测与评价等工作。（《药品管理法》第十一条）

7. 建立药品追溯、药物警戒制度　国家建立健全药品追溯制度。国务院药品监督管理部门应当制定统一的药品追溯标准和规范，推进药品追溯信息互通互享，实现药品可追溯。国家建立药物警戒制度，对药品不良反应及其他与用药有关的有害反应进行监测、识别、评估和控制。（《药品管理法》第十二条）

（二）药品研制和注册

《药品管理法》第十六至二十九条内容关于"药品研制和注册"，包括药品研制政策、药品研制管理规范、药品注册证书、药品审批、药品标准、药品名称等。

1. 药品研制政策　国家支持以临床价值为导向、对人的疾病具有明确或者特殊疗效的药物创新，鼓励具有新的治疗机理、治疗严重危及生命的疾病或者罕见病、对人体具有多靶向系统性调节干预功能等的新药研制，推动药品技术进步。国家鼓励运用现代科学技术和传统中药研究方法开展中药科学技术研究和药物开发，建立和完善符合中药特点的技术评价体系，促进中药传承创新。国家采取有效措施，鼓励儿童用药品的研制和创新，支持开发符合儿童生理特征的儿童用药品新品种、剂型和规格，对儿童用药品予以优先审评审批。

2. 药品研制管理规范　从事药品研制活动，应当遵守药物非临床研究质量管理规范、药物临床试验质量管理规范，保证药品研制全过程持续符合法定要求。开展药物非临床研究，应当符合国家有关规定，有与研究项目相适应的人员、场地、设备、仪器和管理制度，保证有关数据、资料和样品的真实性。开展药物临床试验，应当按照国务院药品监督管理部门的规定如实报送研制方法、质量指标、药理及毒理试验结果等有关数据、资料和样品，经国务院药品监督管理部门批准。

3. 药品注册管理　在中国境内上市的药品，应当经国务院药品监督管理部门批准，取得药品注册证书；但是，未实施审批管理的中药材和中药饮片除外。实施审批管理的中药材、中药饮片品种目录由国务院药品监督管理部门会同国务院中医药主管部门制定。对申请注册的药品，国务院药品监督管理部门应当组织药学、医学和其他技术人员进行审评,对药品的安全性、有效性和质量可控性及申请人的质量管理、风险防控和责任赔偿等能力进行审查;符合条件的,颁发药品注册证书。

4. 药品标准 药品应当符合国家药品标准。经国务院药品监督管理部门核准的药品质量标准高于国家药品标准的,按照经核准的药品质量标准执行;没有国家药品标准的,应当符合经核准的药品质量标准。国务院药品监督管理部门颁布的《中华人民共和国药典》和药品标准为国家药品标准。

5. 药品名称 列入国家药品标准的药品名称为药品通用名称。已经作为药品通用名称的,该名称不得作为药品商标使用。

有关药品研制和注册管理的详细内容请参阅本书第六章。

(三)药品上市许可持有人

《药品管理法》第三十至四十条内容关于"药品上市许可持有人",包括药品上市许可持有人的责任,在生产、经营、储存、运输、药品转让中的规定等。

1. 明确责任 药品上市许可持有人是指取得药品注册证书的企业或者药品研制机构等。药品上市许可持有人应当依照本法规定,对药品的非临床研究、临床试验、生产经营、上市后研究、不良反应监测及报告与处理等承担责任。药品上市许可持有人的法定代表人、主要负责人对药品质量全面负责。药品上市许可持有人为境外企业的,应当由其指定的在中国境内的企业法人履行药品上市许可持有人义务,与药品上市许可持有人承担连带责任。药品上市许可持有人、药品生产企业、药品经营企业和医疗机构应当建立并实施药品追溯制度,按照规定提供追溯信息,保证药品可追溯。

2. 生产管理的规定 药品上市许可持有人应当建立药品质量保证体系,配备专门人员独立负责药品质量管理。药品上市许可持有人可以自行生产药品,也可以委托药品生产企业生产。药品上市许可持有人自行生产药品的,应当依照本法规定取得药品生产许可证;委托生产的,应当委托符合条件的药品生产企业。药品上市许可持有人和受托生产企业应当签订委托协议和质量协议,并严格履行协议约定的义务。血液制品、麻醉药品、精神药品、医疗用毒性药品、药品类易制毒化学品不得委托生产;但是,国务院药品监督管理部门另有规定的除外。

3. 经营管理的规定 药品上市许可持有人可以自行销售其取得药品注册证书的药品,也可以委托药品经营企业销售。药品上市许可持有人从事药品零售活动的,应当取得药品经营许可证。药品上市许可持有人自行销售药品的,应当具备本法第五十二条规定的条件;委托销售的,应当委托符合条件的药品经营企业。药品上市许可持有人和受托经营企业应当签订委托协议,并严格履行协议约定的义务。

4. 储存运输管理的规定 药品上市许可持有人、药品生产企业、药品经营企业委托储存、运输药品的,应当对受托方的质量保证能力和风险管理能力进行评估,与其签订委托协议,约定药品质量责任、操作规程等内容,并对受托方进行监督。

5. 药品转让的规定 经国务院药品监督管理部门批准,药品上市许可持有人可以转让药品上市许可。受让方应当具备保障药品安全性、有效性和质量可控性的质量管理、风险防控和责任赔偿等能力,履行药品上市许可持有人义务。

（四）药品生产

《药品管理法》第四十一至五十条内容关于"药品生产"，包括从事药品生产活动的程序、条件，药品生产管理、人员的健康相关规定等。

1. 从事药品生产活动的法定程序 应当经所在地省、自治区、直辖市人民政府药品监督管理部门批准，取得药品生产许可证。无药品生产许可证的，不得生产药品。药品生产许可证应当标明有效期和生产范围，到期重新审查发证。

2. 从事药品生产活动应当具备的条件 必须具备4项条件：①有依法经过资格认定的药学技术人员、工程技术人员及相应的技术工人。②有与药品生产相适应的厂房、设施和卫生环境。③有能对所生产药品进行质量管理和质量检验的机构、人员及必要的仪器设备。④有保证药品质量的规章制度，并符合国务院药品监督管理部门依据本法制定的药品生产质量管理规范的要求。

3. 药品生产管理的规定

（1）从事药品生产活动，应当遵守药品生产质量管理规范，建立健全药品生产质量管理体系，保证药品生产全过程持续符合法定要求。药品生产企业的法定代表人、主要负责人对本企业的药品生产活动全面负责。

（2）药品应当按照国家药品标准和经药品监督管理部门核准的生产工艺进行生产，生产、检验记录应当完整、准确，不得编造。中药饮片应当按照国家药品标准炮制，国家药品标准没有规定的，应当按照省、自治区、直辖市人民政府药品监督管理部门制定的炮制规范炮制。

（3）生产药品所需的原料、辅料，应当符合药用要求、药品生产质量管理规范的有关要求；直接接触药品的包装材料和容器，应当符合药用要求，符合保障人体健康、安全的标准。药品生产企业应当对药品进行质量检验。不符合国家药品标准的，不得出厂。药品生产企业应当建立药品出厂放行规程，明确出厂放行的标准、条件。符合标准、条件的，经质量受权人签字后方可放行。

（4）药品包装应当按照规定印有或者贴有标签并附有说明书；麻醉药品、精神药品、医疗用毒性药品、放射性药品、外用药品和非处方药的标签、说明书，应当印有规定的标志。

4. 人员的健康规定 药品上市许可持有人，药品生产企业、药品经营企业和医疗机构中直接接触药品的工作人员，应当每年进行健康检查。患有传染病或者其他可能污染药品的疾病的，不得从事直接接触药品的工作。

有关药品生产管理的详细内容请参阅本书第七章。

（五）药品经营

《药品管理法》第五十一至六十八条内容关于"药品经营"，包括从事药品经营活动的程序、条件，药品经营管理、药品网络销售相关规定等。

1. 从事药品经营活动的法定程序 从事药品批发活动，应当经所在地省、自治区、直辖市人民政府药品监督管理部门批准，取得药品经营许可证。从事药品零售活动，应当经所在地县级以上地方人民政府药品监督管理部门批准，取得药品经营许可证。无药品经营许可证的，不得经营药品。药品经营许可证应当标明有效期和经营范围，到期重新审查发证。

2. 从事药品经营活动应当具备的条件 必须具备 4 项条件：①有依法经过资格认定的药师或者其他药学技术人员。②有与所经营药品相适应的营业场所、设备、仓储设施和卫生环境。③有与所经营药品相适应的质量管理机构或者人员。④有保证药品质量的规章制度，并符合国务院药品监督管理部门依据本法制定的药品经营质量管理规范要求。

3. 药品经营管理的规定

（1）从事药品经营活动，应当遵守药品经营质量管理规范，建立健全药品经营质量管理体系，保证药品经营全过程持续符合法定要求。国家鼓励、引导药品零售连锁经营。从事药品零售连锁经营活动的企业总部，应当建立统一的质量管理制度，对所属零售企业的经营活动履行管理责任。药品经营企业的法定代表人、主要负责人对本企业的药品经营活动全面负责。

（2）国家对药品实行处方药与非处方药分类管理制度，具体办法由国务院药品监督管理部门会同国务院卫生健康主管部门制定。

（3）药品经营企业销售中药材，应当标明产地。城乡集市贸易市场可以出售中药材，国务院另有规定的除外。

（4）药品经营企业购进药品，应当建立并执行进货检查验收制度；药品经营企业购销药品，应当有真实、完整的购销记录；药品入库和出库应当执行检查制度。

（5）国务院药品监督管理部门对下列药品在销售前或者进口时，应当指定药品检验机构进行检验；未经检验或者检验不合格的，不得销售或者进口：①首次在中国境内销售的药品。②国务院药品监督管理部门规定的生物制品。③国务院规定的其他药品。

4. 药品网络销售的规定 药品上市许可持有人、药品经营企业通过网络销售药品，应当遵守本法药品经营的有关规定。疫苗、血液制品、麻醉药品、精神药品、医疗用毒性药品、放射性药品、药品类易制毒化学品等国家实行特殊管理的药品，不得在网络上销售。药品网络交易第三方平台提供者应当按照国务院药品监督管理部门的规定，向所在地省、自治区、直辖市人民政府药品监督管理部门备案。

有关药品经营管理的详细内容请参阅本书第八章。

（六）医疗机构药事管理

《药品管理法》第六十九至七十六条内容关于"医疗机构药事管理"，包括医疗机构药学技术人员配备、购进药品、调配处方、医疗机构配制制剂、药品保管相关规定等。

1. 药学技术人员配备的规定 医疗机构应当配备依法经过资格认定的药师或者其他药学技术人员，负责本单位的药品管理、处方审核和调配、合理用药指导等工作。非药学技术人员不得直接从事药剂技术工作。

2. 购进药品的规定 医疗机构购进药品，应当建立并执行进货检查验收制度，验明药品合格证明和其他标识；不符合规定要求的，不得购进和使用。

3. 调配处方的规定 依法经过资格认定的药师或者其他药学技术人员调配处方，

应当进行核对，对处方所列药品不得擅自更改或者代用。对有配伍禁忌或者超剂量的处方，应当拒绝调配；必要时，经处方医师更正或者重新签字，方可调配。

4. 配制制剂的规定　医疗机构制剂是指医疗机构根据本单位临床需要，依照规定的工艺规程配制的符合质量标准的药物制剂。《药品管理法》对医疗机构配制制剂的规定，内容包括医疗机构配制制剂的审批、条件、品种、使用。

有关医疗机构配制制剂规定的详细内容请参阅本书第九章。

5. 药品保管制度的规定　医疗机构应当有与所使用药品相适应的场所、设备、仓储设施和卫生环境，制定和执行药品保管制度，采取必要的冷藏、防冻、防潮、防虫、防鼠等措施，保证药品质量。

有关医疗机构药事管理的详细内容请参阅本书第九章。

（七）药品上市后管理

《药品管理法》第七十七至八十三条内容关于"药品上市后管理"，包括药品上市后风险管理、变更管理、不良反应监测、药品召回、药品上市后评价规定等。

1. 上市后风险管理的规定　药品上市许可持有人应当制定药品上市后风险管理计划，主动开展药品上市后研究，对药品的安全性、有效性和质量可控性进行进一步确证，加强对已上市药品的持续管理。

2. 药品变更管理的规定　对药品生产过程中的变更，按照其对药品安全性、有效性和质量可控性的风险和产生影响的程度实行分类管理。属于重大变更的，应当经国务院药品监督管理部门批准，其他变更应当按照国务院药品监督管理部门的规定备案或者报告。

3. 不良反应监测管理的规定　药品上市许可持有人、药品生产企业、药品经营企业和医疗机构应当经常考察本单位所生产、经营、使用的药品质量、疗效和不良反应。发现疑似不良反应的，应当及时向药品监督管理部门和卫生健康主管部门报告。

4. 药品召回管理的规定　药品存在质量问题或者其他安全隐患的，药品上市许可持有人应当立即停止销售，告知相关药品经营企业和医疗机构停止销售和使用，召回已销售的药品，及时公开召回信息，必要时应当立即停止生产，并将药品召回和处理情况向省、自治区、直辖市人民政府药品监督管理部门和卫生健康主管部门报告。

5. 药品上市后评价的规定　药品上市许可持有人应当对已上市药品的安全性、有效性和质量可控性定期开展上市后评价。经评价，对疗效不确切、不良反应大或者因其他原因危害人体健康的药品，应当注销药品注册证书。已被注销药品注册证书的药品，不得生产或者进口、销售和使用。

（八）药品价格和广告

《药品管理法》第八十四至九十一条内容关于"药品价格和广告"，包括药品采购管理制度、价格管理、药品广告管理相关规定等。

1. 药品采购管理制度的规定　国家完善药品采购管理制度，对药品价格进行监测，开展成本价格调查，加强药品价格监督检查，依法查处价格垄断、哄抬价格等药品价格违法行为，维护药品价格秩序。

2. 价格管理的规定　依法实行市场调节价的药品，药品上市许可持有人、药品生产企业、药品经营企业和医疗机构应当按照公平、合理和诚实信用、质价相符的原则制定价格，为用药者提供价格合理的药品。禁止药品上市许可持有人、药品生产企业、药品经营企业或者代理人以任何名义给予使用其药品的医疗机构负责人、药品采购人员、医师、药师等有关人员财物或者其他不正当利益。禁止医疗机构负责人、药品采购人员、医师、药师等有关人员以任何名义收受药品上市许可持有人、药品生产企业、药品经营企业或者代理人给予的财物或者其他不正当利益。

3. 药品广告管理的规定　药品广告应当经广告主所在地省、自治区、直辖市人民政府确定的广告审查机关批准；未经批准的，不得发布。药品广告的内容应当真实、合法，以国务院药品监督管理部门核准的药品说明书为准，不得含有虚假的内容。

有关药品广告管理的详细内容请参阅本书第十二章。

课堂互动

　　药品是一种事关人们生命健康和公共福利性的特殊商品，其实行市场自由定价在一定程度上可以提高药品生产效率，但可能会忽视公平性而与公共福利性相冲突，你认为政府在对药品价格管理中应该如何平衡它们之间的矛盾？

（九）药品储备和供应

《药品管理法》第九十二至九十七条内容关于"药品储备和供应"，包括药品储备制度、基本药物制度、供求监测体系、短缺药品管理制度相关规定等。

1. 药品储备制度的规定　国家实行药品储备制度，建立中央和地方两级药品储备。发生重大灾情、疫情或者其他突发事件时，依照《中华人民共和国突发事件应对法》的规定，可以紧急调用药品。

2. 基本药物制度的规定　国家实行基本药物制度，遴选适当数量的基本药物品种，加强组织生产和储备，提高基本药物的供给能力，满足疾病防治基本用药需求。

3. 供求监测体系的规定　国家建立药品供求监测体系，及时收集和汇总分析短缺药品供求信息，对短缺药品实行预警，采取应对措施。

4. 短缺药品管理制度的规定　国家实行短缺药品清单管理制度。药品上市许可持有人停止生产短缺药品的，应当按照规定向国务院药品监督管理部门或者省、自治区、直辖市人民政府药品监督管理部门报告。药品上市许可持有人、药品生产企业、药品经营企业应当按照规定保障药品的生产和供应。

（十）监督管理

《药品管理法》第九十八至一百一十三条内容关于"监督管理"，包括假药、劣药情形，监督检查的范围及其义务，药品监督执法的行为规范要求规定等。

1. 假药、劣药情形　《药品管理法》第九十八条规定：禁止生产（包括配制，下同）、销售、使用假药、劣药。禁止未取得药品批准证明文件生产、进口药品；禁止使用未按照规定审评、审批的原料药、包装材料和容器生产药品。

（1）假药：有下列情形之一的，为假药：①药品所含成分与国家药品标准规定的成分不符。②以非药品冒充药品或者以他种药品冒充此种药品。③变质的药品。④药品所标明的适应证或者功能主治超出规定范围。

（2）劣药：有下列情形之一的，为劣药：①药品成分的含量不符合国家药品标准。②被污染的药品。③未标明或者更改有效期的药品。④未注明或者更改产品批号的药品。⑤超过有效期的药品。⑥擅自添加防腐剂、辅料的药品。⑦其他不符合药品标准的药品。

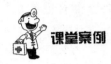 **课堂案例**

"野山参"疯狂造假

1. 案情简介　野山参被誉为"东北三宝"之一，自然生长在深山密林里，自古以来就有"百草之王"的美誉，具有很高的药用价值，相当名贵，一支真的野山参市场价至少六七百元至数千元。然而，一些人高价买到的野山参，有鉴定证书的，竟然是成本几十元的假野山参，坑害了许多消费者。

案例视频——"野山参"疯狂造假 东北三宝身份尴尬

央视《每周质量报告》栏目报道，家住北京的李小姐到长白山旅游，返回途中在吉林省白山市抚松县一家参茸商店里花了200块钱买了一盒"野山参"，准备"十一"假期回家送给父亲。回到北京后，她请来了一个做药材生意的朋友帮助鉴别了一下。李小姐说："我有一个朋友就是做药材生意的，他看了我这个野山参后，就说我这个是假的。我说这怎么可能呢，这个都有质检报告的，而且他当时给了我很多证书。如果没有证书的话，我肯定不会买的。因为本身对野山参都不是很了解。"这盒野山参没有厂名、厂址，只是在收据上标明了销售单位是新三宝。鉴定证书是吉林人参研究院出具的，李小姐按照鉴定证书上的网址打开了这家网站，输入该参的编号，结果还真的查到了这支野山参。真的冤枉了这支有证书编号的野山参吗？带着和李小姐同样的疑问，记者对新三宝野山参展开了调查。

央视记者前往吉林地区进行调查，据当地一位老板介绍，这些所谓的"野山参"其实都是园参。野山参自然生长于深山密林中，其生长年龄一般在20年以上，而园参是人工栽培的人参，参龄一般为五六年；这种用来冒充野山参的园参叫长脖芦，由于其外形跟野山参有些相像，价钱又便宜，每支成本不过10块钱，所以当地很多人用这种园参冒充野山参。

2. 问题讨论

（1）上述案例属于何种性质的案件？

（2）你认为上述违法行为适用《药品管理法》中的哪些条款与规定？

（3）你认为违法者应当承担何种法律责任？

2. 药品监督检查的范围及其义务　药品监督管理部门应当依照法律、法规的规定对药品研制、生产、经营和药品使用单位使用药品等活动进行监督检查，必要时可以对为药品研制、生产、经营、使用提供产品或者服务的单位和个人进行延伸检查，有关单位和个人应当予以配合，不得拒绝和隐瞒。

3. 药品监督执法的行为规范要求　《药品管理法》第九十九条至一百一十三条对药品监督管理、检验机构执法的行为规范做了如下规定。

（1）保密义务的规定：药品监督管理部门进行监督检查时，应当出示证明文件，对监督检查中知悉的商业秘密应当保密。（第九十九条）

（2）药品质量抽查检验费用的规定：药品监督管理部门根据监督管理的需要，可以对药品质量进行抽查检验。抽查检验应当按照规定抽样，并不得收取任何费用；抽样应当购买样品。所需费用按照国务院规定列支。（第一百条）

（3）公告药品检验结果的规定：国务院和省、自治区、直辖市人民政府的药品监督管理部门应当定期公告药品质量抽查检验结果；公告不当的，应当在原公告范围内予以更正。（第一百零一条）

（4）对通过认证的企业进行跟踪检查的规定：药品监督管理部门应当对药品上市许可持有人、药品生产企业、药品经营企业和药物非临床安全性评价研究机构、药物临床试验机构等遵守药品生产质量管理规范、药品经营质量管理规范、药物非临床研究质量管理规范、药物临床试验质量管理规范等情况进行检查，监督其持续符合法定要求。（第一百零三条）

（5）实行药品安全信息统一公布制度的规定：国家药品安全总体情况、药品安全风险警示信息、重大药品安全事件及其调查处理信息和国务院确定需要统一公布的其他信息由国务院药品监督管理部门统一公布。药品安全风险警示信息和重大药品安全事件及其调查处理信息的影响限于特定区域的，也可以由有关省、自治区、直辖市人民政府药品监督管理部门公布。未经授权不得发布上述信息。（第一百零七条）

（6）防止地方保护主义的规定：地方人民政府及其药品监督管理部门不得以要求实施药品检验、审批等手段限制或者排斥非本地区药品上市许可持有人、药品生产企业生产的药品进入本地区。（第一百一十条）

（7）不得从事药品生产、经营活动的规定：药品监督管理部门及其设置或者指定的药品专业技术机构不得参与药品生产经营活动，不得以其名义推荐或者监制、监销药品。药品监督管理部门及其设置或者指定的药品专业技术机构的工作人员不得参与药品生产经营活动。（第一百一十一条）

（8）特殊管理药品的规定：国务院对麻醉药品、精神药品、医疗用毒性药品、放射性药品、药品类易制毒化学品等有其他特殊管理规定的，依照其规定。（第一百一十二条）

（十一）法律责任

《药品管理法》第一百一十四至一百五十一条内容关于"法律责任"，包括违反《许可证》及药品批准证明文件管理应当承担的法律责任；生产、销售、使用假药、劣药及为假药、劣药提供运输、保管、仓储等便利条件应当承担的法律责任；违反药品管理法其他有关规定应当承担的法律责任；药品监督管理部门及设置、确定的药品检验所（机构及个人）违反药品管理法规定应当承担的法律责任等。

（十二）附则

（1）中药材种植、采集和饲养的管理，依照有关法律、法规的规定执行。

（2）地区性民间习用药材的管理办法，由国务院药品监督管理部门会同国务院中医药主管部门制定。

（3）中国人民解放军和中国人民武装警察部队执行本法的具体办法，由国务院、中央军事委员会依据本法制定。

（4）本法自 2019 年 12 月 1 日起施行。

法规文件——《中华人民共和国药品管理法》

课堂案例

违法制售"甲氨蝶呤"案件

1. 案情简介　2007 年 7 月 6 日，国家药品不良反应监测中心陆续收到广西、上海等地部分医院的药品不良反应病例报告。患者使用了标示为上海医药（集团）有限公司华联制药厂生产的注射用甲氨蝶呤后，出现下肢疼痛、麻木，继而萎缩，无法直立和正常行走等神经损害症状。2007 年 8 月，北京、安徽、河北、河南等地医院使用上海华联制药厂药品后也陆续发生不良事件，涉及该厂甲氨蝶呤、盐酸阿糖胞苷两种注射剂。不良事件发生后，原卫生部、国家食品药品监督管理局组成调查组对该厂生产的鞘内注射用甲氨蝶呤和阿糖胞苷引起的药物损害事件进行调查，发现造成这一不良事件的原因为华联制药厂在生产过程中，现场操作人员将硫酸长春新碱尾液混于注射用甲氨蝶呤及盐酸阿糖胞苷等批号的药品中，导致多个批次的药品被污染，从而引起全国上百名白血病患者下肢伤残。

2. 问题讨论

（1）上述案例属于何种性质的案件？

（2）你认为上述违法行为适用《药品管理法》及其实施条例中的哪些条款与规定？你认为违法者应当承担何种法律责任？

目标检测

一、A 型题（最佳选择题）

1. 从事药品批发活动和药品零售活动，必须取得（　　）。

    A.《药品生产许可证》　　　　　　　B.《药品经营许可证》

    C.《医疗机构制剂许可证》　　　　　D.《进口许可证》

2. 从事药品生产活动，必须取得（　　）。

    A.《药品生产许可证》　　　　　　　B.《药品经营许可证》

    C.《医疗机构制剂许可证》　　　　　D.《进口许可证》

3.《药品管理法》规定，药品必须符合（　　）。

    A.国家药品标准　　　　　　　　　　B.省药品标准

    C.直辖市药品标准　　　　　　　　　D.自治区药品标准

4. 在中国境内上市的药品，应当经国务院药品监督管理部门批准，取得（　　）。

    A.《药品注册证书》　　　　　　　　B.《药品生产许可证》

    C.《药品经营许可证》　　　　　　　D.《新药证书》

5. 从事药品研制活动，为保证药品临床研究全过程持续符合法定要求，应当遵守（　　）。

    A.药物非临床研究质量管理规范　　　B.药物临床试验质量管理规范

    C.药品生产质量管理规范　　　　　　D.药品经营质量管理规范

6.《药品管理法》规定城乡集市贸易市场可以出售的是（　　）。

    A.中药饮片　　　　B.中成药　　　　C.中药材　　　　D.化学原料药

7. 药品上市许可持有人、药品生产企业、药品经营企业和医疗机构中直接接触药品的工作人员，应当（　　）进行健康检查。

    A.每半年　　　　B.每 1 年　　　　C.每 2 年　　　　D.每 3 年

8. 对未取得《药品生产许可证》《药品经营许可证》或者《医疗机构制剂许可证》生产、销售药品的，责令关闭，没收违法生产、销售的药品和违法所得，并处违法生产、销售的药品（包括已售出和未售出的药品）货值金额（　　）的罚款。

    A.十倍以上二十倍以下　　　　　　　B.十五倍以上二十倍以下

    C.十五倍以上二十五倍以下　　　　　D.十五倍以上三十倍以下

9. 下列属于假药的是（　　）。

    A.药品成分的含量不符合国家药品标准

    B.被污染的药品

    C.药品所含成分与国家药品标准规定的成分不符

    D.超过有效期的药品

10. 生产、销售劣药的，没收违法生产、销售的药品和违法所得，并处违法生产、销售的药品货值金额（　　）的罚款。

    A.五倍以上十倍以下　　　　　　　　B.十倍以上十五倍以下

    C.十倍以上二十倍以下　　　　　　　D.十倍以上二十五倍以下

11. 从事药品批发活动，应当经（　）批准。

 A. 国务院药品监督管理部门

 B. 所在地省、自治区、直辖市人民政府药品监督管理部门

 C. 所在地县级以上地方人民政府药品监督管理部门

 D. 卫生主管部门

12. 新修订的《药品管理法》实施日期为（　）。

 A. 2001年7月1日   B. 2001年12月1日

 C. 2019年8月26日   D. 2019年12月1日

13. 药品注册证书必须经过（　）批准。

 A. 国务院药品监督管理部门 B. 省、自治区、直辖市药品监督管理局

 C. 县级以上药品监督管理局 D. 卫生主管部门

14. 列入国家药品标准之中的药品名称是药品的（　）。

 A. 商品名   B. 通用名称 C. 注册商标 D. 流通名称

二、X型题（多项选择题）

1. 制定《药品管理法》的目的是（　）。

 A. 加强药品管理   B. 保证药品质量

 C. 保障公众用药安全和合法权益 D. 保护和促进公众健康

2. 从事经营生产活动，应当具备的条件是（　）。

 A. 有依法经过资格认定的药师或者其他药学技术人员

 B. 有与所经营药品相适应的营业场所、设备、仓储设施和卫生环境

 C. 有与所经营药品相适应的质量管理机构或者人员

 D. 有保证药品质量的规章制度，并符合国务院药品监督管理部门依据本法
  制定的药品经营质量管理规范要求

3. 从事药品研制活动，为保证药品研制全过程持续符合法定要求，应当遵守
（　）。

 A. 药物非临床研究质量管理规范 B. 药物临床试验质量管理规范

 C. 药品生产质量管理规范   D. 药品经营质量管理规范

4. 从事药品生产活动，应当具备的条件是（　）。

 A. 有依法经过资格认定的药学技术人员、工程技术人员及相应的技术工人

 B. 有与药品生产相适应的厂房、设施和卫生环境

 C. 有能对所生产药品进行质量管理和质量检验的机构、人员及必要的仪器
  设备

 D. 有保证药品质量的规章制度，并符合国务院药品监督管理部门依据《药
  品管理法》制定的药品生产质量管理规范要求

5. 《药品管理法》规定，国家对（　）实行特殊管理。

 A. 麻醉药品   B. 精神药品

 C. 医疗用毒性药品   D. 放射性药品

6. 下列情形属于假药的是（　）。

A.被污染的药品

B.变质的药品

C.药品所含成分与国家药品标准规定的成分不符

D.药品所标明的适应证或者功能主治超出规定范围

7.**下列情形属于劣药的是（　　）。**

A.擅自添加防腐剂、辅料的药品

B.未注明或者更改产品批号的药品

C.药品成分的含量不符合国家药品标准

D.超过有效期的药品

8.**《药品管理法》规定，不得在网络上销售的是（　　）。**

A.麻醉药品 B.精神药品

C.医疗用毒性药品 D.放射性药品

9.**国务院药品监督管理部门规定药品在销售前或者进口时，应当指定药品检验机构进行检验的是（　　）。**

A.规定的生物制品

B.中药保护品种

C.首次在中国销售的药品

D.国务院药品监督管理部门规定的药品

（谭霓霓）

第五章 PPT

第六章

药品研制与注册管理

学习要点

　　知识目标：掌握药品注册的定义及分类、药品注册管理的机构、药物的临床研究及药品批准文号的格式；熟悉药品上市许可审批流程、药品加快上市的注册程序及药品上市许可持有人制度；了解药物的临床前研究和药品知识产权保护。

　　能力目标：学会用《药品注册管理办法》等法律法规指导、分析、解决药品注册、申报等工作问题。

　　素质目标：具备整理资料、按程序进行药品注册申请的能力，能够胜任药品注册专员岗位工作；通过典型案例弘扬担当精神和使命意识。

　　药品注册管理是药品市场准入的一种前置性管理制度，也是世界各国普遍采用的管理模式之一。尽管各国由于社会经济制度不同而采用不同的药品注册管理模式，但是其管理的出发点与核心是一致的，即采用规范的法定程序严格药品市场准入条件，从而把好保障公众用药安全、有效、经济、合理的第一关。

　　社会的发展和科学技术的进步，以及公众对疾病预防和健康水平要求的提高，促使新药不断涌现。为确保上市新药的安全、有效和质量可控，规范、科学的药品注册管理制度是重要的保证。在国际贸易中，"与贸易有关的知识产权协定"（Agreement on Trade-Related Aspects of Intellectual Property Right, TRIP 协定）要求成员国对所有产品和方法提供从原始申请日期开始至少 20 年的专利保护，这对我国的药品注册管理工作提出了更高的要求。随着全球经济一体化脚步的加快，医药产业竞争日益激烈，按照世界贸易组织（WTO）的宗旨及有关规定的要求，结合我国实际情况和未来发展的需要，加快我国药品注册管理制度规范化、科学化、法制化、国际化进程已经成为新形势下药品注册管理的迫切需要。

第一节　药品注册管理概述

一、药品注册的含义

（一）药品注册的定义

药品注册是指药品注册申请人（以下简称申请人）依照法定程序和相关要求提出药物临床试验、药品上市许可、再注册等申请及补充申请，药品监督管理部门基于法律法规和现有的科学认知进行安全性、有效性和质量可控性等审查，决定是否同意其申请的活动。药品注册申请包括药物临床试验申请、药品上市许可申请、上市后补充申请及再注册申请。

法规文件——《药品注册管理办法》

（二）药品注册特征

药品注册是体现国家权力、维护公众利益的一种行政许可行为，即指基于当事人的申请，行政主体通过对申请的审查而决定是否准许或者认可当事人所申请的活动或资格的行政行为。

（三）药品注册的基本原则

我国在药品注册管理上遵照 WTO 非歧视性原则、市场开放原则、公平贸易原则和权利平衡原则，不断地同国际市场接轨。同时,《药品注册管理办法》规定：药品注册管理遵循公开、公平、公正原则，以临床价值为导向，鼓励研究和创制新药，积极推动仿制药发展。国家药品监督管理局持续推进审评审批制度改革，优化审评审批程序，提高审评审批效率，建立以审评为主导，检验、核查、监测与评价等为支撑的药品注册管理体系。

二、药品注册管理的目的和意义

在新药的研究开发过程中，如何保证新药的质量是核心问题。自 20 世纪初以来，在漫长的医药发展历史上，国内外均发生过多起药害事件，其根本原因是新药研制工作不严格，没有确证其安全性便用于人体，致使人体受到伤害，甚至造成死亡；同时也因未确证其有效性，使大量无效药物充斥市场，虽没有明确毒副反应，却因无治疗作用而延误病情。因此迫使世界各国政府制定或修订、完善药品注册管理法律法规，加强对新药的审批立法管理，确保人群安全、有效地使用药品。

根据《中华人民共和国药品管理法》《中华人民共和国中医药法》《中华人民共和国疫苗管理法》《中华人民共和国行政许可法》《中华人民共和国药品管理法实施条例》等法律、行政法规，国家药品监督管理部门制定了《药品注册管理办法》，适用于在中华人民共和国境内以药品上市为目的，从事药品研制、注册及监督管理活动。现行版《药品注册管理办法》自 2020 年 7 月 1 日起施行。

《药品注册管理办法》的颁布实施，对于保证药品质量、加强药品注册管理及保障人体用药安全、有效，维护人民身体健康都有重大意义。以法规来管理药品的注册工作，严格规范药品注册受理方式，药物的临床前研究、临床试验和申报、审批程序，使未经批准的药物不得进入临床试验，未经批准的药物不得生产、销售和使用，从而规范药品注册行为，保证药品的安全、有效和质量可控。《药品注册管理办法》也充分体现了国家对加强药品注册环节监督管理的决心，强化全过程监管，严格防范和控制药品安全风险，坚决守住公共安全底线。

三、药品注册的分类

根据《药品注册管理办法》，药品注册按照中药、化学药和生物制品等进行分类注册管理。

（一）中药注册分类

中药是指在我国中医药理论指导下使用的药用物质及其制剂。中药注册按照中药创新药、中药改良型新药、古代经典名方中药复方制剂、同名同方药等进行分类。天然药物是指在现代医药理论指导下使用的天然药用物质及其制剂。天然药物参照中药注册分类。

1. 中药创新药　指处方未在国家药品标准、药品注册标准及国家中医药主管部门发布的《古代经典名方目录》中收载，具有临床价值，且未在境外上市的中药新处方制剂。一般包含以下情形：

（1）中药复方制剂：系指由多味饮片、提取物等在中医药理论指导下组方而成的制剂。

（2）从单一植物、动物、矿物等物质中提取得到的提取物及其制剂。

（3）新药材及其制剂：未被国家药品标准、药品注册标准及省、自治区、直辖市药材标准收载的药材及其制剂，以及具有上述标准药材的原动、植物新的药用部位及其制剂。

2. 中药改良型新药　指改变已上市中药的给药途径、剂型，且具有临床应用优势和特点或增加功能主治等的制剂。一般包含以下情形：

（1）改变已上市中药给药途径的制剂，即不同给药途径或不同吸收部位之间相互改变的制剂。

（2）改变已上市中药剂型的制剂，即在给药途径不变的情况下改变剂型的制剂。

（3）中药增加功能主治。

（4）已上市中药生产工艺或辅料等改变引起药用物质基础或药物吸收、利用明显改变的。

3. 古代经典名方中药复方制剂　古代经典名方是指符合《中华人民共和国中医药法》规定的，至今仍广泛应用、疗效确切、具有明显特色与优势的古代中医典籍所记载的方剂。古代经典名方中药复方制剂是指来源于古代经典名方的中药复方制剂。包含以下情形：

（1）按古代经典名方目录管理的中药复方制剂。

（2）其他来源于古代经典名方的中药复方制剂：包括未按古代经典名方目录管理

的古代经典名方中药复方制剂和基于古代经典名方加减化裁的中药复方制剂。

4. 同名同方药 指通用名称、处方、剂型、功能主治、用法及日用饮片量与已上市中药相同，且在安全性、有效性、质量可控性方面不低于该已上市中药的制剂。

（二）化学药品注册分类

化学药品注册分类分为创新药、改良型新药、仿制药、境外已上市境内未上市化学药品，分为以下 5 个类别。

1. 1 类 境内外均未上市的创新药。指含有新的结构明确的、具有药理作用的化合物，且具有临床价值的药品。

2. 2 类 境内外均未上市的改良型新药。指在已知活性成分的基础上，对其结构、剂型、处方工艺、给药途径、适应证等进行优化，且具有明显临床优势的药品。包括：①含有用拆分或者合成等方法制得的已知活性成分的光学异构体，或者对已知活性成分成酯，或者对已知活性成分成盐（包括含有氢键或配位键的盐），或者改变已知盐类活性成分的酸根、碱基或金属元素，或者形成其他非共价键衍生物（如络合物、螯合物或包合物），且具有明显临床优势的药品。②含有已知活性成分的新剂型（包括新的给药系统）、新处方工艺、新给药途径，且具有明显临床优势的药品。③含有已知活性成分的新复方制剂，且具有明显临床优势。④含有已知活性成分的新适应证的药品。

3. 3 类 境内申请人仿制境外上市但境内未上市原研药品的药品。该类药品应与参比制剂的质量和疗效一致。

4. 4 类 境内申请人仿制已在境内上市原研药品的药品。该类药品应与参比制剂的质量和疗效一致。

5. 5 类 境外上市的药品申请在境内上市，包括：境外上市的原研药品、改良型药品申请在境内上市（改良型药品应具有明显临床优势）；境外上市的仿制药申请在境内上市。

（三）生物制品注册分类

为规范生物制品注册申报和管理，将生物制品分为预防用生物制品、治疗用生物制品和按生物制品管理的体外诊断试剂。

1. 预防用生物制品注册分类

（1）1 类：创新型疫苗，是指境内外均未上市的疫苗。包括：①无有效预防手段疾病的疫苗。②在已上市疫苗基础上开发的新抗原形式。③含新佐剂或新佐剂系统的疫苗。④含新抗原或新抗原形式的多联 / 多价疫苗。

（2）2 类：改良型疫苗，是指对境内或境外已上市疫苗产品进行改良，使新产品的安全性、有效性、质量可控性有改进，且具有明显优势的疫苗。包括：①在境内或境外已上市产品的基础上改变抗原谱或型别，且具有明显临床优势的疫苗。②具有重大技术改进的疫苗，包括对疫苗菌毒种 / 细胞基质 / 生产工艺 / 剂型等的改进。③已有同类产品上市的疫苗组成的新的多联 / 多价疫苗。④改变给药途径，且具有明显临床优势的疫苗。⑤改变免疫剂量或免疫程序，且新免疫剂量或免疫程序具有明显临床优势的疫苗。⑥改变适用人群的疫苗。

（3）3 类：境内或境外已上市的疫苗。包括：①境外生产的境外已上市、境内未上市的疫苗申报上市。②境外已上市、境内未上市的疫苗申报在境内生产上市。③境内已上市疫苗。

2. 治疗用生物制品注册分类

（1）1 类：创新型生物制品，是指境内外均未上市的治疗用生物制品。

（2）2 类：改良型生物制品，是指对境内或境外已上市制品进行改良，使新产品的安全性、有效性、质量可控性有改进，且具有明显优势的治疗用生物制品。包括：①在已上市制品的基础上，对其剂型、给药途径等进行优化，且具有明显临床优势的生物制品。②增加境内外均未获批的新适应证和 / 或改变用药人群。③已有同类制品上市的生物制品组成新的复方制品。④在已上市制品的基础上，具有重大技术改进的生物制品。

（3）3 类：境内或境外已上市生物制品。包括：①境外生产的境外已上市、境内未上市的生物制品申报上市。②境外已上市、境内未上市的生物制品申报在境内生产上市。③生物类似药。④其他生物制品。

3. 按生物制品管理的体外诊断试剂分类　按照生物制品管理的体外诊断试剂包括用于血源筛查的体外诊断试剂、采用放射性核素标记的体外诊断试剂等。注册分类分为 2 类：1 类是指创新型体外诊断试剂；2 类是指境内外已上市的体外诊断试剂。

四、药品注册管理机构

（一）国家药品监督管理局

国家药品监督管理局（NMPA）主管全国药品注册管理工作，负责建立药品注册管理工作体系和制度，制定药品注册管理规范，依法组织药品注册审评、审批及相关的监督管理工作。

（二）省级药品监督管理部门

省、自治区、直辖市药品监督管理部门负责本行政区域内以下药品注册相关管理工作：①境内生产药品再注册申请的受理、审查和审批。②药品上市后变更的备案、报告事项管理。③组织对药物非临床安全性评价研究机构、药物临床试验机构的日常监管及违法行为的查处。④参与国家药品监督管理局组织的药品注册核查、检验等工作。⑤国家药品监督管理局委托实施的药品注册相关事项。

省、自治区、直辖市药品监督管理部门设置或者指定的药品专业技术机构，承担依法实施药品监督管理所需的审评、检验、核查、监测与评价等工作。

（三）其他管理部门

国家药品监督管理局药品审评中心（以下简称药品审评中心）负责药物临床试验申请、药品上市许可申请、补充申请和境外生产药品再注册申请等的审评。中国食品药品检定研究院（以下简称中检院）、国家药典委员会、国家药品监督管理局食品药品审核查验中心（以下简称药品核查中心）、国家药品监督管理局药品评价中心（以下简称药品评价中心）、国家药品监督管理局行政事项受理服务和投诉举报中心、国家药品监督管理局信息中心等药品专业技术机构，承担依法实施药品注册管理所需的药品注册检验、通用名称核准、核查、监测与评价、制证送达及相应的信息化建设与管理等相关工作。

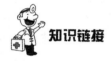

知识链接

国际人用药品注册技术协调会

国际人用药品注册技术协调会（ICH）于1990年4月成立，它由欧盟、日本和美国三方的药品管理部门和生产部门组成，6个参加单位分别为：欧盟（European Union，EU）、欧洲制药工业协会联合会（European Federation of Pharmaceutical Industries and Associations，EFPIA）、日本厚生劳动省（Ministry of Health，Labor and Welfare，MHLW）、日本制药工业协会（Japan Pharmaceutical Manufacturers Association，JPMA）、美国食品药品管理局（US Food and Drug Administration，FDA）、美国药物研究和生产联合会（Pharmaceutical Research and Manufacturers of America，PRMA）。

ICH秘书处设在瑞士日内瓦国际制药工业协会联合会（International Federation of Pharmaceutical Manufacturers Associations，IFPMA），每两年召开一次大会。

ICH的任务涉及：为药品监督管理部门和制药公司对药品注册技术有分歧时提供一个建设性对话场所；在保证安全的前提下，修订新的技术要求和研究开发程序，以节省人力、物力和资源；对新的注册技术规程和要求的解释与应用，创造切实可行的途径，使药品管理部门与制药公司达成共识。

ICH协调的专题共分4个类别：安全性(safety)，包括药理、毒理、药动学等试验，以S表示；质量(quality)，包括稳定性、验证、杂质、规格等，以Q表示；有效性(efficacy)，包括临床试验中的设计、研究报告、GCP等，以E表示；综合学科(multidisciplinary)，包括术语、管理通信等，以M表示。

第二节　药品上市注册

国家支持以临床价值为导向、对人的疾病具有明确或者特殊疗效的药物创新，鼓励具有新的治疗机理、治疗严重危及生命的疾病或者罕见病、对人体具有多靶向系统性调节干预功能等的新药研制，推动药品技术进步。国家鼓励运用现代科学技术和传统中药研究方法开展中药科学技术研究和药物开发，建立和完善符合中药特点的技术评价体系，促进中药传承创新。国家采取有效措施，鼓励儿童用药品的研制和创新，支持开发符合儿童生理特征的儿童用药品新品种、剂型和规格，对儿童用药品予以优先审评、审批。

一、新药的定义

《药品管理法实施条例》规定：新药，是指未曾在中国境内上市销售的药品。

新药的研究开发是一项投资较大、周期较长、风险较高、回报也较大的高技术产业，一般有以下5个阶段：①制订研究计划和制备新化合物阶段。②药物临床前研究阶段。③药物临床研究阶段。④药品的申报与审批阶段。⑤新药监测阶段。

从事药品研制活动，应当遵守药物非临床研究质量管理规范、药物临床试验质量管理规范，保证药品研制全过程持续符合法定要求。

二、药物的临床前研究

（一）临床前研究内容

为申请药品注册而进行的药物临床前研究，包括药物合成工艺、提取方法、理化性质及纯度、剂型选择、处方筛选、制备工艺、检验方法、质量指标、稳定性，以及药理、毒理、动物药代动力学等。中药制剂还包括原药材的来源、加工及炮制等，生物制品还包括菌毒种、细胞株、生物组织等起始材料的质量标准、保存条件、遗传稳定性及免疫学的研究等。

临床前研究内容可以概括为以下3个方面。

1. 文献研究　包括药品名称和命名依据，立题目的与依据。

2. 药学研究　原料药工艺研究，制剂处方及工艺研究，确证化学结构或组分的试验，药品质量试验，药品标准起草及说明，样品检验，辅料稳定性试验、包装材料和容器有关试验等。

3. 药理毒理研究　一般药理试验，主要有药效学试验、急性毒性试验、长期毒性试验，过敏性、溶血性和局部刺激性试验、致突变试验、生殖毒性试验、致癌毒性试验，依赖性试验，动物药代动力学试验等。

（二）临床前研究的要求

药物非临床安全性评价研究是药物研发的基础性工作，应当确保行为规范，数据真实、准确、完整。药物非临床安全性评价研究应当在经过药物非临床研究质量管理规范认证的机构开展，并遵守《药物非临床研究质量管理规范》（GLP）。GLP的内容包括有关非临床安全性评价研究机构运行管理和非临床安全性评价研究项目试验方案设计、组织实施、执行、检查、记录、存档和报告等全过程的质量管理要求。

现行GLP已于2017年6月20日经国家食品药品监督管理总局局务会议审议通过，自2017年9月1日起施行，共12章50条，包括总则、术语及其定义、组织机构和人员、设施、仪器设备和实验材料、实验系统、标准操作规程、研究工作的实施、质量保证、资料档案、委托方和附则。

从事药物研究开发的机构必须具有与其研究相适应的条件，应保证所有试验数据和资料的真实性。单独申请药物制剂的，其所使用的原料药必须有批准文号或进口药品注册证，不具有的须经国家药品监督管理部门批准。药物临床前研究应当参照有关技术指导原则进行。使用境

知识拓展——
中成药命名的
相关规定

外提供的药物试验研究资料的，必须附有境外提供资料的药物研究机构出具的证明文件，并经国家药品监督管理局认可。

三、药物的临床研究

（一）临床研究的内容

药物临床试验是指以药品上市注册为目的，为确定药物安全性与有效性在人体开展的药物研究。药物临床试验应当在具备相应条件并按规定备案的药物临床试验机构开展。其中，疫苗临床试验应当由符合国家药品监督管理局和国家卫生健康委员会规定条件的三级医疗机构或者省级以上疾病预防控制机构实施或组织实施。

药物临床试验必须经国家药品监督管理局批准后实施，其中申请人拟开展生物等效性试验的，应当按照要求在药品审评中心网站完成生物等效性试验备案后，按照备案的方案开展相关研究工作。药物临床试验应当在批准后三年内实施。

药物临床试验分为Ⅰ期临床试验、Ⅱ期临床试验、Ⅲ期临床试验、Ⅳ期临床试验及生物等效性试验。根据药物特点和研究目的，研究内容包括临床药理学研究、探索性临床试验、确证性临床试验和上市后研究。

1. **Ⅰ期临床试验**　初步的临床药理学及人体安全性评价试验。观察人体对于新药的耐受程度和药代动力学，为制定给药方案提供依据。Ⅰ期试验组最低病例数要求为20 ~ 30例。

2. **Ⅱ期临床试验**　治疗作用初步评价阶段。其目的是初步评价药物对目标适应证症患者的治疗作用和安全性，也包括为Ⅲ期临床试验研究设计和给药剂量方案的确定提供依据。此阶段的研究设计可以根据具体的研究目的，采用多种形式，包括随机盲法对照临床试验。Ⅱ期最低病例数要求为100例。

3. **Ⅲ期临床试验**　治疗作用确证阶段。其目的是进一步验证药物对目标适应证患者的治疗作用和安全性，评价利益与风险关系，最终为药物注册申请获得批准提供充分的依据。试验一般应为具有足够样本量的随机盲法对照试验。Ⅲ期最低病例数要求为300例。

4. **Ⅳ期临床试验**　新药上市后由申请人自主进行的应用研究阶段。其目的是考察在广泛的使用条件下的药物的疗效和不良反应；评价在普通或者特殊人群中使用的利益与风险关系，改进给药剂量等。Ⅳ期最低病例数要求为2 000例。

5. **生物等效性试验**　是指用生物利用度研究的方法，以药代动力学参数为指标，比较同一种药物的相同或者不同剂型的制剂，在相同的试验条件下，其活性成分吸收程度和速度有无统计学差异的人体试验。改变国内已上市销售药品的剂型，但不改变给药途径的口服固体制剂应当进行生物等效性试验。人数要求一般为18 ~ 24例。

罕见病、特殊病种及其他情况，要求减少临床研究病例数的，必须经国家药品监督管理局批准。

（二）临床研究的要求

申请人完成支持药物临床试验的药学、药理毒理学等研究后，提出药物临床试验申请的，应当按照申报资料要求提交相关研究资料。经形式审查，申报资料符合要求的，予以受理。药品审评中心应当组织药学、医学和其他技术人员对已受理的药物临床试验申请进行审评。对药物临床试验申请，应当自受理之日起六十日内决定是否同意开展，并通过药品审评中心网站通知申请人审批结果；逾期未通知的，视为同意，申请人可以按照提交的方案开展药物临床试验。

仿制药、按照药品管理的体外诊断试剂及其他符合条件的情形，经申请人评估，认为无须或者不能开展药物临床试验，符合豁免药物临床试验条件的，申请人可以直接提出药品上市许可申请。

为保证药物临床试验过程规范，数据和结果科学、真实、可靠，保护受试者的权益和安全，根据《中华人民共和国药品管理法》《中华人民共和国疫苗管理法》《中华人民共和国药品管理法实施条例》制定《药物临床试验质量管理规范》（GCP）。适用于为申请药品注册而进行的药物临床试验，药物临床研究必须执行《药物临床试验质量管理规范》。

开展药物临床试验，应当经伦理委员会审查同意。药物临床试验用药品的管理应当符合药物临床试验质量管理规范的有关要求。申办者应当定期在药品审评中心网站提交研发期间的安全性更新报告。药物临床试验期间，发生药物临床试验方案变更、非临床或者药学的变化或者有新发现的，申办者应当按照规定，参照相关技术指导原则，充分评估对受试者安全的影响。

药物临床试验期间，发现存在安全性问题或者其他风险的，申办者应当及时调整临床试验方案、暂停或者终止临床试验，并向药品审评中心报告。药物临床试验中出现大范围、非预期的严重不良反应，或者有证据证明临床试验用药品存在严重质量问题时，申办者和药物临床试验机构应当立即停止药物临床试验。药品监督管理部门依职责可以责令调整临床试验方案、暂停或者终止药物临床试验。

药物临床试验被责令暂停后，申办者拟继续开展药物临床试验的，应当在完成整改后提出恢复药物临床试验的补充申请，经审查同意后方可继续开展药物临床试验。药物临床试验暂停时间满三年且未申请并获准恢复药物临床试验的，该药物临床试验许可自行失效。药物临床试验终止后，拟继续开展药物临床试验的，应当重新提出药物临床试验申请。

四、药品上市许可申请

（一）药品上市许可申请流程

1. **申请与受理**　申请人在完成支持药品上市注册的药学、药理毒理学和药物临床试验等研究，确定质量标准，完成商业规模生产工艺验证，并做好接受药品注册核查检验的准备后，提出药品上市许可申请，按照申报资料要求提交相关研究资料。

药品审评中心经对申报资料进行形式审查，符合要求的，予以受理。申请事项依法不需要取得行政许可的，即时告知申请人不受理；申请事项依法不属于本行政机关职权范围的，即时做出不予受理的决定，并告知申请人向有关行政机关申请；申请材料存在可以当场更正的错误的，允许申请人当场更正；申请材料不齐全或者不符合法定形式的，当场或者在五日内一次告知申请人需要补正的全部内容，逾期不告知的，自收到申请材料之日起即为受理；申请事项属于本行政机关职权范围，申请材料齐全、符合法定形式，或者申请人按照本行政机关的要求提交全部补正申请材料的，受理行政许可申请。

申报药品拟使用的药品通用名称，未列入国家药品标准或者药品注册标准的，申请人应当在提出药品上市许可申请时同时提出通用名称核准申请。药品上市许可申请受理后，通用名称核准相关资料转药典委，药典委核准后反馈给药品审评中心。申报药品拟使用的药品通用名称，已列入国家药品标准或者药品注册标准，药品审评中心在审评过程中认为需要核准药品通用名称的，应当通知药典委核准通用名称并提供相关资料，药典委核准后反馈给药品审评中心。药典委在核准药品通用名称时，应当与申请人做好沟通交流，并将核准结果告知申请人。

2. 技术审评 药品审评中心应当组织药学、医学和其他技术人员，按要求对已受理的药品上市许可申请进行审评。审评过程中基于风险启动药品注册核查、检验，相关技术机构应当在规定时限内完成核查、检验工作。对创新药、改良型新药及生物制品等新上市或高风险药品，规定应当开展生产现场核查；对仿制药，结合已有生产基础和同品种上市情况等，通过风险评估决定是否开展生产现场核查。

药品审评中心根据药品注册申报资料、核查结果、检验结果等，对药品的安全性、有效性和质量可控性等进行综合审评，非处方药还应当转药品评价中心进行非处方药适宜性审查。

药品审评中心应在 200 日内完成技术审评，其中优先审评审批程序的审评时限为 130 日，临床急需境外已上市罕见病用药优先审评、审批的审评时限为 70 日。在技术审评过程中需要申请人补充新的技术资料的，申请人应当在 80 日内按照通知要求一次性完成补充资料；不需要补充新的技术资料，仅需申请人对原申报资料进行解释说明的，申请人应在 5 日内按要求提交相关解释说明。进入特殊审批程序的，按照特殊审批程序的要求办理。

3. 审批和发证 综合审评结论通过的，批准药品上市，发给药品注册证书。综合审评结论不通过的，做出不予批准决定。药品注册证书载明药品批准文号、持有人、生产企业等信息。非处方药的药品注册证书还应当注明非处方药类别。

经核准的药品生产工艺、质量标准、说明书和标签作为药品注册证书的附件一并发给申请人，必要时还应当附药品上市后研究要求，这些信息纳入药品品种档案，并根据上市后的变更情况及时更新。

行政审批决定应当在 20 日内做出；根据《药品上市许可优先审评审批工作程序（试行）》，对于纳入优先审评审批程序的品种，行政审批决定应当在 10 日内做出。药品监督管理部门应当自做出药品注册审批决定之日起 10 日内颁发、送达有关行政许可证件。药品上市许可审批流程如图 6-1 所示。

（二）其他相关规定

1. 关联审评审批 药品审评中心在审评药品制剂注册申请时，对药品制剂选用的化学原料药、辅料及直接接触药品的包装材料和容器进行关联审评。

药品制剂申请人提出药品注册申请，可以直接选用已登记的化学原料药、辅料及

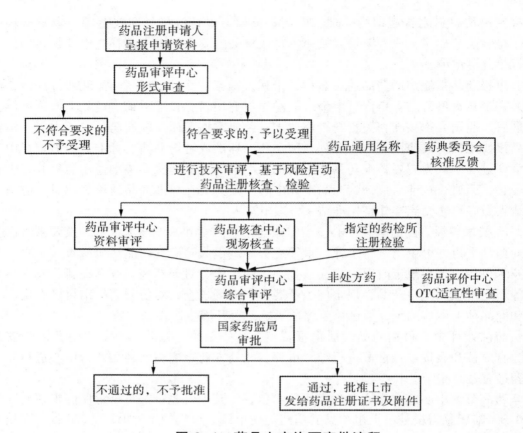

图6-1 药品上市许可审批流程

 知识链接

药品批准文号格式

根据《药品注册管理办法》的规定，药品批准文号的格式如下：

（1）境内生产药品批准文号格式：国药准字H（Z、S）+四位年号+四位顺序号。

（2）中国香港、澳门和台湾地区生产药品批准文号格式：国药准字H（Z、S）C+四位年号+四位顺序号。

（3）境外生产药品批准文号格式：国药准字H（Z、S）J+四位年号+四位顺序号。其中，H代表化学药，Z代表中药，S代表生物制品。

药品批准文号不因上市后注册事项的变更而改变。中药另有规定的从其规定。

药品监督管理部门制作的药品注册批准证明电子文件及原料药批准文件电子文件与纸质文件具有同等法律效力。

直接接触药品的包装材料和容器；选用未登记的化学原料药、辅料及直接接触药品的包装材料和容器的，相关研究资料应当随药品制剂注册申请一并申报。未通过关联审评审批的，化学原料药、辅料及直接接触药品的包装材料和容器产品的登记状态维持不变，相关药品制剂申请不予批准。

药品审评中心在关联审评中可以基于风险提出对化学原料药、辅料及直接接触药品的包装材料和容器企业进行延伸检查，从而要求注册申请人结合制剂工艺需要严格开展供应商筛选与审核，同时原、辅、包生产企业应结合制剂特性与本公司产品对制剂质量的影响程度进行科学评估，研判风险等级，做好风险把控与质量管理。

2. 药品注册核查　药品注册核查是指为核实申报资料的真实性、一致性及药品上市商业化生产条件，检查药品研制的合规性、数据可靠性等，对研制现场和生产现场开展的核查活动，以及必要时对药品注册申请所涉及的化学原料药、辅料及直接接触药品的包装材料和容器生产企业、供应商或者其他受托机构开展的延伸检查活动。

药品审评中心根据药物创新程度、药物研究机构既往接受核查情况等，基于风险决定是否开展药品注册研制现场核查；根据申报注册的品种、工艺、设施、既往接受核查情况等因素，基于风险决定是否启动药品注册生产现场核查。药品审评中心在审评过程中，发现申报资料真实性存疑或者有明确线索举报等，需要现场检查核实的，应当启动有因检查，必要时进行抽样检验。

3. 药品注册检验　药品注册检验包括标准复核和样品检验。标准复核是指对申请人申报药品标准中设定项目的科学性、检验方法的可行性、质控指标的合理性等进行的实验室评估。样品检验是指按照申请人申报或者药品审评中心核定的药品质量标准对样品进行的实验室检验。与国家药品标准收载的同品种药品使用的检验项目和检验方法一致的，可以不进行标准复核，只进行样品检验。其他情形应当进行标准复核和样品检验。

创新药、改良型新药（中药除外）、生物制品、放射性药品和按照药品管理的体外诊断试剂及国家药品监督管理局规定的其他药品的注册检验，由中检院或者经国家药品监督管理局指定的药品检验机构承担。境外生产药品的药品注册检验由中检院组织口岸药品检验机构实施。其他药品的注册检验，由申请人或者生产企业所在地省级药品检验机构承担。

申请人完成支持药品上市的药学相关研究，确定质量标准，并完成商业规模生产工艺验证后，可以在药品注册申请受理前向中检院或者省、自治区、直辖市药品监督管理部门提出药品注册检验；申请人未在药品注册申请受理前提出药品注册检验的，在药品注册申请受理后四十日内由药品审评中心启动药品注册检验。申请人提交的药品注册检验资料应当与药品注册申报资料的相应内容一致，不得在药品注册检验过程中变更药品检验机构、样品和资料等。

在药品审评、核查过程中，发现申报资料真实性存疑或者有明确线索举报，或者认为有必要进行样品检验的，可抽取样品进行样品检验。审评过程中，药品审评中心可以基于风险提出质量标准单项复核。

五、药品加快上市注册程序

国家药品监督管理局建立药品加快上市注册制度，支持以临床价值为导向的药物创新。对符合条件的药品注册申请，申请人可以申请适用突破性治疗药物，附条件批准，优先审评审批及特别审批程序。

（一）突破性治疗药物程序

药物临床试验期间，用于防治严重危及生命或者严重影响生存质量的疾病，且尚无有效防治手段或者与现有治疗手段相比有足够证据表明具有明显临床优势的创新药或者改良型新药等，申请人可以申请适用突破性治疗药物程序。符合条件的，药品审评中心按照程序公示后纳入突破性治疗药物程序，并给予以下政策支持：①申请人可以在药物临床试验的关键阶段向药品审评中心提出沟通交流申请，药品审评中心安排审评人员进行沟通交流。②申请人可以将阶段性研究资料提交药品审评中心，药品审评中心基于已有研究资料，对下一步研究方案提出意见或者建议，并反馈给申请人。

（二）附条件批准程序

药物临床试验期间，符合以下情形的药品，可以申请附条件批准。

（1）治疗严重危及生命且尚无有效治疗手段的疾病的药品，药物临床试验已有数据证实疗效并能预测其临床价值的。

（2）公共卫生方面急需的药品，药物临床试验已有数据显示疗效并能预测其临床价值的。

（3）应对重大突发公共卫生事件急需的疫苗或者国家卫生健康委员会认定急需的其他疫苗，经评估获益大于风险的。

申请人应当就附条件批准上市的条件和上市后继续完成的研究工作等与药品审评中心沟通交流，经沟通交流确认后提出药品上市许可申请。经审评，符合附条件批准要求的，在药品注册证书中载明附条件批准药品注册证书的有效期、上市后需要继续完成的研究工作及完成时限等相关事项。

对附条件批准的药品，持有人应当在药品上市后采取相应的风险管理措施，并在规定期限内按照要求完成药物临床试验等相关研究，以补充申请方式申报。对批准疫苗注册申请时提出进一步研究要求的，疫苗持有人应当在规定期限内完成研究。

对附条件批准的药品，持有人逾期未按照要求完成研究或者不能证明其获益大于风险的，国家药品监督管理局应当依法处理，直至注销药品注册证书。

（三）优先审评审批程序

药品上市许可申请时，以下具有明显临床价值的药品，可以申请适用优先审评审批程序：①临床急需的短缺药品、防治重大传染病和罕见病等疾病的创新药和改良型新药。②符合儿童生理特征的儿童用药品新品种、剂型和规格。③疾病预防、控制急需的疫苗和创新疫苗。④纳入突破性治疗药物程序的药品。⑤符合附条件批准的药品。⑥国家药品监督管理局规定的其他优先审评、审批的情形。

申请人在提出药品上市许可申请前，应当与药品审评中心沟通交流，经沟通交流确认后，在提出药品上市许可申请的同时，向药品审评中心提出优先审评、审批申请。符合条件的，药品审评中心按照程序公示后纳入优先审评、审批程序，并给予以下政策支持：①药品上市许可申请的审评时限为130日。②临床急需的境外已上市境内未上市的罕见病药品，审评时限为70日。③需要核查、检验和核准药品通用名称的，予以优先安排。④经沟通交流确认后，可以补充提交技术资料。

（四）特别审批程序

在发生突发公共卫生事件的威胁时及突发公共卫生事件发生后，国家药品监督管理局可以依法决定对突发公共卫生事件应急所需防治药品实行特别审批。

对实施特别审批的药品注册申请，国家药品监督管理局按照统一指挥、早期介入、快速高效、科学审批的原则，组织加快并同步开展药品注册受理、审评、核查、检验工作。特别审批的情形、程序、时限、要求等按照药品特别审批程序规定执行。对纳入特别审批程序的药品，可以根据疾病防控的特定需要，限定其在一定的期限和范围内使用。

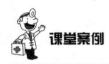

课堂案例

加速研发新冠疫苗，助力抗击疫情

　　面对新冠肺炎疫情，全球科研人员携手努力、攻坚克难，加速研发进程。国家药监局根据《疫苗管理法》《药品管理法》相关规定，按照药品特别审批程序，进行应急审评审批，附条件批准新冠疫苗上市注册申请。2020年12月30日，国家药品监督管理局依法批准了国药中生北京公司研发的新冠灭活疫苗附条件上市，这是我国首个附条件上市的新冠疫苗。目前中国已经附条件上市了4款新冠疫苗。国家药监局要求这些疫苗的上市许可持有人继续开展相关研究工作，完成附条件的要求，及时提交后续研究结果。新冠疫苗的上市和使用为抗击新冠肺炎疫情提供了有力的武器。

第三节　药品上市后的变更和药品再注册

一、药品上市许可持有人制度

2019年版《药品管理法》中新增第三章"药品上市许可持有人"，对药品上市许可持有人的主体资格、药品上市许可持有人的权利、义务和责任等做出了具体的规定。这标志着药品上市许可持有人制度正式成为一项全国通行的制度。药品上市许可持有人依法对药品研制、生产、经营、使用全过程中药品的安全性、有效性和质量可控性负责。

开展药品上市许可持有人制度是药品审评审批制度改革的一项重要内容，有利于药品研发机构和科研人员积极创制新药，有利于产业结构调整和资源优化配置，促进专业分工，提高产业集中度，避免重复投资和建设，对鼓励药品创新、提升药品质量具有重要意义。

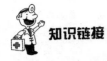 **知识链接**

我国药品上市许可持有人制度的发展历程

我国药品上市许可持有人制度的发展历程中几个重要的时间节点。

2016 年 6 月，国务院办公厅发布《关于印发药品上市许可持有人制度试点方案的通知》，药品上市许可持有人试点正式落地。

2016 年 12 月 27 日，齐鲁制药宣布其研发的吉非替尼首仿药取得上市许可持有人文号，成为我国首个药品上市许可持有人制度试点品种。

2017 年 10 月，中共中央办公厅、国务院办公厅印发《关于深化审评审批制度改革鼓励药品医疗器械创新的意见》，将上市许可持有人制度作为加强药品医疗器械全生命周期管理的重要内容，允许医疗器械研发机构和科研人员申请医疗器械上市许可。

2019 年 8 月 2 日，药品上市许可持有人数据库已在国家药品监管数据共享平台上线，截至 2019 年 7 月底，共纳入上市许可持有人品种 3 239 个（以药品批准文号计），上市许可持有人主体 156 个。

2019 年 8 月 26 日，"药品上市许可持有人"正式写入《药品管理法》，成为新修订工作中的一个亮点。

（一）药品上市许可持有人的定义

药品上市许可持有人（以下简称持有人）是指取得药品注册证书的企业或者药品研制机构等。药品上市许可持有人应当依照《药品管理法》规定，对药品的非临床研究、临床试验、生产经营、上市后研究、不良反应监测及报告与处理等承担责任。药品上市许可持有人的法定代表人、主要负责人对药品质量全面负责。

经国务院药品监督管理部门批准，药品上市许可持有人可以转让药品上市许可。受让方应当具备保障药品安全性、有效性和质量可控性的质量管理、风险防控和责任赔偿等能力，履行药品上市许可持有人义务。

（二）药品上市许可持有人的权利与义务

1. 药品上市许可持有人的权利

（1）持有人可以自行生产药品，也可以委托药品生产企业生产：持有人自行生产药品的，应当依照《药品管理法》规定取得药品生产许可证；委托生产的，应当委托符合条件的药品生产企业。

（2）持有人可以自行销售其取得药品注册证书的药品，也可以委托药品经营企业销售：持有人从事药品零售活动的，应当取得药品经营许可证；委托销售的，应当委托符合条件的药品经营企业，并签订委托协议，委托双方严格履行协议约定的义务。

2. 药品上市许可持有人的责任与义务

（1）持有人应当建立药品质量保证体系，配备专门人员独立负责药品质量管理。

（2）持有人应当建立药品上市放行规程，对药品生产企业出厂放行的药品进行审核，经质量受权人签字后方可放行。不符合国家药品标准的，不得放行。

（3）持有人应当建立并实施药品追溯制度，按照规定提供追溯信息，保障药品可追溯。

（4）持有人应当建立年度报告制度。

（5）持有人应制订风险管理计划，开展药品上市后研究，加强已上市药品的持续管理。

二、药品上市后的变更

持有人应当主动开展药品上市后研究，对药品的安全性、有效性和质量可控性进行进一步确证，加强对已上市药品的持续管理。药品注册证书及附件要求持有人在药品上市后开展相关研究工作的，持有人应当在规定时限内完成并按照要求提出补充申请、备案或者报告。

药品上市后的变更，按照其对药品安全性、有效性和质量可控性的风险和产生影响的程度实行分类管理，分为审批类变更、备案类变更和报告类变更。

（一）审批类变更

以下变更，持有人应当以补充申请方式申报，经批准后实施：药品生产过程中的重大变更；药品说明书中涉及有效性内容及增加安全性风险的其他内容的变更；持有人转让药品上市许可；国家药品监督管理局规定需要审批的其他变更。

（二）备案类变更

以下变更，持有人应当在变更实施前，报所在地省、自治区、直辖市药品监督管理部门备案：药品生产过程中的中等变更；药品包装标签内容的变更；药品分包装；国家药品监督管理局规定需要备案的其他变更。

境外生产药品发生上述变更的，应当在变更实施前报药品审评中心备案。药品分包装备案的程序和要求，由药品审评中心制定发布。

（三）报告类变更

以下变更，持有人应当在年度报告中报告：药品生产过程中的微小变更；国家药品监督管理局规定需要报告的其他变更。

三、药品再注册

（一）再注册的时限

国家药品监督管理局核发的药品批准文号有效期为 5 年。有效期届满，需要继续生产或者进口的，持有人应当在有效期届满前 6 个月申请再注册。

境内生产药品再注册申请由持有人向其所在地省、自治区、直辖市药品监督管理部门提出，境外生产药品再注册申请由持有人向药品审评中心提出。

药品再注册申请受理后，省、自治区、直辖市药品监督管理部门或者药品审评中心对持有人开展药品上市后评价和不良反应监测情况，按照药品批准证明文件和药品监督管理部门要求开展相关工作情况，以及药品批准证明文件载明信息变化情况等进行审查，符合规定的，予以再注册，发给药品再注册批准通知书。不符合规定的，不予再注册，并报请国家药品监督管理局注销药品注册证书。

（二）不予再注册的情形

有下列情形之一的，不予再注册：

（1）有效期届满未提出再注册申请的。

（2）药品注册证书有效期内持有人不能履行持续考察药品质量、疗效和不良反应责任的。

（3）未在规定时限内完成药品批准证明文件和药品监督管理部门要求的研究工作且无合理理由的。

（4）经上市后评价，属于疗效不确切、不良反应大或者因其他原因危害人体健康的。

（5）法律、行政法规规定的其他不予再注册的情形。

对不予再注册的药品，药品注册证书有效期届满时予以注销。

第四节　药品知识产权保护

一、药品知识产权概述

知识产权（intellectual property）是人们对于自己的智力活动创造的成果和经营管理活动中的标记、信誉依法享有的权利。药品知识产权大体上分为专利权、商标权、版权（著作权）、商业秘密4种。药品创新投入周期长、投资费用高、风险高，加强药品知识产权保护有利于激发医药科技创新的积极性、推动医药科技产业化发展、加强对外科技合作和交流及对中药资源的保护、促进创新资源的合理配置。

（一）专利权

1. 专利权的基本概念　专利是专利权的简称，是指就一项发明、实用新型或外观设计向国家专利行政部门提出专利申请，经依法审查合格后，向专利申请人授予在规定时间内对该项发明创造享有的专有权。

2. 药品专利类型

（1）发明专利：是指对产品、方法或其他改进所提出的新的技术方案。药品发明专利包括药品的产品发明和药品的方法发明。

1）药品的产品发明：①新物质，指具有一定化学结构式或物理、化学性能的单一物质。包括有一定医疗用途的新化合物；新基因工程产品；新生物制品；用于制药的新原料；新辅料；新中间体；新代谢物和新药物前体；新异构体；新的有效晶型；

新分离或提取得到的天然物质等。②药物组合物，指两种或两种以上元素或化合物按一定比例组成具有一定性质和用途的混合物。包括中药新复方制剂；中药的有效部位；药物的新剂型等。③生物制品、微生物及其代谢产物。可授予专利权的微生物及其代谢产物必须是经过分离成为纯培养物，并且具有特定的工业用途。

2）药品的方法发明：①制备和生产方法，如化合物的制备方法、组合物的制备方法、提取分离方法、纯化方法等。②用途发明，如化学物质的新的医药用途、药物的新的适应证等。

（2）实用新型专利：是指对产品的形状、构造或者其结合所提出的适于实用的新的技术方案。

药品的实用新型专利主要包括以下内容：①某些与功能相关的药物剂型、形状、结构的改变，如通过改变药物的外层结构达到延长药品疗效的技术方案。②诊断用药的试剂盒与功能有关的形状、结构的创新。③生产药品的专用形状、结构及其结合所进行的改进。④某些与药品功能有关的包装容器的形状、结构和开关技巧等。

（3）外观设计专利：是指对产品的形状、图案、色彩或者其结合所做出的富有美感并适于工业上应用的新设计。

药品的外观设计专利主要包括以下内容：①药品的外观，如便于给儿童服用的制成小动物形状的药片。②药品包装的外观，如药品的包装盒。③富有美感和特色的说明书等。

3.专利管理部门　目前，我国负责全国专利权审批的部门是国家知识产权局专利局，在地方设有省级的知识产权局，负责本地区专利的监督管理工作。

4.授予专利条件　《中华人民共和国专利法》（简称《专利法》）对授予发明专利和实用新型专利的条件规定为，其应具备新颖性、创造性和实用性。

5.专利权保护期限、范围、终止和无效

（1）专利权的保护期限：实用新型专利权的保护期限为10年，外观设计专利权的保护期限为15年，发明专利权的保护期限为20年，均自申请日起计算。

（2）专利权的保护范围：发明和实用新型专利权被授予后，任何单位或者个人未经专利权人许可，都不得实施其专利，即不得为生产经营目的制造、使用、许诺销售、销售、进口其专利产品，或者使用其专利方法以及使用、许诺销售、销售、进口依照该专利方法直接获得的产品。发明或者实用新型专利权的保护范围以其权利要求的内容为准，说明书及附图可以用于解释权利要求。外观设计专利权被授予后，任何单位或者个人未经专利权人许可，都不得实施其专利，即不得为生产经营目的制造、销售、进口其外观设计专利产品。外观设计专利权的保护范围以表示在图片或者照片中的该外观设计专利产品为准。

（3）专利权的终止：有下列几种情形之一的，专利权将终止。①专利权期限届满将自行终止。②没有按照规定缴纳年费的。③专利权人以书面声明放弃其专利权的。

（4）专利权的无效：自国务院专利行政部门公告授予专利权之日起，任何单位或个人认为该专利权的授予不符合《专利法》有关规定的，可以请求专利复审委员会宣告该专利权无效。专利复审委员会对宣告专利权无效的请求应当及时审查和做出决定，并通知请求人和专利权人。宣告专利权无效的决定，由国务院专利行政部门登记和公告。

6. 不授予专利权的发明创造

（1）违反法律规定、道德规范的。

（2）不适用《专利法》保护的科学技术领域的。

7. 专利权人的权利和义务　专利权人拥有独占实施权、许可实施权、转让权、署名权和标记权。专利权人的义务包括充分公开发明创造的义务和缴纳年费的义务。

（二）商标权

经商标局核准注册的商标为注册商标。药品商标，包括固定样式的文字或图案，通常文字部分可能与商品名相同。

商标注册人享有商标专用权，受法律保护。商标注册人享有以下权利：独占使用权、转让权和许可使用权。根据《中华人民共和国商标法》（简称《商标法》），自核准注册之日起计算，注册商标的有效期为 10 年。

（三）商业秘密

商业秘密，是指不为公众所知悉、能为权利人带来经济利益、具有实用性并经权利人采取保密措施的技术信息和经营信息，具有明显的财产价值，能通过经济上的利用或转让来实现其价值，属于知识产权的一部分。与医药有关的商业秘密基本包括如下几个方面。

1. 药品研究技术秘密

（1）新药研发技术秘密：新药申报的技术资料，包括物理性能、化学性能、合成工艺、质量控制、药效学、药动学、毒理学及临床试验数据。

（2）药品生产技术秘密：药品的生产工艺和质量控制的技术资料，包括药品的化学合成工艺、制剂工艺、消毒工艺、包装工艺和药品的检测和质量监控的技术资料。

2. 药品企业经营秘密

（1）药品企业生产管理秘密：主要是独特有效的、为医药企业所独具的管理企业的经验，如企业组织形式、库存管理办法、劳动组织结构、征聘技巧等，特别是医药企业为实施企业的方针战略所制定的一系列的 SOP、人员培训方法、技术业务档案管理办法等。

（2）药品经营销售秘密：①市场调研报告，即经营主体有目的、有组织地对医药市场状况进行调研的总结报告。②发展计划，即经营主体的远景目标和近期发展计划、投资意向等。③经营策略，即经营主体根据发展计划采用相应具体化的经营方式、方法。④对外业务合同，即经营主体与相对人签订的药品贸易、医药技术贸易、投资业务合同。⑤销售渠道和客户名单，即经营主体购销商品的有关渠道和与经营主体有关业务往来的相对人名单。

二、我国药品知识产权保护

（一）专利保护

药品上市审评审批过程中，药品上市许可申请人与有关专利权人或者利害关系人，因申请注册的药品相关的专利权产生纠纷的，相关当事人可以向人民法院起诉，请求就申请注册的药品相关技术方案是否落入他人药品专利权保护范围做出判决。国务院药品监督管理部门在规定的期限内，可以根据人民法院生效裁判做出是否暂停批准相关药品上市的决定。

药品上市许可申请人与有关专利权人或者利害关系人也可以就申请注册的药品相关的专利权纠纷，向国务院专利行政部门请求行政裁决。

国务院药品监督管理部门会同国务院专利行政部门制定药品上市许可审批与药品上市许可申请阶段专利权纠纷解决的具体衔接办法，报国务院同意后实施。

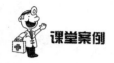
课堂案例

心有大爱，放弃专利

　　血液学专家王振义院士带领团队攻克了急性早幼粒细胞白血病，一改"杀死肿瘤细胞时损害正常细胞"的疗法，引导肿瘤细胞"弃邪归正"，使急性早幼粒细胞白血病成首个可被治愈的肿瘤。王院士心中有大爱，为救患者甘愿放弃专利，挽救了无数人的生命，使得一盒救命药仅290元，且已纳入医保。作为一名医生，他只想解决患者的问题，而能不能赚钱或提高名誉，他并不在意。我们敬佩他甘于奉献、心怀天下的一颗仁心。

（二）商标保护

1. 商标侵权的认定　根据《商标法》规定，有下列行为之一的，均属于侵犯注册商标权的行为：①未经注册商标所有人的许可，在同一种商品或类似商品上使用与其注册商标相同或近似商标的。②销售明知是假冒注册商标的商品的。③伪造、擅自制造他人注册商标标识或销售伪造、擅自制造的注册商标标识的。④给他人的注册商标专用权造成其他伤害的。

2. 商标侵权行为的法律责任　对于商标侵权行为，任何人均可向侵权人所在地或侵权行为发生地县级以上工商行政管理部门控告或检举。工商行政管理部门认定为侵权的，可根据情节处以停止生产或销售、没收、罚款等；还可应被侵权人的请求责令侵权人赔偿损失；构成犯罪的，依法追究刑事责任。

3. 药品注册商标　根据《药品管理法》和《商标法》的规定，除中药材、中药饮片外，药品必须使用注册商标；未经核准注册的，不得在市场销售。药品注册商标是为了保证药品质量，保障人民身体健康，维护药品生产企业和药品经营企业的正当利益。

（三）医药商业秘密保护

国家对获得生产或者销售含有新型化学成分药品许可的生产者或者销售者提交的自行取得且未披露的试验数据和其他数据实施保护，任何人不得对该未披露的试验数据和其他数据进行不正当的商业利用。

自药品生产者或者销售者获得生产、销售新型化学成分药品的许可证明文件之日起6年内，对其他申请人未经已获得许可的申请人同意，使用前款数据申请生产、销售新型化学成分药品许可的，药品监督管理部门不予许可；但是，其他申请人提交自行取得数据的除外。

（四）新药监测期保护

国家药品监督管理局（NMPA）根据保护公众健康的要求，可以对批准生产的新药设立监测期，对该新药的安全性继续进行监测。监测期内的新药，NMPA不批准其他企业生产和进口。

新药进入监测期后，NMPA不再受理其他申请人同品种的新药申请。省、自治区、直辖市药品监督管理局应当将已经收到的申请退回申请人。

新药的监测期自批准该新药生产之日起计算，不超过5年。对于不同的新药，根据其现有的安全性研究资料、境内外研究状况确定不同的监测期限。

专利侵权行为分类

根据《中华人民共和国专利法》的规定，专利侵权行为可分为两类。

1. 实施他人专利行为　这类专利侵权行为必须满足两个条件：①未经权利人许可；②以生产经营为目的。

2. 假冒他人专利行为　关于此类专利侵权行为，《专利法实施细则》（2010修订）第八十四条有明确的规定。

（1）在未被授予专利权的产品或者其包装上标注专利标识，专利权被宣告无效后或者终止后继续在产品或者其包装上标注专利标识，或者未经许可在产品或者产品包装上标注他人的专利号。

（2）销售第（1）项所述产品。

（3）在产品说明书等材料中将未被授予专利权的技术或者设计称为专利技术或者专利设计，将专利申请称为专利，或者未经许可使用他人的专利号，使公众将所涉及的技术或者设计误认为是专利技术或者专利设计。

（4）伪造或者变造专利证书、专利文件或者专利申请文件。

（5）其他使公众混淆，将未被授予专利权的技术或者设计误认为是专利技术或者专利设计的行为。

专利权终止前依法在专利产品、依照专利方法直接获得的产品或者其包装上标注专利标识，在专利权终止后许诺销售、销售该产品的，不属于假冒专利行为。

销售不知道是假冒专利产品的，并且能够证明该产品合法来源的，由管理专利工作的部门责令停止销售，但免除罚款的处罚。

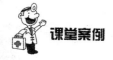

课堂案例

华北制药商标遭侵权案

1. 案情简介　2009 年 12 月 21 日，国家食品药品监督管理局曝光了一系列不合格劣质药品，不合格药品"注射用哌拉西林钠"所标示的生产企业为"华北制药集团山西博康药业有限公司"。

消息一公布，华北制药发现自己的商标被冒用，而冒用"华北制药"商标的山西博康药业有限公司确实曾与他们有过一段合作。1996 年 10 月 7 日，华北制药集团山西博康药业有限公司领取企业法人营业执照，开始使用该名称。2003 年 3 月 15 日，华北制药集团山西博康药业有限公司第四届第一次董事会会议纪要中显示：由于股权变更，博康公司名称中不能再使用"华北制药"。

2010 年 3 月 17 日、2010 年 7 月 28 日，华北制药集团两次向华北制药集团山西博康药业有限公司发函，要求其停止在企业名称中使用"华北制药"等字样。2010 年 11 月 22 日，华北制药集团将山西博康药业有限公司起诉至河北省石家庄市中级人民法院。法院审理认为，华北制药集团山西博康药业有限公司未经商标注册人许可，在同一种商品或类似商品上，将与他人注册商标相同或近似的标志作为商品名称或商品装潢使用，误导公众，属于侵犯注册商标专用权的行为。

（资料来源：中国打击侵权假冒工作网，2012 年 3 月 26 日）

请分析：法院认为华北制药集团山西博康有限公司构成侵权的主要法律依据是什么？

2. 问题讨论

（1）比较药品注册申请和审批程序中四类情况的异同。

（2）药品批准文号的格式是什么？

（3）药品知识产权保护涉及哪些方面？你认为应从哪些方面加强药品知识产品的保护？

目标检测

一、A 型题（最佳选择题）

1.《药品注册管理办法》的实施日期是（　　）。

A. 2005 年 2 月 28 日　　　　B. 2008 年 10 月 30 日

C. 2005 年 5 月 1 日　　　　D. 2020 年 7 月 1 日

2. 主管全国药品注册的法定机构是（　　）。

A. 国家药品监督管理局　　　B. 国家卫生健康委员会

C.药品审评中心　　　　　　　　D.国务院

3.新药临床研究方案须经哪个机构审查批准后方可实施?（　）。

A.国家卫生健康委员会　　　　　B.国家药品监督管理局

C.省级药品监督管理局　　　　　D.临床试验机构伦理委员会

4.治疗作用初步评价阶段属于（　）。

A.Ⅰ期临床试验　　　　　　　　B.Ⅱ期临床试验

C.Ⅲ期临床试验　　　　　　　　D.Ⅳ期临床试验

5.新药的监测期自批准生产之日起不超过（　）。

A.1年　　　　　　B.2年　　　　　　C.3年　　　　　　D.5年

6.国家药品监督管理局核发的药品批准文号有效期为（　）。

A.1年　　　　　　B.2年　　　　　　C.3年　　　　　　D.5年

7.境内生产的中药批准文号的格式为（　）。

A.国药准字 S+4 位年号 +4 位顺序号

B.国药准字 SJ+4 位年号 +4 位顺序号

C.国药准字 HC+4 位年号 +4 位顺序号

D.国药准字 Z+4 位年号 +4 位顺序号

8.境外生产的生物制品批准文号为（　）。

A.国药准字 S+4 位年号 +4 位顺序号

B.国药准字 SJ+4 位年号 +4 位顺序号

C.国药准字 HC+4 位年号 +4 位顺序号

D.国药准字 Z+4 位年号 +4 位顺序号

9.中国香港地区生产的化学药品批准文号格式为（　）。

A.国药准字 S+4 位年号 +4 位顺序号

B.国药准字 SJ+4 位年号 +4 位顺序号

C.国药准字 HC+4 位年号 +4 位顺序号

D.国药准字 Z+4 位年号 +4 位顺序号

二、X 型题（多项选择题）

1.药品注册申请包括（　）。

A.药物临床试验申请　　　　　　B.药品上市许可申请

C.上市后补充申请　　　　　　　D.再注册申请

2.在中华人民共和国境内以药品上市为目的，从事（　）等活动适用《药品注册管理办法》。

A.药品研制　　　　B.药品注册　　　　C.监督管理　　　　D.药品生产

3.药品上市许可持有人是指取得药品注册证书的（　）。

A.药品研制机构　　　　　　　　B.药品研发人员

C.药品生产企业　　　　　　　　D.药品经营企业

4. **药品加快上市注册程序主要包括（　　）。**

    A. 突破性治疗药物程序　　　　B. 附条件批准程序

    C. 优先审评、审批程序　　　　D. 特别审批程序

（高艳丽）

第六章 PPT

第七章

药品生产管理

学习要点

知识目标:掌握药品生产、质量管理的基本概念及特点,以及《药品生产质量管理规范》(GMP)的主要内容;熟悉药品生产监督管理;了解我国及世界药品生产企业现状。

能力目标:能按 GMP 要求进行药品生产管理、质量管理;能按标准操作程序(SOP)正确更衣;能自觉遵守 GMP 对卫生的要求。

素质目标:形成法治意识,依法生产药品;树立安全生产意识、责任意识。

第一节 药品生产和药品生产企业

一、药品生产

(一)药品生产的概念

药品生产是指将原料加工制备成可供医疗使用的药品的全过程。根据我国现行版药典,药品生产的品种主要分为三大类:一是中药材及其制剂;二是化学药品(包括抗生素、放射性药品等);三是生化药品及生物制品(包括疫苗、血清及血液制品)。按照药品生产的过程,可以分为原料药生产阶段和将原料药制成一定剂型(供临床使用的制剂)的制剂生产阶段。此外,对某些药品来说,还包括药物中间体的生产。

1.原料药的生产 原料药有药用植物、动物、矿物或其他生物产品,以及这些物质内部存在的具有生理活性的成分,或由微生物产生的抗生素,或由组织培养产生的新的药用活性成分,另外还包括无机元素、无机化合物和有机化合物的加工制造等。原料药的生产根据原材料来源性质的不同,又可分为化学原料药、中药材、生物生化原料药的生产。

2.药物中间体的生产 药物中间体是指在药物化学合成或生物合成过程中所得到的各种中间产物的泛称。药物中间体是药物合成的关键原料,它也是制药工业发展的重要物质基础。药物中间体又属于精细化工产品,生产厂家除了分布在制药厂以外,化工厂、农药厂和染料厂等也能够生产。常见的药物中间体有杂环类中间体、甾族中间体、脂肪胺类中间体等。

3. 药物制剂的生产 由于来源不同、制作方法不同，原料药（中间体）必须经过进一步的加工，制成适合于医疗或预防用的不同形式，即药物制剂，才能用于临床医药需要，如片剂、胶囊剂、颗粒剂、注射剂等，而且不同的剂型有不同的制备方法。

（二）药品生产的特点

由于药品是一种特殊商品，与人的生命健康息息相关，药品生产的准入受到法律严格控制，药品生产必须实行生产全过程的质量控制，因此药品生产除具有一般工业生产的共性，还具有其自身特点。

1. 药品生产管理的法制化 由于药品质量的特殊性，世界各国政府对药品生产都制定有相应的法律规范。根据我国《药品管理法》规定，对药品生产实行许可证制度，进行准入控制，并对药品生产企业强制实行《药品生产质量管理规范》（GMP），对药品生产的质量保证和质量控制都做了明确而严格的规定。

2. 质量要求严格 药品必须是符合药品标准的合格品，不允许有"等外品""处理品"等。药品生产客观上要求处于零差错率状态，对药品生产环境的卫生要求十分严格，厂区、路面及运输等不得对药品的生产造成污染，温度、湿度、空气洁净度、气流等应符合相应要求，药品生产人员、设备及药品的包装物等均不得对药品造成污染。

3. 生产设备、技术先进 药品品种多，生产工艺不同，产品质量要求很高，而产量与一般化工产品相比却少得多，因此，所使用的生产设备要便于变动、清洗，机器材料应对药品不产生化学变化或物理变化，密封性好，以防止污染等。另外，对药品生产而言，人是最大的污染源，因而药品生产尽可能避免人员的直接参与，这些都要求药品实现机械化、自动化生产。随着GMP的实施，生产自动化、智能化程度越来越高。

4. 原料及辅料品种多、消耗大 无论是化学原料药及其制剂，还是抗生素、生化药品、生物制品或是中成药，总体来看，投入的原料、辅料种类大大超过其他工业产品的生产。其范围从无机物到有机物，从植物到动物、矿物，几乎是无所不及、无所不用。有些药品生产消耗极大，往往几吨甚至上百吨的原料才生产出一吨或更少的成品。

5. 迫切的环境保护需求 药品生产企业对环境的污染也是不可忽视的，它是我国环保治理的重点行业之一。由于药品生产原料、辅料消耗大，产生大量的废渣、废气、废液（"三废"）。所以，如何保证药品的可持续发展，减少对环境的污染，也是药品生产企业面临的一项重要任务。

（三）国内外药品生产发展概况

1. 世界制药工业现状与发展 医药行业对保护和增进人类健康、提高生活质量、抗灾防疫及促进国民经济发展和社会进步，都发挥着十分重要的作用。因此，各国政府都十分重视发展医药工业。

现代生物技术的发展为医药工业的发展提供了更广阔的发展空间，尤其是2000年6月，以美国为主的多国科学家公布了人类基因组草图，在全世界掀起了新一轮生物医药投资高潮。然而国际医药市场发展十分不均衡，美、日、欧等发达国家制药工业领先于世界其他国家。有关资料显示，世界排名前十的制药企业控制了全球 41.1% 的市场。

2. 我国制药工业现状与发展　中华人民共和国成立以来，我国制药工业从无到有，从弱到强，迅猛发展，形成了门类齐全的药品生产体系。改革开放以来，随着人们生活水平的提高和对医疗保健需求的不断增长，我国医药工业越来越受到公众和政府的关注，逐步发展成为世界制药大国。国家药品监督管理局《药品监督管理统计年度报告（2020 年）》统计资料显示：截至 2020 年年底，全国实有原料药和制剂生产企业 4 460 家。我国药品生产企业发展取得显著成效，但与美、日、欧等发达国家相比还存在较大差距，具体表现如下。

（1）行业整体规模大，但具有国际竞争力的企业较少：我国制药行业的集中度低，大企业的集中度仅为 18%，存在大量的小企业。全球前十大制药企业的平均收入达到 361 亿美元，而中国制药领军企业哈药集团有限公司 2015 年总营业收入仅为 158.56 亿元。

（2）原料药有竞争优势，但缺乏高附加值最终产品：中国是全球原料药生产和出口第一大国，年产能达 200 多万吨，占全球 20% 以上。在出口额中，生物制药在行业中的占比较小，大约为 12%，近 60% 都是化学原料药的出口，而且价格还偏低。2010 年出口的原料药共 223 个编码商品，均价超过 100 美元/千克的只有 27 种，出口额仅占全部原料药出口的 5.59%，47% 的品种出口均价在 10 美元/千克以下。

（3）仿制药产能过剩，低水平重复生产严重：据统计，205 个化学药品和生物制品，平均每个品种的生产企业为 108 家，生产企业数量在百家以上的品种占 30% 左右；102 个中成药制品，平均每个药品的生产企业为 56 家，生产企业在百家以上的品种占 20% 左右。

（4）中国制药企业不是药品研发的主体，创新陷入了恶性循环：无序竞争导致的低利润使得企业无力进行大规模新药开发，反过来使得无序竞争的情况继续恶化。中国的药品研发以学校、国有研发机构为主导，这些机构的研发成果多以专利、论文为主，企业要想利用这些成果，还需付出大量资金用于临床试验，大多数制药企业仍承担不起，这就导致国内自主创新药品的比重非常低，每年国内新批准上市的新药中 70% 是已在国外上市而未在国内销售的药品，真正创新的一类新药占药品总数的比例不到 1%。

二、药品上市许可持有人

（一）药品上市许可持有人的概念

药品上市许可持有人，是指取得药品注册证书的企业或者药品研制机构等。药品上市许可持有人应当依照《药品管理法》的规定，对药品的非临床研究、临床试验、生产经营、上市后研究、不良反应监测及报告与处理等承担责任。其他从事药品研制、生产、经营、储存、运输、使用等活动的单位和个人依法承担相应责任。

（二）药品上市许可持有人的权利、责任与义务

1. 应当建立药品质量管理体系　药品上市许可持有人应当建立药品质量保证体系，配备专门人员独立负责药品质量管理。药品上市许可持有人应当对受托药品生产企业、药品经营企业的质量管理体系进行定期审核，监督其持续具备质量保证和控制能力。

2. 委托生产规定　药品上市许可持有人可以自行生产药品，也可以委托药品生产企业生产。药品上市许可持有人应当对受托药品生产企业、药品经营企业的质量管理体系进行定期审核，监督其持续具备质量保证和控制能力。血液制品、麻醉药品、精神药品、医疗用毒性药品、药品类易制毒化学品不得委托生产；但是，国务院药品监督管理部门另有规定的除外。

3. 委托销售规定　药品上市许可持有人可以自行销售其取得药品注册证书的药品，也可以委托药品经营企业销售。药品上市许可持有人从事药品零售活动的，应当取得药品经营许可证。药品上市许可持有人自行销售药品的，应当具备《药品管理法》第五十二条规定的条件；委托销售的，应当委托符合条件的药品经营企业。药品上市许可持有人和受托经营企业应当签订委托协议，并严格履行协议约定的义务。

4. 应当建立药品追溯制度　药品上市许可持有人、药品生产企业应当建立并实施药品追溯制度，按照规定赋予药品各级销售包装单元追溯标识，通过信息化手段实施药品追溯，及时、准确地记录、保存药品追溯数据，并向药品追溯协同服务平台提供追溯信息。

5. 应当建立药品上市放行规程　药品上市许可持有人应当建立药品上市放行规程，对药品生产企业出厂放行的药品进行审核，经质量受权人签字后方可放行。不符合国家药品标准的，不得放行。

6. 应当建立年度报告制度　药品上市许可持有人应当建立年度报告制度，每年将药品生产销售、上市后研究、风险管理等情况按照规定向省、自治区、直辖市人民政府药品监督管理部门报告。

7. 应当建立药物警戒体系　药品上市许可持有人应当建立药物警戒体系，按照国家药品监督管理局制定的药物警戒质量管理规范开展药物警戒工作。药品上市许可持有人、药品生产企业应当经常考察本单位的药品质量、疗效和不良反应。发现疑似不良反应的，应当及时按照要求报告。

法规文件——《药品年度报告管理规定》

（三）药品上市许可持有人的法定代表人、主要负责人职责

药品上市许可持有人的法定代表人、主要负责人应当对药品质量全面负责，履行以下职责。

（1）配备专门的质量负责人独立负责药品质量管理。

（2）配备专门的质量受权人独立履行药品上市放行责任。

（3）监督质量管理体系正常运行。

（4）对药品生产企业、供应商等相关方与药品生产相关的活动定期开展质量体系审核，保证持续合规。

（5）按照变更技术要求，履行变更管理责任。

（6）对委托经营企业进行质量评估，与使用单位等进行信息沟通。

（7）配合药品监督管理部门对药品上市许可持有人及相关方的延伸检查。

（8）发生与药品质量有关的重大安全事件，应当及时报告并按持有人制订的风险管理计划开展风险处置，确保风险得到及时控制。

（9）其他法律法规规定的责任。

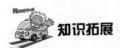
知识拓展

药品上市许可持有人（MAH）制度

为探索和推进我国药品审评、审批体制改革创新，鼓励新药创制，促进产业升级，优化资源配置，落实主体责任。2016 年 6 月 6 日，国务院办公厅下发了《关于印发药品上市许可持有人制度试点方案的通知》（国办发〔2016〕41 号），在北京、天津、河北、上海、江苏、浙江、福建、山东、广东、四川等 10 省（市）开展药品上市许可持有人制度试点，试点期限至 2019 年 11 月 4 日。新修订的《中华人民共和国药品管理法》于 2019 年 12 月 1 日起施行，该制度在全国范围内得以全面执行，标志着我国药品注册制度由上市许可与生产许可的"捆绑制"，实现了上市许可与生产许可分离的"上市许可持有人制度"的转型。

药品上市许可持有人（marketing authorization holder，MAH）制度，是指拥有药品技术的药品研发机构、科研人员、药品生产企业等主体，通过提出药品上市许可申请并获得药品上市许可批件，并对药品质量在其整个生命周期内承担主要责任的制度。在该制度下，上市许可持有人和生产许可持有人可以是同一主体，也可以是两个相互独立的主体。上市许可持有人唯一，药品批准文号唯一，可多点委托生产。上市许可持有人可以自行生产，也可以委托其他生产企业进行生产。

三、药品生产企业

（一）药品生产企业的概念

根据《药品管理法》的规定，药品生产企业是指生产药品的专营企业或者兼营企业。药品生产企业是应用现代科学技术，自主进行药品的生产经营活动，实行独立核算、自负盈亏、具有法人资格的经济组织。

（二）药品生产企业的分类

药品生产企业按照企业规模大小可分为大型企业、中型企业和小型企业；按照所生产的产品大致可分为中药饮片生产企业、中药制剂生产企业、化学药生产企业（包括原料和制剂）、生化制药企业、医用卫生材料生产企业和生物制品生产企业等。

（三）药品生产企业的特点

1. 药品生产企业是知识技术密集型企业 药品品种多且更新换代快，新药研发技术难度大，市场竞争激烈，对企业管理人员及生产技术人员的学历水平、专业知识等均有较高要求。如《药品生产质量管理规范》对企业负责人、质量管理负责人、生产管理负责人等的学历、实践经历等都提出了明确的规定。

2. 药品生产企业是资本密集型企业　药品生产企业新药研究与开发的投资很大。塔夫茨大学药物开发研究中心（CSDD）公布的一份新的报告表明，美国一种处方药从开发到获得上市批准的直接投资成本约为 14 亿美元。20 世纪 70 年代后，各国政府要求药品生产企业实施 GMP，GMP 成为国际药品贸易的基础。GMP 的实施，要求企业有相应硬件、软件的投入。此外，药品的营销费用也较高，药品主要依赖于人员推销，这也是最昂贵的推销形式。

3. 药品生产企业为流水生产企业　药品生产企业按照生产工艺流程设置生产小组，生产小组下设工段、岗位，有条不紊地组织生产。随着机械化、自动化、智能化程度的不断提高，很多药品生产企业通过计算机软件来控制生产，但是软件编制的基础仍然是流水线生产。

4. 药品生产企业为市场导向型企业　药品生产企业应以保证所生产出来的药品质量合格为宗旨，同时药品生产企业作为一个独立的经济实体，在市场竞争日趋激烈的环境中，只有以市场需求为出发点，生产出满足消费者需求的药品才能长期、均衡发展。

（四）药品生产企业的法定代表人、主要负责人职责

药品生产企业的法定代表人、主要负责人应当对本企业的药品生产活动全面负责，履行以下职责。

（1）配备专门的质量负责人，独立负责药品质量管理，监督质量管理规范执行，确保适当的生产过程控制和质量控制，保证药品符合国家药品标准和药品注册标准。

（2）配备专门的质量受权人，履行药品出厂放行责任。

（3）监督质量管理体系正常运行，保证药品生产过程控制、质量控制及记录和数据的真实性。

（4）发生与药品质量有关的重大安全事件，应当及时报告并按企业制订的风险管理计划开展风险处置，确保风险得到及时控制。

（5）其他法律法规规定的责任。

第二节　药品生产许可和药品生产监督管理

为确保药品质量，加强药品生产各环节的监督管理，《药品管理法》《药品管理法实施条例》对药品生产条件、药品生产许可、药品生产管理等做了相应规定。此外，2020 年 1 月 15 日，国家市场监督管理总局又颁布了《药品生产监督管理办法》（2020年 7 月 1 日起施行）。《药品生产监督管理办法》明确了生产许可、生产管理、监督检查和法律责任的相关要求，在落实药品管理法药品上市许可持有人制度方面强调主体责任，全面加强药品生产监督管理。

一、药品生产许可

（一）开办药品生产企业必须具备的条件

1. 从事药品生产活动 《药品管理法》第四十二条及《药品生产监督管理办法》第六条规定，从事药品生产活动，应当具备以下条件。

（1）有依法经过资格认定的药学技术人员、工程技术人员及相应的技术工人，法定代表人、企业负责人、生产管理负责人（以下称生产负责人）、质量管理负责人（以下称质量负责人）、质量受权人及其他相关人员符合《药品管理法》《疫苗管理法》规定的条件。

（2）有与药品生产相适应的厂房、设施、设备和卫生环境。

（3）有能对所生产药品进行质量管理和质量检验的机构、人员。

（4）有能对所生产药品进行质量管理和质量检验的必要的仪器设备。

（5）有保证药品质量的规章制度，并符合药品生产质量管理规范要求。

2. 从事疫苗生产活动 从事疫苗生产活动的，还应当具备下列条件。

（1）具备适度规模和足够的产能储备。

（2）具有保证生物安全的制度和设施、设备。

（3）符合疾病预防、控制需要。

新版《药品管理法》虽然取消了GMP认证，然而是否达到GMP要求已成为开办药品生产企业的先决条件之一。此外国家有关法律、法规对生产麻醉药品、精神药品、医疗用毒性药品、放射性药品、药品类易制毒化学品等另有规定的，依照其规定。

（二）开办药品生产企业的申请与审批

1. 申请 申办人向拟办企业所在地省、自治区、直辖市人民政府药品监督管理部门提出申请并提交相关资料。省、自治区、直辖市人民政府药品监督管理部门应当自受理之日起 **30** 个工作日内做出决定。

2. 受理 省、自治区、直辖市药品监督管理部门收到申请后，应当根据下列情况分别做出处理。

文献资料——《药品生产许可证》核发申请材料要求

（1）申请事项依法不属于本部门职权范围的，应当即时做出不予受理的决定，并告知申请人向有关行政机关申请。

（2）申请事项依法不需要取得行政许可的，应当即时告知申请人不受理。

（3）申请材料存在可以当场更正的错误的，应当允许申请人当场更正。

（4）申请材料不齐全或者不符合形式审查要求的，应当场或者在五日内发给申请人补正材料通知书，一次性告知申请人需要补正的全部内容，逾期不告知的，自收到申请材料之日起即为受理。

（5）申请材料齐全、符合形式审查要求，或者申请人按照要求提交全部补正材料的，予以受理。

省、自治区、直辖市药品监督管理部门受理或者不予受理药品生产企业开办申请的，应当出具加盖本部门受理专用印章并注明日期的《受理通知书》或者《不予受理通知书》。

3．审批 省、自治区、直辖市药品监督管理部门应当自收到申请之日起 30 个工作日内做出决定。经审查符合规定的，予以批准，并自书面批准决定做出之日起 10 个工作日内核发《药品生产许可证》；不符合规定的，做出不予批准的书面决定，并说明理由，同时告知申请人享有依法申请行政复议或者提起行政诉讼的权利。

4．登记注册 申办人到市场监督管理部门依法办理登记注册，取得营业执照。

省、自治区、直辖市药品监督管理部门对申请办理药品生产许可证进行审查时，应当公开审批结果，并提供条件便利申请人查询审批进程。申请办理药品生产许可证直接涉及申请人与他人之间重大利益关系的，申请人、利害关系人依照法律、法规规定享有申请听证的权利。如图 7-1 所示为开办药品生产企业的申请与审批流程。

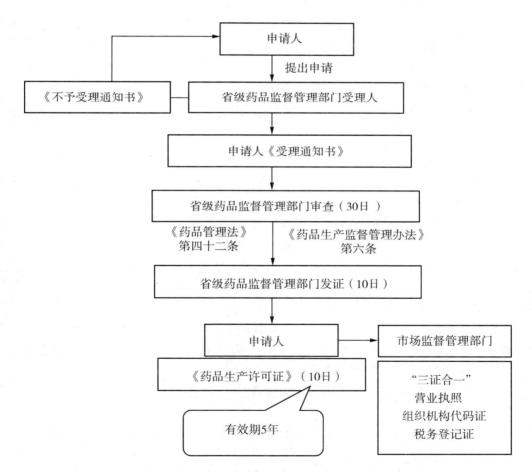

图 7-1 开办药品生产企业的申请与审批流程

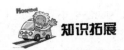

药品上市许可持有人（MAH）制度
从"两证一照"到"一证一照"

2015年版《药品管理法》（已失效）第七条第一款明确规定"开办药品生产企业，须经企业所在地省、自治区、直辖市人民政府药品监督管理部门批准并发给《药品生产许可证》。无《药品生产许可证》的，不得生产药品"。第九条第一款明确规定"药品监督管理部门按照规定对药品生产企业是否符合《药品生产质量管理规范》的要求进行认证"。换句话说，开办药品生产企业，必须办理"两证一照"（《药品生产许可证》《GMP证书》《营业执照》）。

2019年版《药品管理法》第四十二条第四款规定，从事药品生产活动应"有保证药品质量的规章制度，并符合国务院药品监督管理部门依据本法制定的药品生产质量管理规范要求"。新版《药品管理法》取消了GMP认证，是否达到GMP要求成为企业能否取得《药品生产许可证》的先决条件。换句话说，开办药品生产企业只需办理"一证一照"，即《药品生产许可证》、三证合一的《营业执照》（含中华人民共和国组织机构代码证、税务登记证）。

（三）《药品生产许可证》

《药品生产许可证》有效期为5年，分为正本和副本。《药品生产许可证》样式由国家药品监督管理局统一制定，其电子证书与纸质证书具有同等法律效力。

《药品生产许可证》应当载明许可证编号、分类码、企业名称、统一社会信用代码、住所（经营场所）、法定代表人、企业负责人、生产负责人、质量负责人、质量受权人、生产地址和生产范围、发证机关、发证日期、有效期限等项目。企业名称、统一社会信用代码、住所（经营场所）、法定代表人等项目应当与市场监督管理部门核发的营业执照中载明的相关内容一致。

《药品生产许可证》还须注明日常监管机构、日常监管人员和监督举报电话，落实监督责任，接受社会监督。此外《药品生产监督管理办法》对《药品生产许可证》的编号、分类码与生产范围做了相应规定。

1. **编号** 《药品生产许可证》编号格式应为"省份简称 + 四位年号 + 四位顺序号"。

2. **分类码** 《药品生产许可证》中的分类码是对许可证内生产范围进行统计归类的英文字母串。大写字母用于归类药品上市许可持有人和产品类型：A代表自行生产的药品上市许可持有人、B代表委托生产的药品上市许可持有人、C代表接受委托的药品生产企业、D代表原料药生产企业；小写字母用于区分制剂属性：h代表化学药、z代表中成药、s代表生物制品、d代表按药品管理的体外诊断试剂、y代表中药饮片、q代表医用气体、t代表特殊药品、x代表其他。

3. 生产范围 《药品生产许可证》中的生产范围分类及填写有以下规则。

（1）制剂应按《中华人民共和国药典》制剂通则及其他的药品国家标准填写。

（2）原料药、无菌原料药、提取物的填写，正本上只注明类别，副本上在类别后的括号内注明其通用名称。

（3）生物制品应在正本上按疫苗、血液制品、血清抗毒素、生物工程产品、免疫制剂、体内诊断制剂、过敏原制剂、体细胞及基因治疗制剂等分类填写，副本上在类别后的括号内注明产品名称。

（4）体外诊断试剂的正本上按疫苗、血液制品、血清抗毒素、生物工程产品、免疫制剂、体内诊断试剂、过敏原制剂、体细胞及基因治疗制剂等分类填写，副本上在类别后的括号内注明产品名称。

（5）医疗用毒性药品、麻醉药品、精神药品、药品类易制毒化学品等特殊药品，应在正本上填写类别，副本上在类别后的括号内注明产品名称。

（6）药用辅料在正本上只填写类别，副本上在括号内注明产品名称。

（四）《药品生产许可证》的变更

《药品生产许可证》的变更分为许可事项变更和登记事项变更。许可事项变更，是指生产地址和生产范围等的变更。登记事项变更，是指企业名称、住所（经营场所）、法定代表人、企业负责人、生产负责人、质量负责人、质量受权人等的变更。

1. 许可事项变更 变更《药品生产许可证》许可事项的，向原发证机关提出《药品生产许可证》变更申请。未经批准，不得擅自变更许可事项。原发证机关应当自收到企业变更申请之日起十五日内做出是否准予变更的决定。不予变更的，应当书面说明理由，并告知申请人享有依法申请行政复议或者提起行政诉讼的权利。

变更生产地址或者生产范围，药品生产企业应当按照规定及相关变更技术要求提交涉及变更内容的有关材料，并报经所在地省、自治区、直辖市药品监督管理部门审查决定。

2. 登记事项变更 变更《药品生产许可证》登记事项的，应当在市场监督管理部门核准变更或者企业完成变更后三十日内，向原发证机关申请《药品生产许可证》变更登记。原发证机关应当自收到企业变更申请之日起十日内办理变更手续。

《药品生产许可证》变更后，原发证机关应当在药品生产许可证副本上记录变更的内容和时间，并按照变更后的内容重新核发《药品生产许可证》正本，收回原《药品生产许可证》正本，变更后的《药品生产许可证》终止期限不变。

（五）《药品生产许可证》的换发、注销及补发

1.《药品生产许可证》的换发 《药品生产许可证》有效期届满，需要继续生产药品的，应当在有效期届满前六个月向原发证机关申请重新发放《药品生产许可证》。原发证机关结合企业遵守药品管理法律法规、药品生产质量管理规范和质量体系运行情况，根据风险管理原则进行审查，在《药品生产许可证》有效期届满前做出是否准予其重新发证的决定。符合规定准予重新发证的，收回原证，重新发证；不符合规定的，做出不予重新发证的书面决定，并说明理由，同时告知申请人享

文献资料——
《药品生产许可证》换发申请材料要求

有依法申请行政复议或者提起行政诉讼的权利；逾期未做出决定的，视为同意重新发证，并予补办相应手续。

2.《药品生产许可证》的注销　有下列情形之一的，药品生产许可证由原发证机关注销，并予以公告。

（1）主动申请注销药品生产许可证的。

（2）药品生产许可证有效期届满未重新发证的。

（3）营业执照依法被吊销或者注销的。

（4）药品生产许可证依法被吊销或者撤销的。

（5）法律、法规规定应当注销行政许可的其他情形。

3.《药品生产许可证》的补发　《药品生产许可证》遗失的，药品上市许可持有人、药品生产企业应当向原发证机关申请补发，原发证机关按照原核准事项在十日内补发药品生产许可证。许可证编号、有效期等与原许可证一致。

二、药品生产管理

（一）药品生产应遵循的依据和生产记录规定

从事药品生产活动，应当遵守药品生产质量管理规范，按照国家药品标准、经药品监督管理部门核准的药品注册标准和生产工艺进行生产，按照规定提交并持续更新场地管理文件，对质量体系运行过程进行风险评估和持续改进，保证药品生产全过程持续符合法定要求。生产、检验等记录应当完整准确，不得编造和篡改。

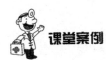 **课堂案例**

"欣弗"事件

1. **案情简介**　2006年6月，安徽某生物药业有限公司生产的克林霉素磷酸酯葡萄糖注射液（欣弗）引发多起不良反应事件，共涉及全国十多个省市10余人死亡。国家食品药品监督管理局会同安徽省食品药品监督管理局对该生物药业有限公司进行现场检查。经查，该公司2006年6月至7月生产的克林霉素磷酸酯葡萄糖注射液未按批准的工艺参数灭菌，降低灭菌温度，缩短灭菌时间，增加灭菌柜装载量，影响了灭菌效果（按照批准的工艺，该药品应当经过105℃、30 min的灭菌过程，但此公司却擅自将灭菌温度降低到100~104 ℃不等，将灭菌时间缩短到1~4 min不等，明显违反规定）。经原中国药品生物制品检定所对相关样品进行检验，结果表明，无菌检查和热原检查不符合规定。

2. **课堂讨论**

（1）该药品生产企业违反了哪些规定？

（2）对该企业的违法行为该如何定性？

（3）该企业及相关责任人员应承担怎样的法律责任？

（二）对生产药品所需原料、辅料及药包材的规定

"原料"是指生产药品所需的原材料；"辅料"是指生产药品和调配处方时所用的赋形剂和附加剂。"药包材"是指直接接触药品的包装材料和容器。从事药品生产活动，应当对使用的原料药、辅料、直接接触药品的包装材料和容器等相关物料供应商或者生产企业进行审核，保证购进、使用符合法规要求。

经批准或者通过关联审评、审批的原料药、辅料、直接接触药品的包装材料和容器的生产企业，应当遵守国家药品监督管理局制定的质量管理规范及关联审评、审批有关要求，确保质量保证体系持续合规，接受药品上市许可持有人的质量审核，接受药品监督管理部门的监督检查或者延伸检查。

（三）药品委托生产的管理规定

1. 委托方义务性规定 药品上市许可持有人委托生产药品的，应当符合药品管理的有关规定。药品上市许可持有人委托符合条件的药品生产企业生产药品的，应当对受托方的质量保证能力和风险管理能力进行评估，根据国家药品监督管理局制定的药品委托生产质量协议指南要求与其签订质量协议及委托协议，监督受托方履行有关协议约定的义务。

2. 受托方义务性规定 受托方不得将接受委托生产的药品再次委托第三方生产。

3. 不得委托生产的情形

（1）经批准或者通过关联审评、审批的原料药应当自行生产，不得再行委托他人生产。

（2）血液制品、麻醉药品、精神药品、医疗用毒性药品、药品类易制毒化学品不得委托生产；但是，国务院药品监督管理部门另有规定的除外。

（四）健康检查的管理规定

药品上市许可持有人、药品生产企业应当每年对直接接触药品的工作人员进行健康检查并建立健康档案，避免患有传染病或者其他可能污染药品疾病的人员从事直接接触药品的生产活动。

三、药品生产监督检查

药品监督检查是指药品监督管理行政机关依照法律法规的授权，依据相关法律法规的规定，对药品上市前、生产过程的各环节进行监督检查的过程。《药品生产监督管理办法》对药品监督检查做出了明确规定。

（一）监督检查行政主体及主要职责

省、自治区、直辖市药品监督管理部门负责对本行政区域内药品上市许可持有人，制剂、化学原料药、中药饮片生产企业的监督管理；应当对原料、辅料、直接接触药品的包装材料和容器等供应商、生产企业开展日常监督检查，必要时开展延伸检查。

药品上市许可持有人和受托生产企业不在同一省、自治区、直辖市的，由药品上市许可持有人所在地省、自治区、直辖市药品监督管理部门负责对药品上市许可持有人的监督管理，受托生产企业所在地省、自治区、直辖市药品监督管理部门负责对受托生产企业的监督管理。省、自治区、直辖市药品监督管理部门应当加强监督检查信息互相通报，及时将监督检查信息更新到药品安全信用档案中，可以根据通报情况和药品安全信用档案中的监管信息更新情况开展调查，对药品上市许可持有人或者受托生产企业依法做出行政处理，必要时可以开展联合检查。

药品监督管理部门应当建立健全职业化、专业化检查员制度，明确检查员的资格标准、检查职责、分级管理、能力培训、行为规范、绩效评价和退出程序等规定，提升检查员的专业素质和工作水平。检查员应当熟悉药品法律法规，具备药品专业知识。

药品监督管理部门应当根据监管事权、药品产业规模及检查任务等，配备充足的检查员队伍，保障检查工作需要。有疫苗等高风险药品生产企业的地区，还应当配备相应数量的具有疫苗等高风险药品检查技能和经验的药品检查员。《药品管理法》规定药品生产企业必须按照国务院药品监督管理部门依据该法制定的《药品生产质量管理规范》组织生产。除中药饮片的炮制外，药品必须按照国家药品标准和国务院药品监督管理部门批准的生产工艺进行生产，生产记录必须完整、准确。药品生产企业改变影响药品质量的生产工艺的，必须报原批准部门审核批准。

（二）GMP 符合性检查

省、自治区、直辖市药品监督管理部门根据监管需要，对持有药品生产许可证的药品上市许可申请人及其受托生产企业，按以下要求进行上市前的药品生产质量管理规范符合性检查。

（1）通过与生产该药品的生产条件相适应的药品生产质量管理规范符合性检查的品种，应当进行上市前的药品生产质量管理规范符合性检查。其中，拟生产药品需要进行药品注册现场核查的，国家药品监督管理局药品审评中心通知核查中心，告知相关省、自治区、直辖市药品监督管理部门和申请人。核查中心协调相关省、自治区、直辖市药品监督管理部门，同步开展药品注册现场核查和上市前的药品生产质量管理规范符合性检查。

（2）拟生产药品不需要进行药品注册现场核查的，国家药品监督管理局药品审评中心告知生产场地所在地省、自治区、直辖市药品监督管理部门和申请人，相关省、自治区、直辖市药品监督管理部门自行开展上市前的药品生产质量管理规范符合性检查。

（3）已通过与生产该药品的生产条件相适应的药品生产质量管理规范符合性检查的品种，相关省、自治区、直辖市药品监督管理部门根据风险管理原则决定是否开展上市前的药品生产质量管理规范符合性检查。

开展上市前的药品生产质量管理规范符合性检查的，在检查结束后，应当将检查情况、检查结果等形成书面报告，作为对药品上市监管的重要依据。上市前的药品生产质量管理规范符合性检查涉及药品生产许可证事项变更的，由原发证的省、自治区、直辖市药品监督管理部门依变更程序做出决定。

通过相应上市前的药品生产质量管理规范符合性检查的商业规模批次，在取得药品注册证书后，符合产品放行要求的可以上市销售。药品上市许可持有人应当重点加强上述批次药品的生产销售、风险管理等措施。

（三）药品生产监督检查

1.药品生产监督检查的主要内容

（1）药品上市许可持有人、药品生产企业执行有关法律、法规及实施药品生产质量管理规范、药物警戒质量管理规范以及有关技术规范等情况。

（2）药品生产活动是否与药品品种档案载明的相关内容一致。

（3）疫苗储存、运输管理规范执行情况。

（4）药品委托生产质量协议及委托协议。

（5）风险管理计划实施情况。

（6）变更管理情况。

监督检查包括许可检查、常规检查、有因检查和其他检查。

2.监督检查行政主体义务性规定

（1）制订年度检查计划并开展监督检查：省、自治区、直辖市药品监督管理部门应当坚持风险管理、全程管控原则，根据风险研判情况，制订年度检查计划并开展监督检查。年度检查计划至少包括检查范围、内容、方式、重点、要求、时限、承担检查的机构等。

（2）确定检查频次：省、自治区、直辖市药品监督管理部门应当根据药品品种、剂型、管制类别等特点，结合国家药品安全总体情况、药品安全风险警示信息、重大药品安全事件及其调查处理信息等，以及既往检查、检验、不良反应监测、投诉举报等情况确定检查频次：①对麻醉药品、第一类精神药品、药品类易制毒化学品生产企业，每季度检查不少于1次。②对疫苗、血液制品、放射性药品、医疗用毒性药品、无菌药品等高风险药品生产企业，每年不少于1次药品生产质量管理规范符合性检查。③对上述产品之外的药品生产企业，每年抽取一定的比例开展监督检查，但应当在三年内对本行政区域内企业全部进行检查。④对原料、辅料、直接接触药品的包装材料和容器等供应商、生产企业，每年抽取一定的比例开展监督检查，五年内对本行政区域内企业全部进行检查。省、自治区、直辖市药品监督管理部门可以结合本行政区域内药品生产监管工作实际情况调整检查频次。省、自治区、直辖市药品监督管理部门对有不良信用记录的药品上市许可持有人、药品生产企业，应当增加监督检查频次，并可以按照国家规定实施联合惩戒。

（3）国家药品监督管理局和省、自治区、直辖市药品监督管理部门组织监督检查时，应当制定检查方案，明确检查标准，如实记录现场检查情况，需要抽样检验或者研究的，按照有关规定执行。检查结论应当清晰、明确，检查发现的问题应当以书面形式告知被检查单位。需要整改的，应当提出整改内容及整改期限，必要时对整改后的情况实施检查。

在进行监督检查时，药品监督管理部门应当指派两名以上检查人员实施监督检查，检查人员应当向被检查单位出示执法证件。药品监督管理部门工作人员对知悉的商业秘密应当保密。

（4）风险评定并做出现场检查结论：现场检查结束后，应当对现场检查情况进行分析、汇总，并客观、公平、公正地对检查中发现的缺陷进行风险评定，做出现场检查结论。派出单位负责对现场检查结论进行综合研判。

（5）风险控制：国家药品监督管理局和省、自治区、直辖市药品监督管理部门通过监督检查发现药品生产管理或者疫苗储存、运输管理存在缺陷，有证据证明可能存在安全隐患的，应当依法采取相应措施：①基本符合药品生产质量管理规范要求，需要整改的，应当发出告诫信并依据风险相应采取告诫、约谈、限期整改等措施。②药品存在质量问题或者其他安全隐患的，药品监督管理部门根据监督检查情况，应当发出告诫信，并依据风险相应采取暂停生产、销售、使用、进口等控制措施。

药品存在质量问题或者其他安全隐患的，药品上市许可持有人应当依法召回药品而未召回的，省、自治区、直辖市药品监督管理部门应当责令其召回。风险消除后，采取控制措施的药品监督管理部门应当解除控制措施。

开展药品生产监督检查过程中，发现存在药品质量安全风险的，应当及时向派出单位报告。药品监督管理部门经研判属于重大药品质量安全风险的，应当及时向上一级药品监督管理部门和同级地方人民政府报告。

开展药品生产监督检查过程中，发现存在涉嫌违反药品法律、法规、规章的行为，应当及时采取现场控制措施，按照规定做好证据收集工作。药品监督管理部门应当按照职责和权限依法查处，涉嫌犯罪的移送公安机关处理。

（6）监管信息档案管理：省、自治区、直辖市药品监督管理部门应当依法将本行政区域内药品上市许可持有人和药品生产企业的监管信息归入药品安全信用档案管理，并保持相关数据的动态更新。监管信息包括药品生产许可、日常监督检查结果、违法行为查处、药品质量抽查检验、不良行为记录和投诉举报等内容。

（7）国家药品监督管理局和省、自治区、直辖市药品监督管理部门在生产监督管理工作中，不得妨碍药品上市许可持有人、药品生产企业的正常生产活动，不得索取或者收受财物，不得谋取其他利益。

（8）约谈的规定：省、自治区、直辖市药品监督管理部门未及时发现生产环节药品安全系统性风险，未及时消除监督管理区域内药品安全隐患的，或者省级人民政府未履行药品安全职责，未及时消除区域性重大药品安全隐患的，国家药品监督管理局应当对其主要负责人进行约谈。

被约谈的省、自治区、直辖市药品监督管理部门和地方人民政府应当立即采取措施，对药品监督管理工作进行整改。约谈情况和整改情况应当纳入省、自治区、直辖市药品监督管理部门和地方人民政府药品监督管理工作评议、考核记录。

3. 监督检查行政相对方义务性规定

（1）监督检查应提交的材料：监督检查时，药品上市许可持有人和药品生产企业应当根据检查需要说明情况、提供有关材料：①药品生产场地管理文件及变更材料。②药品生产企业接受监督检查及整改落实情况。③药品质量不合格的处理情况。④药物警戒机构、人员、制度制定情况及疑似药品不良反应监测、识别、评估、控制情况。⑤实施附条件批准的品种，开展上市后研究的材料。⑥需要审查的其他必要材料。

（2）风险控制：发生与药品质量有关的重大安全事件，药品上市许可持有人应当立即对有关药品及其原料、辅料及直接接触药品的包装材料和容器、相关生产线等采取封存等控制措施，并立即报告所在地省、自治区、直辖市药品监督管理部门和有关部门，省、自治区、直辖市药品监督管理部门应当在二十四小时内报告省级人民政府，同时报告国家药品监督管理局。

第三节　药品生产质量管理规范

一、GMP 制度概述

《药品生产质量管理规范》简称 GMP，是"good manu-facturing practice"的缩写。在国际上，GMP 已成为药品生产和质量管理的基本准则，它也是国际贸易药品质量签证制度的组成部分，是药品进入国际市场的"准入证"。

（一）GMP 的由来

GMP 是人类长期医药实践积累的产物，人类经历了几次较大的药害事件后，对药品生产过程中的质量管理形成了一套规范化的管理制度。最早的 GMP 是美国坦普尔大学几位教授提出的，当时仅作为 FDA 内部文件。震惊全球的"反应停"药害事件后，美国国会于 1963 年颁布了世界第一部 GMP。

美国颁布实施 GMP 后，一些发达国家和地区纷纷效仿美国先后制定和颁布了本国或本地区的 GMP。1971 年英国制定了 GMP，1972 年欧共体颁布了《GMP 总则》，此外德国、法国、澳大利亚等相继制定了本国的 GMP。1999 年日本和欧盟开始实行 CGMP(current good manufacturing practice)，2001 年美国 FDA 和欧盟签订相关协议，开始实行 CGMP。目前 CGMP 是美、欧、日等国执行的 GMP 标准。

我国 GMP 的推行始于 20 世纪 80 年代，1982 年中国医药工业公司制定了《药品生产质量管理规范》(试行稿)。1988 年卫生部颁布了我国第一部政府组织编写的《药品生产质量管理规范》。1998 年国家药品监督管理局对 GMP 进行了修订，并在全国大力推广实施 GMP，自 2004 年 7 月 1 日起强制要求开办药品生产企业必须通过 GMP 认证。1998 年版 GMP 颁布、实施十余年来，逐渐暴露其不足之处。为此，国家食品药品监督管理局对 1998 年版的 GMP 进行了修订。2010 年修订版的 GMP 于 2011 年 1 月 17 日由卫生部正式颁布，自 2011 年 3 月 1 日起施行。

（二）GMP 的指导思想

一切药品的质量形成是生产出来的，而不是靠检验出来的。药品生产要控制生产全过程所有影响药品质量的因素，防止药品生产中的混批、混杂、污染和交叉污染，保证生产的药品符合法定质量标准。

（三）GMP 的最终目标

GMP 的最终目标是：做到一切行为有标准、一切行为有记录、一切行为可追溯。

（四）实施 GMP 的意义

（1）GMP 的实施能最大限度地降低药品生产过程中的污染、交叉污染、混淆、差错等，保证生产出安全有效、稳定均一的药品，确保公众用药安全。

（2）实施 GMP 有利于对药品生产质量进行监督管理，为药品监督管理部门提供一套监督检查的标准化依据。

（3）GMP 也是国际贸易的"通行证"，是否按照 GMP 要求生产药品已成为药品进入国际市场的先决条件。

二、我国现行版 GMP 的主要内容

我国现行版 GMP（2010 年版）分为十四章，共 313 条，具体为总则（共 4 条）、质量管理（共 11 条）、机构与人员（共 22 条）、厂房与设施（共 33 条）、设备（共 31 条）、物料与产品（共 36 条）、确认与验证（共 12 条）、文件管理（共 34 条）、生产管理（共 33 条）、质量控制与质量保证（共 61 条）、委托生产与委托检验（共 15 条）、产品发运与召回（共 13 条）、自检（共 4 条）、附则（共 4 条）。同时配套 5 个附录，具体是《无菌药品》《原料药品》《生物制品》《血液制品》《中药制剂》。

（一）总则

GMP 总则明确了《药品管理法》和《药品管理法实施条例》是 GMP 制定的依据，要求药品生产企业应当建立药品质量管理体系。GMP 作为质量管理体系的一部分，是药品生产管理和质量控制的基本要求，旨在最大限度地降低药品生产过程中污染、交叉污染及混淆、差错等风险，确保持续、稳定地生产出符合预定用途和注册要求的药品。我国药品制剂生产的全过程及原料药生产中影响成品质量的关键工序均应遵照本规范执行。

（二）质量管理

1. 原则

（1）企业应当建立符合药品质量管理要求的质量目标，将药品注册的有关安全、有效和质量可控的所有要求，系统地贯彻到药品生产、控制及产品放行、储存、发运的全过程中，确保所生产的药品符合预定用途和注册要求。

（2）企业高层管理人员应当确保实现既定的质量目标，不同层次的人员及供应商、经销商应当共同参与并承担各自的责任。

（3）企业应当配备足够的、符合要求的人员、厂房、设施和设备，为实现质量目标提供必要的条件。

2. 质量保证（quality assurance, QA） 规定企业必须建立质量保证系统，同时建立完整的文件体系，以保证系统有效运行。QA 侧重政策性控制，如生产工艺规程、操作规程的制定、确认和验证的实施、召回系统的建立等。

3. 质量控制（quality control, QC） QC 侧重技术性控制，包括相应的组织机构、文件系统，取样、检验及环境监测等，确保物料或产品在放行前完成必要的检验，确认其质量符合要求。

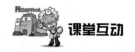

课堂互动

QA 与 QC 有何联系与区别？

4. 质量风险管理（quality risk management, QRM） QRM 是在整个产品生命周期中采用前瞻或回顾的方式，对质量风险进行评估、控制、沟通、审核的系统过程。企业应当根据科学知识及经验对质量风险进行评估，以保证产品质量。质量风险管理过程所采用的方法、措施、形式及形成的文件应当与存在风险的级别相适应。

（三）机构与人员

1. 原则

（1）企业应当建立与药品生产相适应的管理机构，并有组织机构图。企业应当设立独立的质量管理部门，履行质量保证和质量控制的职责。质量管理部门可以分别设立质量保证部门和质量控制部门。

（2）企业应当配备足够数量并具有适当资质（含学历、培训和实践经验）的管理和操作人员，应当明确规定每个部门和每个岗位的职责。

2. 关键人员 企业的关键人员应当为企业的全职人员，至少应当包括企业负责人、生产管理负责人、质量管理负责人和质量受权人。质量管理负责人和生产管理负责人不得互相兼任。质量管理负责人和质量受权人可以兼任。GMP 对生产管理负责人、质量管理负责人、质量受权人从学历、技术职称、工作经验等方面提出了明确的资质要求，并规定了具体的职责。

（1）企业负责人：企业负责人是药品质量的主要责任人，全面负责企业日常管理。

（2）生产管理负责人：生产管理负责人应当至少具有药学或相关专业本科学历（或中级专业技术职称或执业药师资格），具有至少 3 年从事药品生产和质量管理的实践经验，其中至少有 1 年的药品生产管理经验，接受过与所生产产品相关的专业知识培训。

（3）质量管理负责人：质量管理负责人应当至少具有药学或相关专业本科学历（或中级专业技术职称或执业药师资格），具有至少 5 年从事药品生产和质量管理的实践经验，其中至少 1 年的药品质量管理经验，接受过与所生产产品相关的专业知识培训。

（4）质量受权人：质量受权人应当至少具有药学或相关专业本科学历（或中级专业技术职称或执业药师资格），具有至少 5 年从事药品生产和质量管理的实践经验，从事过药品生产过程控制和质量检验工作。质量受权人应当具有必要的专业理论知识，并经过与产品放行有关的培训，方能独立履行其职责。

3. 培训

（1）企业应当指定部门或专人负责培训管理工作，应当有经生产管理负责人或质量管理负责人审核或批准的培训方案或计划，培训记录应当予以保存。

（2）与药品生产、质量有关的所有人员都应当经过培训，培训的内容应当与岗位的要求相适应。

（3）高风险操作区（如高活性、高毒性、传染性、高致敏性物料的生产区）的工作人员应当接受专门的培训。

知识链接

> **"人是最大的污染源"**
>
> 一般情况下，大气中每立方米空气中含有一亿四千万个悬浮粒子，而人的头皮每平方厘米约有一百四十万个微生物，每克指甲污垢约有三十八亿个微生物。相关资料表明，人员带入的微粒占非产尘洁净室微粒的80%。可以说，"人是最大的污染源"，因此人员卫生十分关键。

4. 人员卫生

（1）所有人员都应当接受卫生要求的培训，企业应当建立人员卫生操作规程，最大限度地降低人员对药品生产造成污染的风险。

（2）人员卫生操作规程应当包括与健康、卫生习惯及人员着装相关的内容。生产区和质量控制区的人员应当正确理解相关的人员卫生操作规程。企业应当采取措施确保人员卫生操作规程的执行。

（3）企业应当对人员健康进行管理，并建立健康档案。直接接触药品的生产人员上岗前应当接受健康检查，以后每年至少进行一次健康检查。

（4）企业应当采取适当措施，避免体表有伤口、患有传染病或其他可能污染药品疾病的人员从事直接接触药品的生产。

（5）参观人员和未经培训的人员不得进入生产区和质量控制区，特殊情况确需要进入的，应当事先对个人卫生、更衣等事项进行指导。

（6）任何进入生产区的人员均应当按照规定更衣。工作服的选材、式样及穿戴方式应当与所从事的工作和空气洁净度级别要求相适应。各级别洁净区洁净服要求如表7-1所示。

知识链接——进入C级洁净区的更衣标准操作规程

表7-1 各级别洁净区洁净服要求

洁净区级别	工作服的选材、式样及穿戴方式
D级洁净区	应当将头发、胡须等相关部位遮盖。应当穿合适的工作服和鞋子或鞋套。应当采取适当措施，以避免带入洁净区外的污染物
C级洁净区	应当将头发、胡须等相关部位遮盖。应当戴口罩。应当穿手腕处可收紧的连体服或衣裤分开的工作服，并穿适当的鞋子或鞋套。工作服应当不脱落纤维或微粒

续表

洁净区级别	工作服的选材、式样及穿戴方式
A/B 级洁净区	应当用头罩将所有头发及胡须等相关部位全部遮盖，头罩应当塞进衣领内。应当戴口罩，以防散发飞沫，必要时戴防护目镜。应当戴经灭菌且无颗粒物（如滑石粉）散发的橡胶或塑料手套，穿经灭菌或消毒的脚套，裤腿应当塞进脚套内，袖口应当塞进手套内。工作服应当为灭菌的连体工作服，不脱落纤维或微粒，并能滞留身体散发的微粒

（7）进入洁净生产区的人员不得化妆和佩戴饰物。

（8）生产区、仓储区应当禁止吸烟和饮食，禁止存放食品、饮料、香烟和个人用药品等非生产用物品。

（9）操作人员应当避免裸手直接接触药品、与药品直接接触的包装材料和设备表面。

（四）厂房与设施

1. 原则　厂房与设施是药品生产实施 GMP 的先决条件，其选址、设计、布局、建造、改造和维护必须符合药品生产要求，能够最大限度地减少污染、交叉污染、混淆和差错，便于清洁、操作和维护；企业的生产环境应整洁，厂区的地面、路面及运输等不应当对药品的生产造成污染；生产、行政、生活和辅助区的总体布局应当合理，不得互相妨碍；厂区和厂房内的人、物流走向应当合理；厂房、设施的设计和安装应当能够有效防止昆虫或其他动物进入；应当采取适当措施，防止未经批准人员的进入。

2. 生产区

（1）生产区类别：生产区按照是否有洁净度要求分为非洁净生产室（区）和洁净生产室（区），厂房应按生产工艺流程及所要求的空气洁净度级别要求合理设计、布局和使用；同一厂房内的生产操作和相邻厂房之间的生产操作不得相互妨碍；非洁净生产室（区）和洁净生产室（区）应设有相应的缓冲设施（气锁间），洁净生产室（区）与室外大气的静压差 ≥ 10 Pa；人、物流应分开且走向合理。

洁净车间设计示例（含人、物流流向图）

（2）洁净区要求：洁净区应当根据药品品种、生产操作要求及外部环境状况等配置空调净化系统（heating ventilation and air condition，HVAC），使生产区有效通风，并有温度、湿度控制和空气净化过滤，保证药品的生产环境符合要求。洁净室（区）的温度和相对湿度应与药品生产工艺要求相适应，无特殊要求时，温度应控制在 18 ~ 26 ℃，相对湿度应控制在 45% ~ 65%。洁净区与非洁净区之间、不同级别洁净区之间的压差应当不低于 10 Pa。必要时，相同洁净度级别的不同功能区域（操作间）之间也应当保持适当的压差梯度。产尘操作间（如干燥物料或产品的取样、称量、混合、包装等操作间）应当保持相对负压或采取专门的措施，防止粉尘扩散、避免交叉污染并便于清洁。应根据生产要求提供足够的照明，主要工作室的照度应达到 300 lx，对照度有特殊要求的生产部位应设置局部照明，厂房应有应急照明设施。

（3）洁净区分级：洁净区根据洁净度级别要求不同分为 A 级洁净区、B 级洁净区、C 级洁净区、D 级洁净区。

 知识链接

洁净区级别

GMP "附录 1：《无菌药品》" 将无菌药品生产所需的洁净区分为以下 4 个级别：

1.A 级　高风险操作区，如灌装区、放置胶塞桶和与无菌制剂直接接触的敞口包装容器的区域及无菌装配或连接操作的区域，应当用单向流操作台（罩）维持该区的环境状态。单向流系统在其工作区域必须均匀送风，风速为 0.36~0.54 m/s（指导值）。应当有数据证明单向流的状态并经过验证。在密闭的隔离操作器或手套箱内可使用较低的风速。

2.B 级　指无菌配制和灌装等高风险操作 A 级洁净区所处的背景区域。

3.C 级和 D 级　指无菌药品生产过程中重要程度较低的操作步骤的洁净区。

不同级别洁净区空气悬浮粒子、微生物应达到相应标准，如表 7-2、表 7-3 所示。

表 7-2　各级别洁净区空气悬浮粒子的标准

洁净度级别	悬浮粒子最大允许数 /m³			
	静态		动态	
	≥ 0.5 μm	≥ 5 μm	≥ 0.5 μm	≥ 5 μm
A 级	3 520	20	3 520	20
B 级	3 520	29	352 000	2 900
C 级	352 000	2 900	3 520 000	29 000
D 级	3 520 000	29 000	不做规定	不做规定

注：静态，指所有生产设备均已安装就绪，但没有生产活动且无操作人员在场的状态。

　　动态，指生产设备按预定的工艺模式运行并有规定数量的操作人员在现场操作的状态。

表 7-3　各级别洁净区微生物的动态标准

级别	浮游菌 cfu/m³	沉降菌（φ90 mm）cfu /4 h	表面微生物	
			接触碟（φ55 mm）cfu / 碟	5 指手套 cfu / 手套
A 级	1	1	1	1
B 级	10	5	5	5
C 级	100	50	25	—
D 级	200	100	50	—

图片——浮游菌采样仪

文献资料——不同洁净度级别
要求的无菌药品生产操作示例

（4）洁净区内部装修要求：洁净室（区）的窗户、天棚及进入室内的管道、风口、灯具与墙壁或天棚的连接部位应密封良好，墙壁与地面的交界处应成弧形，以减少灰尘积聚和便于清洁。洁净室（区）的水池、地漏不得对药品产生污染，A级洁净室（区）内不得设置地漏。各种管道、照明设施、风口和其他公用设施的设计和安装应当避免出现不易清洁的部位，应当尽可能地在生产区外部对其进行维护。排水设施应当大小适宜，并安装防止倒灌的装置。应当尽可能地避免明沟排水；不可避免时，明沟宜浅，以方便清洁和消毒。

（5）洁净区厂房、设施、设备的特殊要求：为降低污染和交叉污染的风险，厂房、生产设施和设备应当根据所生产药品的特性、工艺流程及相应洁净度级别要求合理设计、布局和使用，具体见表7-4。

表7-4 洁净区厂房、设施、设备的特殊要求

药品	厂房、设施、设备的要求
特殊性质的药品，如高致敏性药品（如青霉素类）或生物制品（如卡介苗或其他用活性微生物制备而成的药品）	必须采用专用和独立的厂房、生产设施和设备。青霉素类药品产尘量大的操作区域应当保持相对负压，排至室外的废气应当经过净化处理并符合要求，排风口应当远离其他空气净化系统的进风口。排风应当经过净化处理
β-内酰胺结构类药品、性激素类避孕药品	必须使用专用设施（如独立的空气净化系统）和设备，并与其他药品生产区严格分开。排风应当经过净化处理
激素类、细胞毒性类、高活性化学药品	应当使用专用设施（如独立的空气净化系统）和设备；特殊情况下，如采取特别防护措施并经过必要的验证，上述药品制剂则可通过阶段性生产方式共用同一生产设施和设备。排风应当经过净化处理

3. 仓储区 仓储区应当有足够的空间，确保有序存放待验、合格、不合格、退货或召回的原辅料、包装材料、中间产品、待包装产品和成品等各类物料和产品。仓储区的设计和建造应当确保良好的仓储条件，并有通风和照明设施。仓储区应当能够满足物料或产品的储存条件（如温度、湿度、避光）和安全储存的要求，并进行检查和监控。接收、发放和发运区域应当能够保护物料、产品免受外界天气（如雨、雪）的影响。接收区的布局和设施应当能够确保到货物料在进入仓储区前可对外包装进行必要的清洁。通常应当有单独的物料取样区。取样区的空气洁净度级别应当与生产要求一致。如在其他区域或采用其他方式取样，应当能够防止污染或交叉污染。

4. 质量控制区 质量控制实验室通常应当与生产区分开，生物检定、微生物和放射性同位素的实验室还应当彼此分开。实验室的设计应当确保其适用于预定的用途，

并能够避免混淆和交叉污染，应当有足够的区域用于样品处置、留样和稳定性考察样品的存放及记录的保存。处理生物样品或放射性样品等特殊物品的实验室应当符合国家的有关要求。实验动物房应当与其他区域严格分开，其设计、建造应当符合国家有关规定，并设有独立的空气处理设施及动物的专用通道。

5. **辅助区**　休息室的设置不应当对生产区、仓储区和质量控制区造成不良影响。更衣室和盥洗室应当方便人员进出，并与使用人数相适应。盥洗室不得与生产区和仓储区直接相通。维修间应当尽可能远离生产区。存放在洁净区内的维修用备件和工具，应当放置在专门的房间或工具柜中。

（五）设备

1. **原则**　设备的设计、选型、安装、改造和维护必须符合预定用途，应当尽可能降低产生污染、交叉污染、混淆和差错的风险，便于操作、清洁、维护，必要时进行消毒或灭菌。应当建立设备使用、清洁、维护和维修的操作规程，并保存相应的操作记录。应当建立并保存设备采购、安装、确认的文件和记录。

2. **设计和安装**　生产设备不得对药品质量产生任何不利影响。应当配备有适当量程和精度的衡器、量具、仪器和仪表。应当选择适当的清洗、清洁设备，并防止这类设备成为污染源。设备所用的润滑剂、冷却剂等不得对药品或容器造成污染，应当尽可能使用食用级或级别相当的润滑剂。生产用模具的采购、验收、保管、维护、发放及报废应当制定相应操作规程，设专人专柜保管，并有相应记录。

3. **维护和维修**　设备的维护和维修不得影响产品质量。应当制定设备的预防性维护计划和操作规程，设备的维护和维修应当有相应的记录。经改造或重大维修的设备应当进行再确认，符合要求后方可用于生产。

4. **使用和清洁**　主要生产和检验设备都应当有明确的操作规程并按照操作规程清洁生产设备。已清洁的生产设备应当在清洁、干燥的条件下存放。用于药品生产或检验的设备和仪器，应当有使用日志，记录内容详细。生产设备应当有明显的状态标识，标明设备编号和内容物（如名称、规格、批号）；没有内容物的应当标明清洁状态。不合格的设备，如有可能，应当搬出生产和质量控制区，未搬出前，应当有醒目的状态标识。主要固定管道应当标明内容物名称和流向。

5. **校准**　应当按照操作规程和校准计划定期对生产和检验用衡器、量具、仪表、记录和控制设备及仪器进行校准和检查，并保存相关记录。校准的量程范围应当涵盖实际生产和检验的使用范围。衡器、量具、仪表、用于记录和控制的设备及仪器应当有明显的标识，标明其校准有效期。不得使用未经校准、超过校准有效期、失准的衡器、量具、仪表及用于记录和控制的设备、仪器。在生产、包装、仓储过程中使用自动或电子设备的，应当按照操作规程定期进行校准和检查，确保其操作功能正常。校准和检查应当有相应的记录。

6. **制药用水**　制药用水应当适合其用途，并符合《中华人民共和国药典》的质量标准及相关要求。制药用水至少应当采用饮用水。纯化水、注射用水的制备、储存和分配应当能够防止微生物的滋生。纯化水可采用循环，注射用水可采用 70 ℃以上保温循环。

（六）物料与产品

药品生产所用的原辅料、与药品直接接触的包装材料应当符合相应的质量标准。应当建立物料和产品的操作规程。

1. 物料的采购　物料供应商的确定及变更应当进行质量评估，并经质量管理部门批准后方可采购。

2. 物料和产品的运输　应当能够满足其保证质量的要求，对运输有特殊要求的，其运输条件应当予以确认。

3. 物料和产品的接收　接收应当有操作规程，所有到货物料均应当检查，以确保与订单一致，并确认供应商已经获得质量管理部门批准。

每次接收均应当有记录，内容包括：①交货单和包装容器上所注物料的名称。②企业内部所用物料名称和（或）代码。③接收日期。④供应商和生产商（如不同）的名称。⑤供应商和生产商（如不同）标识的批号。⑥接收总量和包装容器数量。⑦接收后企业指定的批号或流水号，有关说明（如包装状况）。

4. 物料和产品的储存　物料接收和产品生产后应当及时按照待验管理，在适当的条件下储存，实施状态标识管理。仓储区内的原辅料标识至少标明下述内容：①指定的物料名称和企业内部的物料代码。②企业接收时设定的批号。③物料质量状态（如待验、合格、不合格、已取样）。④有效期或复验期。中间产品和待包装产品标识至少标明下述内容：产品名称和企业内部的产品代码；产品批号；数量或重量（如毛重、净重等）；生产工序（必要时）；产品质量状态（必要时，如待验、合格、不合格、已取样）。

5. 物料和产品的发放　只有经质量管理部门批准放行并在有效期或复验期内的原辅料方可使用。物料和产品的发放及发运应当符合先进先出和近效期先出的原则。

6. 特殊管理的物料和产品　麻醉药品、精神药品、医疗用毒性药品（包括药材）、放射性药品、药品类易制毒化学品及易燃、易爆和其他危险品的验收、储存、管理，应当执行国家有关的规定。

 课堂案例

"齐二药"假药案

1. 案情简介　2006年4月，广东省某医院肝病区住院患者中先后出现多例急性肾功能衰竭症状，引起该院高度重视，及时组织肝肾疾病专家会诊，分析原因，怀疑可能是患者使用某制药有限公司生产的"亮菌甲素注射液"引起的。经广东省药品检验所检验查明，该批号亮菌甲素注射液含有二甘醇，经专家论证，二甘醇是导致事件中患者急性肾功能衰竭的元凶。经多部门联合查明，该制药有限公司原辅料采购、质量检验管理不完善，相关责任人违反药品采购及质量检验的有关规定，购进了以二甘醇冒充的丙二醇，并用于亮菌甲素注射液生产，最终造成导致11人死亡的严重后果。

2. 分析讨论 试分析该制药有限公司违反了《药品管理法》、GMP 的哪些规定？应该承担什么法律责任？你对 GMP 实施有何建议？

（七）确认与验证

企业应当确定需要进行的确认或验证工作，以证明有关操作的关键要素能够得到有效控制。确认或验证的范围和程度应当经过风险评估来确定。企业的厂房、设施、设备和检验仪器应当经过确认，应当采用经过验证的生产工艺、操作规程和检验方法进行生产、操作和检验，并保持持续的验证状态。当影响产品质量的主要因素，如原辅料、与药品直接接触的包装材料、生产设备、生产环境（或厂房）生产工艺、检验方法等发生变更时，应当进行确认或验证。必要时，还应当经药品监督管理部门批准。清洁方法应当经过验证，证实其清洁的效果，以有效防止污染和交叉污染。确认和验证不是一次性的行为，首次确认或验证后，应当根据产品质量回顾分析情况进行再确认或再验证。

（八）文件管理

文件管理指文件的起草、修订、审核、批准、替换或撤销、复制、保管和销毁等管理活动。文件是质量保证系统的基本要素，本规范所指的文件包括质量标准、工艺规程、操作规程、记录、报告等。企业必须有内容正确的书面质量标准、生产处方和工艺规程、操作规程及记录等文件。

1. 文件管理操作规程的建立 企业应当建立文件管理的操作规程，系统地设计、制定、审核、批准和发放文件。与本规范有关的文件，应当经质量管理部门审核。文件的起草、修订、审核、批准、替换或撤销、复制、保管和销毁等应当按照操作规程管理，并有相应的文件分发、撤销、复制、销毁记录。

2. 文件的保存 每批药品应当有批记录，包括批生产记录、批包装记录、批检验记录和药品放行审核记录等与本批产品有关的记录。批记录应当由质量管理部门负责管理，至少保存至药品有效期后一年。质量标准、工艺规程、操作规程、稳定性考察、确认、验证、变更等其他重要文件应当长期保存。用电子方法保存的批记录，应当采用磁带、缩微胶卷、纸质副本或其他方法进行备份，以确保记录的安全，且数据资料在保存期内便于查阅。

3. 质量标准 物料和成品应当有经批准的现行质量标准；必要时，中间产品或待包装产品也应当有质量标准。

4. 工艺规程 每种药品的每个生产批量均应当有经企业批准的工艺规程，工艺规程不得任意更改。制剂的工艺规程内容至少应当包括生产处方、生产操作要求、包装操作要求。

5. 批生产记录 每批产品均应当有相应的批生产记录，可追溯该批产品的生产历史及与质量有关的情况。在生产过程中，进行每项操作时应当及时记录，操作结束后，应当由生产操作人员确认并签注姓名和日期。

6. 批包装记录　每批产品或每批中部分产品的包装，都应当有批包装记录，以便追溯该批产品包装操作及与质量有关的情况。在包装过程中，进行每项操作时应当及时记录，操作结束后，应当由包装操作人员确认并签注姓名和日期。

7. 操作规程和记录　操作规程的内容应当包括题目、编号、版本号、颁发部门、生效日期、分发部门及制定人、审核人、批准人的签名并注明日期，以及标题、正文和变更历史。下述活动也应当有相应的操作规程，其过程和结果应当有记录确认和验证：设备的装配和校准；厂房和设备的维护、清洁和消毒；培训、更衣及卫生等与人员相关的事宜；环境监测；虫害控制；变更控制；偏差处理；投诉；药品召回；退货。

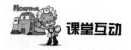

课堂互动

　　常常有人讨论 GMP 中是"硬件"重要还是"软件"重要，请谈谈你的看法。

（九）生产管理

　　所有药品的生产和包装均应当按照批准的工艺规程和操作规程进行操作并有相关记录，以确保药品达到规定的质量标准，并符合药品生产许可和注册批准的要求。为最大限度降低药品生产过程中的污染、交叉污染、混淆及差错等风险，主要应做到：

1. 分区操作　在分隔的区域内生产不同品种的药品，不得在同一生产操作间同时进行不同品种和规格药品的生产操作。有数条包装线同时进行包装时，应当采取隔离或其他有效防止污染、交叉污染或混淆的措施。

2. 采用阶段性生产方式　在生产的每一阶段，应当保护产品和物料免受微生物和其他污染。

3. 配置空调净化系统　采用密闭系统生产；设置必要的气锁间和排风；空气洁净度级别不同的区域，应当有压差控制；干燥设备的进风应当有空气过滤器，排风应当有防止空气倒流装置；应当进行中间控制和必要的环境监测，并予以记录。

气锁室（间）

4. 彻底清场并有清场记录　每次生产结束后应当进行清场，确保设备和工作场所没有遗留与本次生产有关的物料、产品和文件。下次生产开始前，应当对前次清场情况进行确认。清场后应填写清场记录，其内容包括操作间编号、产品名称、批号、生产工序、清场日期、检查项目及结果、清场负责人及复核人签名。清场记录应当纳入批生产记录。

5. 状态标识管理　生产期间使用的所有物料、中间产品或待包装产品的容器及主要设备、必要的操作室应当贴签标识或以其他方式标明生产中的产品或物料名称、规格和批号，如有必要，还应当标明生产工序。所用标识应当清晰、明了，可采用不同的颜色区分被标识物的状态（如待验、合格、不合格或已清洁等）。

6. 确保物料平衡　每批产品应当检查产量和物料平衡，确保物料平衡符合设定的限度。如有差异，必须查明原因，确认无潜在质量风险后，方可按照正常产品处理。发现待包装产品、印刷包装材料及成品数量有显著差异时，应当进行调查，未得出结论前，成品不得放行。

7. **人员数量控制**　生产厂房应当仅限于经批准的人员出入，操作区的人员数量应严格控制。

（十）质量控制（QC）与质量保证（QA）

1. **质量控制实验室管理**　质量控制实验室的人员、设施、设备应当与产品性质和生产规模相适应。质量控制负责人应当具有足够的管理实验室的资质和经验，可以管理同一企业的一个或多个实验室。质量控制实验室的检验人员应当具有相关专业中专或高中以上学历，并经过与所从事的检验操作相关的实践培训且通过考核。质量控制实验室应当配备药典、标准图谱等必要的工具书，以及标准品或对照品等相关的标准物质。质量控制实验室的文件、取样、检验、留样应当符合规定要求。试剂、试液、培养基和检定菌的管理及标准品或对照品的管理应当符合规定要求。

2. **物料和产品放行**　应当分别建立物料和产品批准放行的操作规程，明确批准放行的标准、职责，并有相应的记录。物料和产品的放行应当至少符合规定要求。

3. **持续稳定性考察**　持续稳定性考察的目的是在有效期内监控已上市药品的质量，以发现药品与生产相关的稳定性问题（如杂质含量或溶出度特性的变化），并确定药品能够在标示的储存条件下符合质量标准的各项要求。持续稳定性考察主要针对市售包装药品，但也需要兼顾待包装产品。此外，还应当考虑对储存时间较长的中间产品进行考察。持续稳定性考察应当有考察方案，结果应当有报告。持续稳定性考察的时间应当涵盖药品有效期，考察方案应当至少包括规定内容。考察批次数和检验频次应当能够获得足够的数据，以供趋势分析。通常情况下，每种规格、每种内包装形式的药品，至少每年应当考察一个批次，除非当年没有生产。

4. **变更控制**　企业应当建立变更控制系统，对所有影响产品质量的变更进行评估和管理。需要经药品监督管理部门批准的变更，应当在得到批准后方可实施。

5. **偏差处理**　各部门负责人应当确保所有人员正确执行生产工艺、质量标准、检验方法和操作规程，防止偏差的产生。企业应当建立偏差处理的操作规程，规定偏差的报告、记录、调查、处理及所采取的纠正措施，并有相应的记录。任何偏差都应当评估其对产品质量的潜在影响，发现偏差应立即报告主管人员及质量管理部门，应当有清楚的说明，重大偏差应当由质量管理部门会同其他部门进行彻底调查，并有调查报告。偏差调查报告应当由质量管理部门的指定人员审核并签字。

6. **纠正措施和预防措施**　企业应当建立纠正措施和预防措施系统，对投诉、召回、偏差、自检或外部检查结果、工艺性能和质量监测趋势等进行调查并采取纠正和预防措施。

7. **供应商的评估和批准**　质量管理部门应当对所有生产用物料的供应商进行质量评估，会同有关部门对主要物料供应商（尤其是生产商）的质量体系进行现场质量审计，并对质量评估不符合要求的供应商行使否决权。

8. **产品质量回顾分析**　应当按照操作规程，每年对所有生产的药品按品种进行产品质量回顾分析，以确认工艺稳定可靠，以及原辅料、成品现行质量标准的适用性，及时发现不良趋势，确定产品及工艺改进的方向。应当考虑以往回顾分析的历史数据，还应当对产品质量回顾分析的有效性进行自检。

9. 投诉与不良反应报告　应当建立药品不良反应报告和监测管理制度，设立专门机构并配备专职人员负责管理。

（十一）委托生产与委托检验

为确保委托生产产品的质量和委托检验的准确性和可靠性，委托方和受托方必须签订书面合同，明确规定各方责任、委托生产或委托检验的内容及相关的技术事项。委托生产或委托检验的所有活动，包括在技术或其他方面拟采取的任何变更，均应当符合药品生产许可和注册的有关要求。委托方应当对受托方进行评估，对受托方的条件、技术水平、质量管理情况进行现场考核，确认其具有完成受托工作的能力，并能保证符合规范的要求。受托方必须具备足够的厂房、设备、知识和经验及人员，满足委托方所委托的生产或检验工作的要求。

（十二）产品发运与召回

每批产品均应当有发运记录，发运记录应当至少保存至药品有效期后 1 年。企业应当建立产品召回系统，必要时可迅速、有效地从市场召回任何一批存在安全隐患的产品。因质量原因退货和召回的产品，均应当按照规定监督销毁，有证据证明退货产品质量未受影响的除外。

（十三）自检

质量管理部门应当定期组织对企业进行自检，监控本规范的实施情况，评估企业是否符合规范要求，并提出必要的纠正和预防措施。自检应当有计划，对机构与人员、厂房与设施、设备、物料与产品、确认与验证、文件管理、生产管理、质量控制与质量保证、委托生产与委托检验、产品发运与召回等项目定期进行检查。自检既可由企业指定人员进行独立、系统、全面的自检，也可由外部人员或专家进行独立的质量审计。自检应当有记录。

（十四）附则

（1）明确指出 GMP 对药品生产质量管理的基本要求。对无菌药品、生物制品、血液制品等药品或生产质量管理活动的特殊要求，由国家食品药品监督管理总局以附录方式另行制定。

（2）明确了规范中一些术语的含义，主要如下。

1）污染：在生产、取样、包装或重新包装、储存或运输等操作过程中，原辅料、中间产品、待包装产品、成品受到具有化学或微生物特性的杂质或异物的不利影响。

2）交叉污染：不同原料、辅料及产品之间发生的相互污染。

3）操作规程：经批准用来指导设备操作、维护与清洁、验证、环境控制、取样和检验等药品生产活动的通用性文件，也称标准操作规程。

4）工艺规程：为生产特定数量的成品而制定的一个或一套文件，包括生产处方、生产操作要求和包装操作要求，规定原辅料和包装材料的数量、工艺参数和条件、加工说明（包括中间控制）、注意事项等内容。

5）确认：证明厂房、设施、设备能正确运行并可达到预期结果的一系列活动。

6）验证：证明任何操作规程（或方法）、生产工艺或系统能够达到预期结果的一系列活动。

7）文件：本规范所指的文件包括质量标准、工艺规程、操作规程、记录、报告等。

8）产品生命周期：产品从最初的研发、上市直至退市的所有阶段。

9）阶段性生产方式：指在共用生产区内，在一段时间内集中生产某一产品，再对相应的共用生产区、设施、设备、工器具等进行彻底清洁，更换生产另一种产品的方式。

10）洁净区：需要对环境中的尘粒及微生物数量进行控制的房间（区域），其建筑结构、装备及其使用应当能够减少该区域内污染物的引入、产生和滞留。

11）气锁间：设置于两个或数个房间之间（如不同洁净度级别的房间之间）的具有两扇或多扇门的隔离空间。设置气锁间的目的是在人员或物料出入时对气流进行控制。气锁间有人员气锁间和物料气锁间。

12）批：经一个或若干加工过程生产的、具有预期均一质量和特性的一定数量的原辅料、包装材料或成品。

13）批号：用于识别一个特定批的具有唯一性的数字和（或）字母的组合。

14）批记录：用于记述每批药品生产、质量检验和放行审核的所有文件和记录，可追溯所有与成品质量有关的历史信息。

15）物料平衡：产品或物料实际产量或实际用量及收集到的损耗之和与理论产量或理论用量之间的比较，并考虑可允许的偏差范围。

目标检测

一、A型题（最佳选择题）

1.《**药品生产质量管理规范**》对机构与人员要求严格，下列关于关键人员的说法正确的是（　　）。

    A. 质量管理负责人和生产管理负责人可以兼任

    B. 质量受权人不可以独立履行职责

    C. 质量管理负责人和质量受权人可以兼任

    D. 质量受权人和生产管理负责人可以兼任

2.《**药品管理法**》规定，生产药品所需的原料、辅料必须符合（　　）。

    A. 化学标准　　　B. 药理标准　　　C. 食用要求　　　D. 药用要求

3. 我国现行版《**药品生产质量管理规范**》的颁布部门是（　　）。

    A. 国家药品监督管理部门

    B. 国务院卫生主管部门

    C. 国务院人力资源和社会保障部门

    D. 省级药品监督管理部门

4. 根据《药品生产质量管理规范》，必须使用独立的厂房与设施生产的药品种类是（　　）。

    A. 含生物碱类药品   B. 非甾体类药品

    C. 青霉素类等高致敏药品   D. 氨基糖苷类药品

5. 开办药品生产企业必须取得（　　）。

    A. 药品生产许可证   B. 药品生产合格证

    C. 临床研究批件   D. 药品生产批准文号

6. 《药品生产许可证》的审批发放机构是（　　）。

    A. 国家药品监督管理局   B. 省级药品监督管理局

    C. 国家卫生健康委员会   D. 省级卫生健康委员会

7. 《药品生产许可证》编号格式应为（　　）。

    A. 省份简称 + 四位年号 + 四位顺序号

    B. 省份简称 + 二位年号 + 四位顺序号

    C. 国 + 四位年号 + 四位顺序号

    D. 国 + 二位年号 + 四位顺序号

8. 根据《药品生产质量管理规范（2010版）》，在药品生产企业应当具备的条件中，不包括（　　）。

    A. 具有适当资质并经过培训的人员

    B. 足够的厂房和空间

    C. 新药研发的团队和仪器设备

    D. 经过批准的生产工艺规程

9. 根据 GMP 的规定，洁净区与非洁净区之间、不同级别洁净区之间的压差（　　）。

    A. 大于 5 Pa   B. 大于 10 Pa   C. 大于 15 Pa   D. 小于 10 Pa

10. "批号"是指（　　）。

    A. 在规定限度内具有同一性质和质量的药品

    B. 用于识别一个特定批的具有唯一性的数字和（或）字母的组合

    C. 同一生产周期中生产出来的一定数量的药品

    D. 同一生产设备生产出来的具有同一性质和数量的药品

11. 制药用水至少应当采用（　　）。

    A. 纯化水   B. 注射用水   C. 自来水   D. 饮用水

12. 注射用水的储存可采用（　　）。

    A. 100 ℃以上保温   B. 75 ℃以上保温循环

    C. 70 ℃以上保温循环   D. 10 ℃以下存放

13. 以下关于药品委托生产说法错误的是（　　）。

    A. 药品上市许可持有人应委托符合条件的药品生产企业生产药品

    B. 药品上市许可持有人应当对受托方的质量保证能力和风险管理能力进行评估

C. 受托方经过审批方，可将接受委托生产的药品再次委托第三方生产

D. 经批准或者通过关联审评、审批的原料药不得再行委托他人生产

14. 对药品生产企业《药品生产许可证》遗失的，下列处理方法正确的是（　　）。

    A. 收回　　　　　　　　　　　　　　B. 撤销

    C. 撤回　　　　　　　　　　　　　　D. 由原发证机关补发

15. 直接接触药品的生产人员上岗前应当接受健康检查，以后每年至少进行健康检查的次数是（　　）。

    A. 1次　　　　　　B. 2次　　　　　　C. 3次　　　　　　D. 5次

二、X型题（多项选择题）

1. 生产、加工、包装哪类药物必须采用专用和独立的厂房、生产设施和设备（　　）。

    A. 青霉素等强致敏性药物　　　　　　B. β-内酰胺结构类药品

    C. 性激素类避孕药品　　　　　　　　D. 细胞毒性类

2. 生产管理负责人和质量管理负责人都必须具备的资质包括（　　）。

    A. 至少具有药学或相关专业本科学历（或中级专业技术职称或执业药师资格）

    B. 具有至少三年从事药品生产和质量管理的实践经验

    C. 至少有一年的药品生产管理经验

    D. 接受过与所生产产品相关的专业知识培训

3. 下列哪些情况下，《药品生产许可证》应由原发证机关注销并予以公告（　　）。

    A. 主动申请注销药品生产许可证的

    B. 药品生产许可证有效期届满未重新发证的

    C. 营业执照依法被吊销或者注销的

    D. 药品生产许可证依法被吊销或者撤销的

4. 不得委托生产的药品包括（　　）。

    A. 血液制品

    B. 麻醉药品、精神药品、医疗用毒性药品

    C. 药品类易制毒化学品

    D. 经批准或者通过关联审评、审批的原料药

5. 关于药品GMP符合性检查，下列说法正确的是（　　）。

    A. 未通过与生产该药品的生产条件相适应的药品生产质量管理规范符合性检查的品种，应当进行上市前的药品生产质量管理规范符合性检查

    B. 拟生产药品不需要进行药品注册现场核查的，无须开展上市前的药品生产质量管理规范符合性检查

    C. 已通过与生产该药品的生产条件相适应的药品生产质量管理规范符合性检查的品种，相关省、自治区、直辖市药品监督管理部门根据风险管理原则决定是否开展上市前的药品生产质量管理规范符合性检查

    D. 通过相应上市前的药品生产质量管理规范符合性检查的商业规模批次，

　　在取得药品注册证书后，符合产品放行要求的可以上市销售

6.药品生产企业的关键人员，至少应当包括（　　）。

A.企业负责人　　　　　　　　B.生产管理负责人

C.质量受权人　　　　　　　　D.质量管理负责人

7.《药品生产质量管理规范》要求厂房进行合理布局的依据是（　　）。

A.周围环境　　　　　　　　　B.所要求的空气洁净级别

C.生产工艺流程　　　　　　　D.照明度

8.以下关于药品生产企业《药品生产许可证》许可事项变更说法正确的是（　　）。

A.生产地址、生产范围等的变更属于许可事项变更

B.生产负责人、质量负责人等变更属于许可事项变更

C.未经批准，不得擅自变更许可事项

D.许可事项在变更前30日，向原发证机关申请变更登记

（刘叶飞）

第七章 PPT

第八章

药品经营管理

学习要点

　　知识目标: 掌握药品经营许可管理及《药品流通监督管理办法》的相关规定；熟悉我国现行 GSP、互联网药品信息服务管理和互联网药品交易服务管理的主要内容；了解药品经营的概念与方式及 GSP 制度概述。

　　能力目标: 能说出药品流通过程和药品经营环节的法律法规；熟知药品经营企业开办流程，会查询、辨别药品经营企业是否合法；能按照 GSP 的要求从事药品经营活动，解决实际问题；熟知互联网药品交易服务管理的相关规定，能识别合法发布药品信息的网站。

　　素质目标: 使学生树立法治意识，依法经营药品；诚信经营，塑造良好的职业道德。

第一节　药品经营企业管理

 课堂互动

　　某执业药师想开办一家零售药店，他该如何办理相关手续？

一、药品经营的概念与方式

（一）药品经营的概念

　　药品经营是指有关组织和人员依照药事管理的法律法规对药品进行采购、验收、储存、养护、出库、运输、送货及药品的广告、定价、销售、售后服务的一系列活动。

（二）药品的经营方式

　　根据《药品管理法实施条例》，药品经营方式包括药品批发和药品零售。我国药品监督管理部门核准的药品零售企业类型包括零售连锁和零售药房（单体门店）。

158

1.药品批发　指将购进的药品销售给药品生产企业、药品经营企业、医疗机构的药品经营方式。

2.药品零售　指将购进的药品直接销售给消费者的药品经营方式，包括药品零售连锁和零售药房（单体门店）。

（1）药品零售连锁：指经营同类药品、使用统一商号的若干门店，在同一总部的管理下，采取统一采购配送、统一质量标准，采购同销售分离，实行规模化管理经营的一种经营方式。

（2）零售药房（单体门店）：是药品采购与销售一体化，将购进的药品直接销售给消费者的药品经营方式。

二、药品经营许可管理

为为加强药品经营许可工作的监督管理，2004年2月4日经国家食品药品监督管理局令第6号公布《药品经营许可证管理办法》，根据2017年11月7日国家食品药品监督管理总局局务会议《关于修改部分规章的决定》修正，本办法适用于《药品经营许可证》发证、换证、变更及监督管理。2023年9月27日经国家市场监督管理总局令第84号公布《药品经营和使用质量监督管理办法》，自2024年1月1日起实施。2004年2月4日原国家食品药品监督管理局令第6号公布的《药品经营许可证管理办法》废止。《药品经营和使用质量监督管理办法》规定，从事药品批发或者零售活动的，应当经药品监督管理部门批准，依法取得药品经营许可证，严格遵守法律、法规、规章、标准和规范。

（一）职责划分

（1）国家药品监督管理局主管全国药品经营和使用质量监督管理工作，对省、自治区、直辖市药品监督管理部门的药品经营和使用质量监督管理工作进行指导。

（2）省、自治区、直辖市药品监督管理部门负责本行政区域内药品经营和使用质量监督管理，负责药品批发企业、药品零售连锁总部的许可、检查和处罚，以及药品上市许可持有人销售行为的检查和处罚；按职责指导设区的市级、县级人民政府承担药品监督管理职责的部门（以下简称市县级药品监督管理部门）的药品经营和使用质量监督管理工作。

（3）市县级药品监督管理部门负责本行政区域内药品经营和使用质量监督管理，负责药品零售企业的许可、检查和处罚，以及药品使用环节质量的检查和处罚。

（4）国家市场监督管理总局按照有关规定加强市场监管综合执法队伍的指导。

（二）申请《药品经营许可证》的条件

1.从事药品批发活动应具备的条件

（1）有与其经营范围相适应的质量管理机构和人员；企业法定代表人、主要负责人、质量负责人、质量管理部门负责人等符合规定的条件。

（2）有依法经过资格认定的药师或者其他药学技术人员。

（3）有与其经营品种和规模相适应的自营仓库、营业场所和设施设备，仓库具备实现药品入库、传送、分拣、上架、出库等操作的现代物流设施设备。

（4）有保证药品质量的质量管理制度以及覆盖药品经营、质量控制和追溯全过程的信息管理系统，并符合药品经营质量管理规范要求。

2. 从事药品零售活动应具备的条件

（1）经营处方药、甲类非处方药的，应当按规定配备与经营范围和品种相适应的依法经过资格认定的药师或者其他药学技术人员。只经营乙类非处方药的，可以配备经设区的市级药品监督管理部门组织考核合格的药品销售业务人员。

（2）有与所经营药品相适应的营业场所、设备、陈列、仓储设施及卫生环境；同时经营其他商品（非药品）的，陈列、仓储设施应当与药品分开设置；在超市等其他场所从事药品零售活动的，应当具有独立的经营区域。

（3）有与所经营药品相适应的质量管理机构或者人员，企业法定代表人、主要负责人、质量负责人等符合规定的条件。

（4）有保证药品质量的质量管理制度、符合质量管理与追溯要求的信息管理系统，符合药品经营质量管理规范要求。

（三）申请《药品经营许可证》的程序

药品经营企业申请《药品经营许可证》程序如图8-1所示。

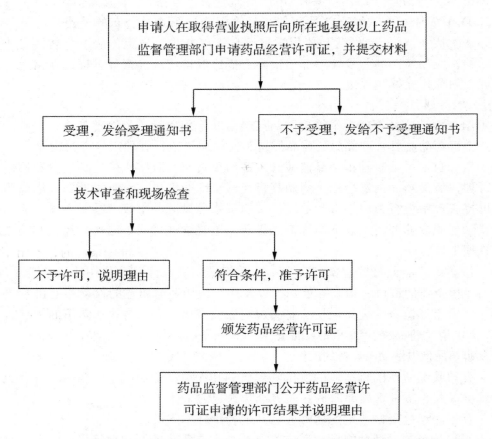

图8-1 药品经营企业申请《药品经营许可证》程序

（1）开办药品经营企业，应当在取得营业执照后，向所在地县级以上药品监督管理部门申请药品经营许可证，提交下列材料。

1）药品经营许可证申请表。

2）质量管理机构情况以及主要负责人、质量负责人、质量管理部门负责人学历、工作经历相关材料。

3）药师或者其他药学技术人员资格证书及任职文件。

4）经营药品的方式和范围相关材料。

5）药品质量管理规章制度及陈列、仓储等关键设施设备清单。

6）营业场所、设备、仓储设施及周边卫生环境等情况，营业场所、仓库平面布置图及房屋产权或者使用权相关材料。

7）法律、法规规定的其他材料。

（2）药品监督管理部门收到药品经营许可证申请后，应当根据下列情况分别作出处理。

1）申请事项依法不需要取得药品经营许可的，应当即时告知申请人不受理。

2）申请事项依法不属于本部门职权范围的，应当即时作出不予受理的决定，并告知申请人向有关行政机关申请。

3）申请材料存在可以当场更正的错误的，应当允许申请人当场更正。

4）申请材料不齐全或者不符合形式审查要求的，应当当场或者在五日内发给申请人补正材料通知书，一次告知申请人需要补正的全部内容，逾期不告知的，自收到申请材料之日起即为受理。

5）申请材料齐全、符合形式审查要求，或者申请人按照要求提交全部补正材料的，应当受理药品经营许可证申请。

药品监督管理部门受理或者不予受理药品经营许可证申请的，应当出具加盖本部门专用印章和注明日期的受理通知书或者不予受理通知书。

（3）药品监督管理部门应当自受理申请之日起二十日内作出决定。药品监督管理部门按照药品经营质量管理规范及其现场检查指导原则、检查细则等有关规定，组织开展申报资料技术审查和现场检查。经技术审查和现场检查，符合条件的，准予许可，并自许可决定作出之日起五日内颁发药品经营许可证；不符合条件的，作出不予许可的书面决定，并说明理由。

仅从事乙类非处方药零售活动的，申请人提交申请材料和承诺书后，符合条件的，准予许可，当日颁发药品经营许可证。自许可决定作出之日起三个月内药品监督管理部门组织开展技术审查和现场检查，发现承诺不实的，责令限期整改，整改后仍不符合条件的，撤销药品经营许可证。

（4）药品监督管理部门应当在网站和办公场所公示申请药品经营许可证的条件、程序、期限、需要提交的全部材料目录和申请表格式文本等。

（5）药品监督管理部门应当公开药品经营许可证申请的许可结果，并提供条件，便利申请人查询审批进程。

（四）《药品经营许可证》管理

（1）药品经营许可证有效期为五年，分为正本和副本。药品经营许可证样式由国家药品监督管理局统一制定。药品经营许可证电子证书与纸质证书具有同等法律效力。

（2）药品经营许可证应当载明许可证编号、企业名称、统一社会信用代码、经营地址、法定代表人、主要负责人、质量负责人、经营范围、经营方式、仓库地址、发证机关、发证日期、有效期等项目。企业名称、统一社会信用代码、法定代表人等项目应当与市场监督管理部门核发的营业执照中载明的相关内容一致。

（3）药品经营许可证载明事项分为许可事项和登记事项。许可事项是指经营地址、经营范围、经营方式、仓库地址。登记事项是指企业名称、统一社会信用代码、法定代表人、主要负责人、质量负责人等。

（4）药品批发企业经营范围包括中药饮片、中成药、化学药、生物制品、体外诊断试剂（药品）、麻醉药品、第一类精神药品、第二类精神药品、药品类易制毒化学品、医疗用毒性药品、蛋白同化制剂、肽类激素等。其中麻醉药品、第一类精神药品、第二类精神药品、药品类易制毒化学品、医疗用毒性药品、蛋白同化制剂、肽类激素等经营范围的核定，按照国家有关规定执行。经营冷藏冷冻等有特殊管理要求的药品的，应当在经营范围中予以标注。

（5）从事药品零售活动的，应当核定经营类别，并在经营范围中予以明确。经营类别分为处方药、甲类非处方药、乙类非处方药。药品零售企业经营范围包括中药饮片、中成药、化学药、第二类精神药品、血液制品、细胞治疗类生物制品及其他生物制品等。其中第二类精神药品、血液制品、细胞治疗类生物制品经营范围的核定，按照国家有关规定执行。经营冷藏冷冻药品的，应当在经营范围中予以标注。药品零售连锁门店的经营范围不得超过药品零售连锁总部的经营范围。

（6）从事放射性药品经营活动的，应当按照国家有关规定申领放射性药品经营许可证。

（7）变更药品经营许可证载明的许可事项的，应当向发证机关提出药品经营许可证变更申请。未经批准，不得擅自变更许可事项。发证机关应当自受理变更申请之日起十五日内作出准予变更或者不予变更的决定。

（8）药品经营许可证载明的登记事项发生变化的，应当在发生变化起三十日内，向发证机关申请办理药品经营许可证变更登记。发证机关应当在十日内完成变更登记。

（9）药品经营许可证载明事项发生变更的，由发证机关在副本上记录变更的内容和时间，并按照变更后的内容重新核发药品经营许可证正本。

（10）药品经营许可证有效期届满需要继续经营药品的，药品经营企业应当在有效期届满前六个月至两个月期间，向发证机关提出重新审查发证申请。发证机关按照本办法关于申请办理药品经营许可证的程序和要求进行审查，必要时开展现场检查。药品经营许可证有效期届满前，应当作出是否许可的决定。经审查符合规定条件的，准予许可，药品经营许可证编号不变。不符合规定条件的，责令限期整改；整改后仍不符合规定条件的，不予许可，并书面说明理由。逾期未作出决定的，视为准予许可。在有效期届满前两个月内提出重新审查发证申请的，药品经营许可证有效期届满后不得继续经营；药品监督管理部门准予许可后，方可继续经营。

（11）有下列情形之一的，由发证机关依法办理药品经营许可证注销手续，并予以公告。

1）企业主动申请注销药品经营许可证的。

2）药品经营许可证有效期届满未申请重新审查发证的。

3）药品经营许可依法被撤销、撤回或者药品经营许可证依法被吊销的。

4）企业依法终止的。

5）法律、法规规定的应当注销行政许可的其他情形。

（12）药品经营许可证遗失的，应当向原发证机关申请补发。原发证机关应当及时补发药品经营许可证，补发的药品经营许可证编号和有效期限与原许可证一致。

（13）任何单位或者个人不得伪造、变造、出租、出借、买卖药品经营许可证。

（14）药品监督管理部门应当及时更新药品经营许可证核发、重新审查发证、变更、吊销、撤销、注销等信息，并在完成后十日内予以公开。

（15）药品经营许可证编号格式为"省份简称 + 两位分类代码 + 四位地区代码 + 五位顺序号"。其中两位分类代码为大写英文字母，第一位 A 表示批发企业，B 表示药品零售连锁总部，C 表示零售连锁门店，D 表示单体药品零售企业；第二位 A 表示法人企业，B 表示非法人企业。四位地区代码为阿拉伯数字，对应企业所在地区（市、州）代码，按照国内电话区号编写，区号为四位的去掉第一个 0，区号为三位的全部保留，第四位为调整码。

 课堂案例

哪种处罚合法？

1.案情简介　A 药店因经营不善，注销了《药品经营许可证》。经与 B 药店协商，该药店将剩余的 160 种、价值 2 万元的药品一次性转移至 B 药店销售。至药品监管执法人员检查时，B 药店已销售货值 5 000 元的该批药品。

针对此案例，现有以下几种不同的处理意见：

（1）A 药店无证批发药品，应按相关条款进行处理。

（2）B 药店从非法渠道购进药品，应依法对其进行处理，而 A 药店已不经营药品，不应对其做出处罚。

（3）该案例属特殊情况，对 A 药店、B 药店均不予处理。

（4）对 A 药店和 B 药店分别进行处理。

结合所学知识，你认为以上哪种处罚合法？

2. 案情分析

（1）A 药店构成无证经营药品违法行为：《药品管理法》规定，要从事药品经营活动，必须向药品监管部门进行申请，药品监管部门经审查符合条件和规定的，依据法律规定发放《药品经营许可证》后，方可从事药品经营活动。无《药品经营许可证》的，不得经营药品。本案中，A 药店因经营不善注销了《药品经营许可证》，已经丧失了经营药品的资格，但其仍然将剩余的药品全部转移至 B 药店销售，擅自从事药品经营活动，构成了无证经营药品违法行为。

（2）B 药店构成从非法渠道购进药品违法行为：《药品管理法》规定，药品经营企业应当从药品上市许可持有人或者具有药品生产、经营资格的企业购进药品。A 药店因经营不善注销了《药品经营许可证》，已经丧失了经营药品的资格，而 B 药店仍从其处购进药品，构成了从非法渠道购进药品违法行为。

（3）分别处罚：本案中，A 药店构成无证经营药品违法行为，B 药店构成从非法渠道购进药品违法行为，均已违法，应分别依法处罚。

本案涉及药品监管工作中经常遇到的问题，即《药品经营许可证》注销后，库存药品如何处理。对于该问题，药监部门应从确保药品质量的角度出发，要求企业严格按照药品管理法规规定，将库存剩余药品按原供货渠道作退货处理，不能简单将库存药品再次销售，这样，既难以保证药品质量，又构成无证经营药品行为。

第二节　药品经营质量管理规范

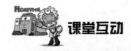

如果你毕业以后在药品经营企业工作，如何安全、有效、方便、及时、经济地为患者提供药品？

一、GSP 制度概述

《药品经营质量管理规范》（简称 GSP——英文"good supply practice"的缩写，意思是"良好的供应规范"）是药品经营管理和质量控制的基本准则。GSP 是一个国际通用的概念，实质意义是控制药品在采购、收货与验收、储存与养护、销售与出库、运输与配送及售后管理等流通环节所有可能发生质量事故的因素，从而防止质量事故发生的一整套管理程序。其核心是通过严格的管理制度来约束企业的经营行为，使企业在药品经营过程中采取有效的质量控制措施，确保药品质量安全。

1980 年，国际药品联合会在西班牙马德里召开的全体大会上，通过决议呼吁各国成员实施《药品供应管理规范》。1982 年由中国医药公司将我国医药商业质量管理工作经验与日本的 GSP 观念体系融合提炼，形成具有中国特色的 GSP，从此开始了我国推行 GSP 的工作。1984 年，国家医药管理局制定了《医药商品质量管理规范（试行）》，在医药行业内试行。1992 年，国家医药管理局正式颁布了《医药商品质量管理规范》，这标志着我国 GSP 已经成为政府规章。2000 年 4 月 30 日，国家药品监督管理局发布了《药品经营质量管理规范》，于 2000 年 7 月 1 日起施行。2000 年 11 月，国家药品监督管理局又发布了《药品经营质量管理规范实施细则》和《药品经营质量管理规范（GSP）认证管理办法（试行）》，并于 2003 年 4 月发布和实施修订后的《药品经营质量管理规范认证管理办法》。

2012 年 11 月 6 日，经卫生部部务会审议通过，以卫生部第 90 号令发布的《药品经营质量管理规范》自 2013 年 6 月 1 日起施行。国家食品药品监督管理总局（CFDA）2013 年 10 月 23 日发布《药品经营质量管理规范》冷藏、冷冻药品的储存与运输管理，药品经营企业计算机系统，温湿度自动监测，药品收货与验收和验证管理等 5 个附录，作为《药品经营质量管理规范》配套文件。2015 年 6 月 25 日，国家食品药品监督管理总局（CFDA）发布《药品经营质量管理规范》（国家食品药品监督管理总局令第 13 号）。CFDA 于 2016 年 7 月 20 日发布了《国家食品药品监督管理总局关于修改〈药品经营质量管理规范〉的决定》，公布了新修改的《药品经营质量管理规范》（国家食品药品监督管理总局令第 28 号）。2019 年 12 月 1 日施行的《药品管理法》规定不再进行药品经营质量管理规范认证，标志着药品经营全过程应持续符合法定要求。

现行版 GSP 对药品批发企业、药品零售企业的经营管理和质量控制要求分别做了详细的阐述和解释，在药品的购进、储运、销售等环节实行质量管理，技术要求更为具体化，提高了可操作性，对提高药品经营企业素质、规范药品经营行为、保障药品质量安全起到了十分重要的作用。对于一些专业化程度高、技术应用先进、管理控制严格、流程作业标准化的专项内容，以附录的形式进行具体、统一、准确、规范的要求，以保证新修订 GSP 新引入的各项质量控制手段在质量管理关键环节，特别是药品质量高风险环节能得到正确的实施和应用，切实起到"防范质量风险、杜绝质量事故"的实施目标。

二、我国现行 GSP 的主要内容

我国现行版 GSP 共 4 章，包括总则、药品批发的质量管理、药品零售的质量管理、附则，共计 184 条。新修订 GSP 增加了许多新的管理内容，如借鉴了国外药品流通管理的先进经验，引入供应链管理理念，结合我国国情，增加了计算机信息化管理、仓储温湿度自动检测、药品冷链管理等新的管理要求，同时引入质量风险管理、体系内审、验证等理念和管理方法，从药品经营企业人员、机构、设施设备、文件体系等质量管理要素的各个方面对药品的采购、验收、储存、养护、销售、运输、售后管理等环节做出了许多新的规定。

在软件方面，新修订 GSP 明确要求企业建立质量管理体系，设立质量管理部门或者配备质量管理人员，并对质量管理制度、岗位职责、操作规程、记录、凭证等一系列质量管理体系文件提出详细要求，强调了文件的执行和实效；提高了企业负责人、质量负责人、质量管理部门负责人及质管、验收、养护等岗位人员的资质要求。

在硬件方面，新修订 GSP 全面推行计算机信息化管理，着重规定计算机管理的设施、网络环境、数据库及应用软件功能要求；明确规定企业应对药品仓库采用温度和湿度自动监测系统，对仓储环境实施持续、有效的实时监测；对储存、运输冷藏、冷冻药品要求配备特定的设施设备。

新修订的《药品经营质量管理规范》采用了通则加附录的框架结构。通则内容主要是药品流通各环节质量控制的基本准则、原则性要求、通用性管理规定，具体包括总则、药品批发的质量管理、药品零售的质量管理、附则。附录的主要内容包括冷藏、冷冻药品的储存与运输管理，药品经营企业计算机系统，温湿度自动监测，药品收货与验收和验证管理等。

第一章总则，共4条；第二章药品批发的质量管理，共14节、115条，主要包括质量管理体系、组织机构与质量管理职责、人员与培训、质量管理体系文件、设施与设备、校准与验证、计算机系统、采购、收货和验收、储存与养护、销售、出库、运输与配送、售后管理；第三章药品零售的质量管理，共8节、58条，主要包括质量管理与职责、人员管理、文件、设施与设备、采购与验收、陈列与储存、销售管理、售后管理；第四章附则，共7条。

（一）总则

1.**《药品经营质量管理规范》制定的目的和依据**　为加强药品经营质量管理，规范药品经营行为，保障人体用药安全、有效，根据《药品管理法》《药品管理法实施条例》制定本规范。

2.**基本准则**　本规范是药品经营管理和质量控制的基本准则。企业应当在药品采购、储存、销售、运输等环节采取有效的质量控制措施，确保药品质量，并按照国家有关要求建立药品追溯系统，实现药品可追溯。

3.**适用主体**　药品经营企业应当严格执行本规范。药品生产企业销售药品、药品流通过程中其他涉及储存与运输药品的，也应当符合本规范相关要求。

4.**基本守则**　药品经营企业应当坚持诚实守信，依法经营。禁止任何虚假、欺骗行为。

 **知识链接**

药品追溯

　　药品追溯是通过药品的电子监管系统，对药品的生产和流通环节进行全程监管，出现问题就可以进行责任追溯。药品追溯码是指用于唯一标识药品各级销售单元的代码，由一列数字、字母和（或）符号组成。药品追溯码由 20 位字符构成。前 7 位为药品标识码，用于标识特定于某种与药品上市许可持有人、生产企业、药品通用名、剂型、制剂规格和包装规格对应的药品唯一性代码。中间 9 位为生产标识码，用于识别药品在生产过程中相关数据的代码。后 4 位为校验位，以验证药品追溯码的正确性。药品追溯码可为一维条码、二维条码和 RFID 标签等形式。每个产品被明确其"身份证号"后，具有唯一不可替代性，在实际的运作中通过追码追物的方式追溯产品流转全过程，以落实责任主体。

（二）药品批发的质量管理

1. 质量管理体系

（1）企业应当依据有关法律法规及本规范的要求建立质量管理体系，确定质量方针，制定质量管理体系文件，开展质量策划、质量控制、质量保证、质量改进和质量风险管理等活动。

（2）企业制定的质量方针文件应当明确企业总的质量目标和要求，并贯彻到药品经营活动的全过程。

（3）企业质量管理体系应当与其经营范围和规模相适应，包括组织机构、人员、设施设备、质量管理体系文件及相应的计算机系统等。

（4）企业应当定期以及在质量管理体系关键要素发生重大变化时，组织开展内审。

（5）企业应当对内审的情况进行分析，依据分析结论制定相应的质量管理体系改进措施，不断提高质量控制水平，保证质量管理体系持续有效运行。

（6）企业应当采用前瞻或者回顾的方式，对药品流通过程中的质量风险进行评估、控制、沟通和审核。

（7）企业应当对药品供货单位、购货单位的质量管理体系进行评价，确认其质量保证能力和质量信誉，必要时进行实地考察。

（8）企业应当全员参与质量管理。各部门、岗位人员应当正确理解并履行职责，承担相应的质量责任。

2. 组织机构与质量管理职责

（1）企业应当设立与其经营活动和质量管理相适应的组织机构或者岗位，明确规定其职责、权限及相互关系。

（2）企业负责人是药品质量的主要责任人，全面负责企业日常管理，负责提供必要的条件，保证质量管理部门和质量管理人员有效履行职责，确保企业实现质量目标并按照本规范要求经营药品。

（3）企业质量负责人应当由高层管理人员担任，全面负责药品质量管理工作，独立履行职责，在企业内部对药品质量管理具有裁决权。

（4）企业应当设立质量管理部门，有效开展质量管理工作。质量管理部门的职责不得由其他部门及人员履行。

（5）质量管理部门应当履行以下职责。

1）督促相关部门和岗位人员执行药品管理的法律法规及本规范。

2）组织制定质量管理体系文件，并指导、监督文件的执行。

3）负责对供货单位和购货单位的合法性、购进药品的合法性及供货单位销售人员、购货单位采购人员的合法资格进行审核，并根据审核内容的变化进行动态管理。

4）负责质量信息的收集和管理，并建立药品质量档案。

5）负责药品的验收、指导并监督药品采购、储存、养护、销售、退货、运输等环节的质量管理工作。

6）负责不合格药品的确认，对不合格药品的处理过程实施监督。

7）负责药品质量投诉和质量事故的调查、处理及报告。

8）负责假劣药品的报告。

9）负责药品质量查询。

10）负责指导设定计算机系统质量控制功能。

11）负责计算机系统操作权限的审核和质量管理基础数据的建立及更新。

12）组织验证、校准相关设施设备。

13）负责药品召回的管理。

14）负责药品不良反应的报告。

15）组织质量管理体系的内审和风险评估。

16）组织对药品供货单位及购货单位质量管理体系和服务质量的考察和评价。

17）组织对被委托运输的承运方运输条件和质量保障能力的审查。

18）协助开展质量管理教育和培训。

19）其他应当由质量管理部门履行的职责。

3. 人员与培训

（1）企业从事药品经营和质量管理工作的人员，应当符合有关法律法规及本规范规定的资格要求，不得有相关法律法规禁止从业的情形。

（2）企业负责人应当具有大学专科以上学历或者中级以上专业技术职称，经过基本的药学专业知识培训，熟悉有关药品管理的法律法规及本规范。

（3）企业质量负责人应当具有大学本科以上学历、执业药师资格和 3 年以上药品经营质量管理工作经历，在质量管理工作中具备正确判断和保障实施的能力。

（4）企业质量管理部门负责人应当具有执业药师资格和 3 年以上药品经营质量管理工作经历，能独立解决经营过程中的质量问题。

（5）企业应当配备符合以下资格要求的质量管理、验收及养护等岗位人员。

1）从事质量管理工作的，应当具有药学中专或者医学、生物、化学等相关专业大学专科以上学历或者具有药学初级以上专业技术职称。

2）从事验收、养护工作的，应当具有药学或者医学、生物、化学等相关专业中专以上学历或者具有药学初级以上专业技术职称。

3）从事中药材、中药饮片验收工作的，应当具有中药学专业中专以上学历或者具有中药学中级以上专业技术职称；从事中药材、中药饮片养护工作的，应当具有中药学专业中专以上学历或者具有中药学初级以上专业技术职称；直接收购地产中药材的，验收人员应当具有中药学中级以上专业技术职称。

从事疫苗配送的，还应当配备2名以上专业技术人员专门负责疫苗质量管理和验收工作。专业技术人员应当具有预防医学、药学、微生物学或者医学等专业本科以上学历及中级以上专业技术职称，并有3年以上从事疫苗管理或者技术工作经历。

（6）从事质量管理、验收工作的人员应当在职在岗，不得兼职其他业务工作。

（7）从事采购工作的人员应当具有药学或者医学、生物、化学等相关专业中专以上学历，从事销售、储存等工作的人员应当具有高中以上文化程度。

（8）企业应当对各岗位人员进行与其职责和工作内容相关的岗前培训和继续培训，以符合本规范要求。

（9）培训内容应当包括相关法律法规、药品专业知识及技能、质量管理制度、职责及岗位操作规程等。

（10）企业应当按照培训管理制度制订年度培训计划并开展培训，使相关人员能正确理解并履行职责。培训工作应当做好记录并建立档案。

（11）从事特殊管理的药品和冷藏冷冻药品的储存、运输等工作的人员，应当接受相关法律法规和专业知识培训并经考核合格后方可上岗。

（12）企业应当制定员工个人卫生管理制度，储存、运输等岗位人员的着装应当符合劳动保护和产品防护的要求。

（13）质量管理、验收、养护、储存等直接接触药品岗位的人员应当进行岗前及年度健康检查，并建立健康档案。患有传染病或者其他可能污染药品的疾病的，不得从事直接接触药品的工作。身体条件不符合相应岗位特定要求的，不得从事相关工作。

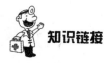 **知识链接**

《药品管理法》对从业人员禁止性规定

1. 第一百一十八条　生产、销售假药，或者生产、销售劣药且情节严重的，对法定代表人、主要负责人、直接负责的主管人员和其他责任人员，没收违法行为发生期间自本单位所获收入，并处所获收入百分之三十以上三倍以下的罚款，终身禁止从事药品生产经营活动，并可以由公安机关处五日以上十五日以下的拘留。

2. 第一百二十二条　伪造、变造、出租、出借、非法买卖许可证或者药品批准证明文件的，没收违法所得，并处违法所得一倍以上五倍以下的罚款；情节严重的，并处违法所得五倍以上十五倍以下的罚款，吊销药品生产许可证、药品经营许可证、医疗机构制剂许可证或者药品批准证明文件，对法定代表人、主要负责人、直接负责的主管人员和其他责任人员，处二万元以上二十万元以下的罚款，十年内禁止从事药品生产经营活动，并可以由公安机关处五日以上十五日以下的拘留；违法所得不足十万元的，按十万元计算。

4. 质量管理体系文件

（1）企业制定质量管理体系文件应当符合企业实际：文件包括质量管理制度、部门及岗位职责、操作规程、档案、报告、记录和凭证等。

（2）文件的起草、修订、审核、批准、分发、保管，以及修改、撤销、替换、销毁等应当按照文件管理操作规程进行，并保存相关记录。

（3）文件应当标明题目、种类、目的以及文件编号和版本号：文字应当准确、清晰、易懂；文件应当分类存放，便于查阅。

（4）企业应当定期审核、修订文件，使用的文件应当为现行有效的文本，已废止或者失效的文件除留档备查外，不得在工作现场出现。

（5）企业应当保证各岗位获得与其工作内容相对应的必要文件，并严格按照规定开展工作。

（6）药品批发企业质量管理制度内容：

1）质量管理体系内审的规定。

2）质量否决权的规定。

3）质量管理文件的管理。

4）质量信息的管理。

5）供货单位、购货单位、供货单位销售人员及购货单位采购人员等资格审核的规定。

6）药品采购、收货、验收、储存、养护、销售、出库、运输的管理。

7）特殊管理的药品的规定。

8）药品有效期的管理。

9）不合格药品、药品销毁的管理。

10）药品退货的管理。

11）药品召回的管理。

12）质量查询的管理。

13）质量事故、质量投诉的管理。

14）药品不良反应报告的规定。

15）环境卫生、人员健康的规定。

16）质量方面的教育、培训及考核的规定。

17）设施设备保管和维护的管理。

18）设施设备验证和校准的管理。

19）记录和凭证的管理。

20）计算机系统的管理。

21）执行药品追溯的规定。

22）其他应当规定的内容。

（7）药品批发企业部门及岗位职责内容：

1）质量管理、采购、储存、销售、运输、财务和信息管理等部门职责。

2）企业负责人、质量负责人及质量管理、采购、储存、销售、运输、财务和信息管理等部门负责人的岗位职责。

3）质量管理、采购、收货、验收、储存、养护、销售、出库复核、运输、财务、信息管理等岗位职责

4）与药品经营相关的其他岗位职责。

（8）企业应当制定药品采购、收货、验收、储存、养护、销售、出库复核、运输等环节及计算机系统的操作规程。

（9）企业应当建立药品采购、验收、养护、销售、出库复核、销后退回和购进退出、运输、储运温湿度监测、不合格药品处理等相关记录，做到真实、完整、准确、有效和可追溯。

（10）通过计算机系统记录数据时，有关人员应当按照操作规程，通过授权及密码登录后方可进行数据的录入或者复核；数据的更改应当经质量管理部门审核并在其监督下进行，更改过程应当留有记录。

（11）书面记录及凭证应当及时填写，并做到字迹清晰，不得随意涂改，不得撕毁。更改记录的，应当注明理由、日期并签名，保持原有信息清晰可辨。

（12）记录及凭证应当至少保存5年。疫苗、特殊管理的药品的记录及凭证按相关规定保存。

5. 设施与设备

（1）企业应当具有与其药品经营范围、经营规模相适应的经营场所和库房。

（2）库房的选址、设计、布局、建造、改造和维护应当符合药品储存的要求，防止药品的污染、交叉污染、混淆和差错。

（3）药品储存作业区、辅助作业区应当与办公区和生活区分开一定距离或者有隔离措施。

（4）库房的规模及条件应当满足药品的合理、安全储存，并达到以下要求，便于开展储存作业。

1）库房内外环境整洁，无污染源，库区地面硬化或者绿化。

2）库房内墙、顶光洁，地面平整，门窗结构严密。

3）库房有可靠的安全防护措施，能够对无关人员进入实行可控管理，防止药品被盗、替换或者混入假药。

4）有防止室外装卸、搬运、接收、发运等作业受异常天气影响的措施。

（5）库房应当配备以下设施设备：

1）药品与地面之间有效隔离的设备。

2）避光、通风、防潮、防虫、防鼠等设备。

3）有效调控温度、湿度及室内外空气交换的设备。

4）自动监测、记录库房温度、湿度的设备。

5）符合储存作业要求的照明设备。

6）用于零货拣选、拼箱发货操作及复核的作业区域和设备。

7）包装物料的存放场所。

8）验收、发货、退货的专用场所。

9）不合格药品专用存放场所。

10）经营特殊管理的药品有符合国家规定的储存设施。

（6）经营中药材、中药饮片的，应当有专用的库房和养护工作场所；直接收购地产中药材的，应当设置中药样品室（柜）。

（7）储存、运输冷藏、冷冻药品的，应当配备以下设施设备：

1）与其经营规模和品种相适应的冷库，储存疫苗的应当配备两个以上独立冷库。

2）用于冷库温度自动监测、显示、记录、调控、报警的设备。

3）冷库制冷设备的备用发电机组或者双回路供电系统。

4）对有特殊低温要求的药品，应当配备符合其储存要求的设施设备。

5）冷藏车及车载冷藏箱或者保温箱等设备。

（8）运输药品应当使用封闭式货物运输工具。

（9）运输冷藏、冷冻药品的冷藏车及车载冷藏箱、保温箱，应当符合药品运输过程中对温度控制的要求。冷藏车具有自动调控温度、显示温度、存储和读取温度监测数据的功能；冷藏箱及保温箱具有外部显示和采集箱体内温度数据的功能。

（10）储存、运输设施设备的定期检查、清洁和维护应当由专人负责，并建立记录和档案。

6. 校准与验证

（1）企业应当按照国家有关规定，对计量器具、温湿度监测设备等定期进行校准或者检定。

企业应当对冷库、储运温湿度监测系统及冷藏运输等设施设备进行使用前验证、定期验证及停用时间超过规定时限的验证。

（2）企业应当根据相关验证管理制度，形成验证控制文件，包括验证方案、报告、评价、偏差处理和预防措施等。

（3）验证应当按照预先确定和批准的方案实施，验证报告应当经过审核和批准，验证文件应当存档。

（4）企业应当根据验证确定的参数及条件，正确、合理地使用相关设施设备。

7. 计算机系统

（1）企业应当建立能够符合经营全过程管理及质量控制要求的计算机系统，实现药品可追溯。

（2）企业计算机系统应当符合以下要求：

1）有支持系统正常运行的服务器和终端机。

2）有安全、稳定的网络环境，有固定接入互联网的方式和安全、可靠的信息平台。

3）有实现部门之间、岗位之间信息传输和数据共享的局域网。

4）有药品经营业务票据生成、打印和管理功能。

5）有符合本规范要求及企业管理实际需要的应用软件和相关数据库。

（3）各类数据的录入、修改、保存等操作应当符合授权范围、操作规程和管理制度的要求，保证数据原始、真实、准确、安全和可追溯。

（4）计算机系统运行中涉及企业经营和管理的数据，应当采用安全、可靠的方式储存并按日备份，备份数据应当存放在安全场所，记录类数据的保存时限应当符合《药品经营质量管理规范》第四十二条的要求。

8. 采购

（1）企业的采购活动应当符合以下要求：

1）确定供货单位的合法资格。

2）确定所购入药品的合法性。

3）核实供货单位销售人员的合法资格。

4）与供货单位签订质量保证协议。

采购中涉及的首营企业、首营品种，采购部门应当填写相关申请表格，经过质量管理部门和企业质量负责人的审核批准。必要时应当组织实地考察，对供货单位质量管理体系进行评价。

（2）对首营企业的审核，应当查验加盖其公章原印章的以下资料，确认真实、有效。

1）《药品生产许可证》或者《药品经营许可证》复印件。

2）营业执照、税务登记、组织机构代码的证件复印件及上一年度企业年度报告公示情况。

3）《药品生产质量管理规范》认证证书或者《药品经营质量管理规范》认证证书复印件。

4）相关印章、随货同行单（票）样式。

5）开户户名、开户银行及账号。

（3）采购首营品种应当审核药品的合法性，索取加盖供货单位公章原印章的药品生产或者进口批准证明文件复印件并予以审核，审核无误的方可采购。以上资料应当归入药品质量档案。

（4）企业应当核实、留存供货单位销售人员以下资料：

1）加盖供货单位公章原印章的销售人员身份证复印件。

2）加盖供货单位公章原印章和法定代表人印章或者签名的授权书，授权书应当载明被授权人姓名、身份证号码，以及授权销售的品种、地域、期限。

3）供货单位及供货品种相关资料。

（5）企业与供货单位签订的质量保证协议至少包括以下内容：

1）明确双方质量责任。

2）供货单位应当提供符合规定的资料且对其真实性、有效性负责。

3）供货单位应当按照国家规定开具发票。

4）药品质量符合药品标准等有关要求。

5）药品包装、标签、说明书符合有关规定。

6）药品运输的质量保证及责任。

7）质量保证协议的有效期限。

（6）采购药品时，企业应当向供货单位索取发票。发票应当列明药品的通用名称、规格、单位、数量、单价、金额等；不能全部列明的，应当附《销售货物或者提供应税劳务清单》，并加盖供货单位发票专用章原印章、注明税票号码。

（7）发票上的购、销单位名称及金额、品名应当与付款流向及金额、品名一致，并与财务账目内容相对应。发票按有关规定保存。

（8）采购药品应当建立采购记录。采购记录应当有药品的通用名称、剂型、规格、生产厂商、供货单位、数量、价格、购货日期等内容，采购中药材、中药饮片的，还应当标明产地。

（9）发生灾情、疫情、突发事件或者临床紧急救治等特殊情况，以及其他符合国家有关规定的情形，企业可采用直调方式购销药品，将已采购的药品不入本企业仓库，直接从供货单位发送到购货单位，并建立专门的采购记录，保证有效的质量跟踪和追溯。

（10）采购特殊管理的药品，应当严格按照国家有关规定进行。

（11）企业应当定期对药品采购的整体情况进行综合质量评审，建立药品质量评审和供货单位质量档案，并进行动态跟踪管理。

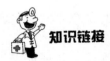 **知识链接**

药品直调和质量保证

药品采购应严格按照 GSP 规定的程序进行，原则上不允许进行药品直调。当发生灾情、疫情、突发事件或者临床紧急救治等特殊情况，以及其他符合国家有关规定的情形，药品经营企业可采用直调方式购销药品，将已采购的药品不入本企业仓库，直接从供货单位发送到购货单位，并建立专门的采购记录，保证有效的质量跟踪和追溯。进行药品直调的，可委托购货单位进行药品验收。购货单位应当严格按照 GSP 的要求验收药品和进行药品电子监管码的扫码与数据上传，并建立专门的直调药品验收记录。验收当日应当将验收记录相关信息传递给直调企业。直调药品出库时，由供货单位开具两份随货同行单（票），分别发往直调企业和购货单位。随货同行单（票）的内容应当符合 GSP 第七十三条第二款的要求，还应当标明直调企业名称。

9. 收货与验收

（1）企业应当按照规定的程序和要求对到货药品逐批进行收货、验收，防止不合格药品入库。

（2）药品到货时，收货人员应当核实运输方式是否符合要求，并对照随货同行单（票）和采购记录核对药品，做到票、账、货相符。

随货同行单（票）应当包括供货单位、生产厂商、药品的通用名称、剂型、规格、批号、数量、收货单位、收货地址、发货日期等内容，并加盖供货单位药品出库专用章原印章。

（3）冷藏、冷冻药品到货时，应当对其运输方式及运输过程的温度记录、运输时间等质量控制状况进行重点检查并记录。不符合温度要求的应当拒收。

（4）收货人员对符合收货要求的药品，应当按品种特性要求放于相应待验区域，或者设置状态标志，通知验收。冷藏、冷冻药品应当在冷库内待验。

（5）验收药品应当按照药品批号查验同批号的检验报告书。供货单位为批发企业的，检验报告书应当加盖其质量管理专用章原印章。检验报告书的传递和保存可以采用电子数据形式，但应当保证其合法性和有效性。

（6）企业应当按照验收规定，对每次到货药品进行逐批抽样验收，抽取的样品应当具有代表性。

1）同一批号的药品应当至少检查一个最小包装，但生产企业有特殊质量控制要求或者打开最小包装可能影响药品质量的，可不打开最小包装。

2）破损、污染、渗液、封条损坏等包装异常及零货、拼箱的，应当开箱检查至最小包装。

3）外包装及封签完整的原料药、实施批签发管理的生物制品，可不开箱检查。

（7）验收人员应当对抽样药品的外观、包装、标签、说明书及相关的证明文件等逐一进行检查、核对；验收结束后，应当将抽取的完好样品放回原包装箱，加封并标示。

（8）特殊管理的药品应当按照相关规定在专库或者专区内验收。

（9）验收药品应当做好验收记录，包括药品的通用名称、剂型、规格、批准文号、批号、生产日期、有效期、生产厂商、供货单位、到货数量、到货日期、验收合格数量、验收结果等内容。验收人员应当在验收记录上签署姓名和验收日期。

中药材验收记录应当包括品名、产地、供货单位、到货数量、验收合格数量等内容。中药饮片验收记录应当包括品名、规格、批号、产地、生产日期、生产厂商、供货单位、到货数量、验收合格数量等内容，实施批准文号管理的中药饮片还应当记录批准文号。

验收不合格的，还应注明不合格事项及处置措施。

（10）企业应当建立库存记录，验收合格的药品应当及时入库登记；验收不合格的，不得入库，并由质量管理部门处理。

（11）企业按本规范第六十九条规定进行药品直调的，可委托购货单位进行药品验收。购货单位应当严格按照本规范的要求验收药品，并建立专门的直调药品验收记录。验收当日，应当将验收记录相关信息传递给直调企业。

10. 储存与养护

（1）企业应当根据药品的质量特性对药品进行合理储存，并符合以下要求：

1）按包装标示的温度要求储存药品，包装上没有标示具体温度的，按照《中华人民共和国药典》规定的储藏要求进行储存。

2）储存药品相对湿度为35%~75%。

3）在人工作业的库房储存药品，按质量状态实行色标管理，合格药品为绿色，不合格药品为红色，待确定药品为黄色。

4）储存药品应当按照要求采取避光、遮光、通风、防潮、防虫、防鼠等措施。

5）搬运和堆码药品应当严格按照外包装标示要求规范操作，堆码高度符合包装图示要求，避免损坏药品包装。

6）药品按批号堆码，不同批号的药品不得混垛，垛间距不小于5厘米，与库房内墙、顶、温度调控设备及管道等设施间距不小于30厘米，与地面间距不小于10厘米。

7）药品与非药品、外用药与其他药品分开存放，中药材和中药饮片分库存放。

8）特殊管理的药品，应当按照国家有关规定储存。

9）拆除外包装的零货药品，应当集中存放。

10）储存药品的货架、托盘等设施设备应当保持清洁，无破损和杂物堆放。

11）未经批准的人员不得进入储存作业区，储存作业区内的人员不得有影响药品质量和安全的行为。

12）药品储存作业区内不得存放与储存管理无关的物品。

（2）养护人员应当根据库房条件、外部环境、药品质量特性等对药品进行养护，主要内容如下：

1）指导和督促储存人员对药品进行合理储存与作业。

2）检查并改善储存条件、防护措施、卫生环境。

3）对库房温湿度进行有效监测、调控。

4）按照养护计划对库存药品的外观、包装等质量状况进行检查，并建立养护记录；对储存条件有特殊要求的或者有效期较短的品种，应当进行重点养护。

5）发现有问题的药品，应当及时在计算机系统中锁定和记录，并通知质量管理部门处理。

6）对中药材和中药饮片，应当按其特性采取有效方法进行养护并记录，所采取的养护方法不得对药品造成污染。

7）定期汇总、分析养护信息。

（3）企业应当采用计算机系统对库存药品的有效期进行自动跟踪和控制，采取近效期预警及超过有效期自动锁定等措施，防止过期药品销售。

（4）药品因破损而导致液体、气体、粉末泄漏时，应当迅速采取安全处理措施，防止对储存环境和其他药品造成污染。

（5）对质量可疑的药品，应当立即采取停售措施，并在计算机系统中锁定，同时报告质量管理部门确认。对存在质量问题的药品，应当采取以下措施：

　　1）存放于标志明显的专用场所，并有效隔离，不得销售。

　　2）怀疑为假药的，及时报告食品药品监督管理部门。

　　3）属于特殊管理的药品，按照国家有关规定处理。

　　4）不合格药品的处理过程应当有完整的手续和记录。

　　5）对不合格药品，应当查明并分析原因，及时采取预防措施。

　　（6）企业应当对库存药品定期盘点，做到账、货相符。

11. 销售

　　（1）企业应当将药品销售给合法的购货单位，并对购货单位的证明文件、采购人员及提货人员的身份证明进行核实，保证药品销售流向真实、合法。

　　（2）企业应当严格审核购货单位的生产范围、经营范围或者诊疗范围，并按照相应的范围销售药品。

　　（3）企业销售药品，应当如实开具发票，做到票、账、货、款一致。

　　（4）企业应当做好药品销售记录，记录包括药品的通用名称、规格、剂型、批号、有效期、生产厂商、购货单位、销售数量、单价、金额、销售日期等内容。按照本规范第六十九条规定进行药品直调的，应当建立专门的销售记录。

　　中药材销售记录应当包括品名、规格、产地、购货单位、销售数量、单价、金额、销售日期等内容；中药饮片销售记录应当包括品名、规格、批号、产地、生产厂商、购货单位、销售数量、单价、金额、销售日期等内容。

　　（5）销售特殊管理的药品及国家有专门管理要求的药品，应当严格按照国家有关规定执行。

12. 出库

　　（1）出库时应当对照销售记录进行复核。发现以下情况不得出库，并报告质量管理部门处理。

　　1）药品包装出现破损、污染、封口不牢、衬垫不实、封条损坏等问题。

　　2）包装内有异常响动或者液体渗漏。

　　3）标签脱落、字迹模糊不清或者标识内容与实物不符。

　　4）药品已超过有效期。

　　5）其他异常情况的药品。

　　（2）药品出库复核应当建立记录，包括购货单位、药品的通用名称、剂型、规格、数量、批号、有效期、生产厂商、出库日期、质量状况和复核人员等内容。

　　（3）特殊管理的药品出库应当按照有关规定进行复核。

　　（4）药品拼箱发货的，代用包装箱应当有醒目的拼箱标志。

　　（5）药品出库时，应当附加盖企业药品出库专用章原印章的随货同行单（票）。

　　企业按照本规范第六十九条规定直调药品的，直调药品出库时，由供货单位开具两份随货同行单（票），分别发往直调企业和购货单位。随货同行单（票）的内容应当符合本规范第七十三条第二款的要求，还应当标明直调企业名称。

　　（6）冷藏、冷冻药品的装箱、装车等项作业，应当由专人负责并符合以下要求：

1）车载冷藏箱或者保温箱在使用前应当达到相应的温度要求。

2）应当在冷藏环境下完成冷藏、冷冻药品的装箱、封箱工作。

3）装车前应当检查冷藏车辆的启动、运行状态，达到规定温度后方可装车。

4）启运时应当做好运输记录，内容包括运输工具和启运时间等。

13. 运输与配送

（1）企业应当按照质量管理制度的要求，严格执行运输操作规程，并采取有效措施保证运输过程中的药品质量与安全。

（2）运输药品，应当根据药品的包装、质量特性并针对车况、道路、天气等因素，选用适宜的运输工具，采取相应措施防止出现破损、污染等问题。

（3）发运药品时，应当检查运输工具，发现运输条件不符合规定的，不得发运。运输药品过程中，运载工具应当保持密闭。

（4）企业应当严格按照外包装标示的要求搬运、装卸药品。

（5）企业应当根据药品的温度控制要求，在运输过程中采取必要的保温或者冷藏、冷冻措施。

运输过程中，药品不得直接接触冰袋、冰排等蓄冷剂，防止对药品质量造成影响。

（6）在冷藏、冷冻药品运输途中，应当实时监测并记录冷藏车、冷藏箱或者保温箱内的温度数据。

（7）企业应当制定冷藏、冷冻药品运输应急预案，对运输途中可能发生的设备故障、异常天气影响、交通拥堵等突发事件，能够采取相应的应对措施。

（8）企业委托其他单位运输药品的，应当对承运方运输药品的质量保障能力进行审计，索取运输车辆的相关资料，符合本规范运输设施设备条件和要求的方可委托。

（9）企业委托运输药品应当与承运方签订运输协议，明确药品质量责任、遵守运输操作规程和在途时限等内容。

（10）企业委托运输药品应当有记录，实现运输过程的质量追溯。记录至少包括发货时间、发货地址、收货单位、收货地址、货单号、药品件数、运输方式、委托经办人、承运单位，采用车辆运输的还应当载明车牌号，并留存驾驶人员的驾驶证复印件。记录应当至少保存5年。

（11）已装车的药品应当及时发运并尽快送达。委托运输的，企业应当要求并监督承运方严格履行委托运输协议，防止因在途时间过长影响药品质量。

（12）企业应当采取运输安全管理措施，防止在运输过程中发生药品盗抢、遗失、调换等事故。

（13）特殊管理的药品的运输，应当符合国家有关规定。

14. 售后管理

（1）企业应当加强对退货的管理，保证退货环节药品的质量和安全，防止混入假冒药品。

（2）企业应当按照质量管理制度的要求制定投诉管理操作规程，内容包括投诉渠道及方式、档案记录、调查与评估、处理措施、反馈和事后跟踪等。

（3）企业应当配备专职或者兼职人员负责售后投诉管理，对投诉的质量问题查明原因，采取有效措施及时处理和反馈，并做好记录，必要时应当通知供货单位及药品生产企业。

（4）企业应当及时将投诉及处理结果等信息记入档案，以便查询和跟踪。

（5）企业发现已售出药品有严重质量问题，应当立即通知购货单位停售、追回并做好记录，同时向食品药品监督管理部门报告。

（6）企业应当协助药品生产企业履行召回义务，按照召回计划的要求及时传达、反馈药品召回信息，控制和收回存在安全隐患的药品，并建立药品召回记录。

（7）企业质量管理部门应当配备专职或者兼职人员，按照国家有关规定承担药品不良反应监测和报告工作。

（三）药品零售的质量管理

1. 质量管理与职责

（1）企业应当按照有关法律法规及本规范的要求制定质量管理文件，开展质量管理活动，确保药品质量。

（2）企业应当具有与其经营范围和规模相适应的经营条件，包括组织机构、人员、设施设备、质量管理文件，并按照规定设置计算机系统。

（3）企业负责人是药品质量的主要责任人，负责企业日常管理，负责提供必要的条件，保证质量管理部门和质量管理人员有效履行职责，确保企业按照本规范要求经营药品。

（4）企业应当设置质量管理部门或者配备质量管理人员，履行以下职责：

1）督促相关部门和岗位人员执行药品管理的法律法规及本规范。

2）组织制定质量管理文件，并指导、监督文件的执行。

3）负责对供货单位及其销售人员资格证明的审核。

4）负责对所采购药品合法性的审核。

5）负责药品的验收，指导并监督药品采购、储存、陈列、销售等环节的质量管理工作。

6）负责药品质量查询及质量信息管理。

7）负责药品质量投诉和质量事故的调查、处理及报告。

8）负责对不合格药品的确认及处理。

9）负责假劣药品的报告。

10）负责药品不良反应的报告。

11）开展药品质量管理教育和培训。

12）负责计算机系统操作权限的审核、控制及质量管理基础数据的维护。

13）负责组织计量器具的校准及检定工作。

14）指导并监督药学服务工作。

15）其他应当由质量管理部门或者质量管理人员履行的职责。

2. 人员管理

（1）企业从事药品经营和质量管理工作的人员，应当符合有关法律法规及本规范规定的资格要求，不得有相关法律法规禁止从业的情形。

（2）企业法定代表人或者企业负责人应当具备执业药师资格。

企业应当按照国家有关规定配备执业药师，负责处方审核，指导合理用药。

（3）质量管理、验收、采购人员应当具有药学或者医学、生物、化学等相关专业学历或者具有药学专业技术职称。从事中药饮片质量管理、验收、采购人员应当具有中药学中专以上学历或者具有中药学专业初级以上专业技术职称。

营业员应当具有高中以上文化程度或者符合省级食品药品监督管理部门规定的条件。中药饮片调剂人员应当具有中药学中专以上学历或者具备中药调剂员资格。

（4）企业各岗位人员应当接受相关法律法规及药品专业知识与技能的岗前培训和继续培训，以符合本规范要求。

（5）企业应当按照培训管理制度制订年度培训计划并开展培训，使相关人员能正确理解并履行职责。培训工作应当做好记录并建立档案。

（6）企业应当为销售特殊管理的药品、国家有专门管理要求的药品、冷藏药品的人员接受相应培训提供条件，使其掌握相关法律法规和专业知识。

（7）在营业场所内，企业工作人员应当穿着整洁、卫生的工作服。

（8）企业应当对直接接触药品岗位的人员进行岗前及年度健康检查，并建立健康档案。患有传染病或者其他可能污染药品的疾病的，不得从事直接接触药品的工作。

（9）在药品储存、陈列等区域不得存放与经营活动无关的物品及私人用品，在工作区域内不得有影响药品质量和安全的行为。

3. 文件

（1）企业应当按照有关法律法规及本规范规定制定符合企业实际的质量管理文件。文件包括质量管理制度、岗位职责、操作规程、档案、记录和凭证等，并对质量管理文件定期审核、及时修订。

（2）企业应当采取措施确保各岗位人员正确理解质量管理文件的内容，保证质量管理文件有效执行。

（3）药品零售企业质量管理制度内容如下：

1）药品采购、验收、陈列、销售等环节的管理，设置库房的还应当包括储存、养护的管理。

2）供货单位和采购品种的审核。

3）处方药销售的管理。

4）药品拆零的管理。

5）特殊管理的药品和国家有专门管理要求的药品的管理。

6）记录和凭证的管理。

7）收集和查询质量信息的管理。

8）质量事故、质量投诉的管理。

9）中药饮片处方审核、调配、核对的管理。

10）药品有效期的管理。

11）不合格药品、药品销毁的管理。

12）环境卫生、人员健康的规定。

13）提供用药咨询、指导合理用药等药学服务的管理。

14）人员培训及考核的规定。

15）药品不良反应报告的规定。

16）计算机系统的管理。

17）执行药品追溯的规定。

18）其他应当规定的内容。

（4）企业应当明确企业负责人、质量管理、采购、验收、营业员及处方审核、调配等岗位的职责，设置库房的还应当包括储存、养护等岗位职责。

（5）质量管理岗位、处方审核岗位的职责不得由其他岗位人员代为履行。

（6）药品零售操作规程应当包括如下：

1）药品采购、验收、销售。

2）处方审核、调配、核对。

3）中药饮片处方审核、调配、核对。

4）药品拆零销售。

5）特殊管理的药品和国家有专门管理要求的药品的销售。

6）营业场所药品陈列及检查。

7）营业场所冷藏药品的存放。

8）计算机系统的操作和管理。

9）设置库房的，还应当包括储存和养护的操作规程。

（7）企业应当建立药品采购、验收、销售、陈列检查、温湿度监测、不合格药品处理等相关记录，做到真实、完整、准确、有效和可追溯。

（8）记录及相关凭证应当至少保存5年。特殊管理的药品的记录及凭证按相关规定保存。

（9）通过计算机系统记录数据时，相关岗位人员应当按照操作规程，通过授权及密码登录计算机系统，进行数据的录入，保证数据原始、真实、准确、安全和可追溯。

（10）电子记录数据应当以安全、可靠的方式定期备份。

4. 设施与设备

（1）企业的营业场所应当与其药品经营范围、经营规模相适应，并与药品储存、办公、生活辅助及其他区域分开。

（2）营业场所应当具有相应设施或者采取其他有效措施，避免药品受室外环境的影响，并做到宽敞、明亮、整洁、卫生。

（3）营业场所应当有以下营业设备：

1）货架和柜台。

2）监测、调控温度的设备。

3）经营中药饮片的，有存放饮片和处方调配的设备。

4）经营冷藏药品的，有专用冷藏设备。

5）经营第二类精神药品、毒性中药品种和罂粟壳的，有符合安全规定的专用存放设备。

6）药品拆零销售所需的调配工具、包装用品。

（4）企业应当建立能够符合经营和质量管理要求的计算机系统，并满足药品追溯的要求。

（5）企业设置库房的，应当做到库房内墙、顶光洁，地面平整，门窗结构严密；有可靠的安全防护、防盗等措施。

（6）仓库应当有以下设施设备：

1）药品与地面之间有效隔离的设备。

2）避光、通风、防潮、防虫、防鼠等设备。

3）有效监测和调控温湿度的设备。

4）符合储存作业要求的照明设备。

5）验收专用场所。

6）不合格药品专用存放场所。

7）经营冷藏药品的，有与其经营品种及经营规模相适应的专用设备。

（7）经营特殊管理的药品，应当有符合国家规定的储存设施。

（8）储存中药饮片，应当设立专用库房。

（9）企业应当按照国家有关规定，对计量器具、温湿度监测设备等定期进行校准或者检定。

5.采购与验收

（1）企业采购药品，应当符合《药品经营质量管理规范》第二章第八节的相关规定。

（2）药品到货时，收货人员应当按采购记录对照供货单位的随货同行单（票）核实药品实物，做到票、账、货相符。

（3）企业应当按规定的程序和要求对到货药品逐批进行验收，并按照《药品经营质量管理规范》第八十条规定做好验收记录。

验收抽取的样品应当具有代表性。

（4）冷藏药品到货时，应当按照《药品经营质量管理规范》第七十四条规定进行检查。

（5）验收药品应当按照《药品经营质量管理规范》第七十六条规定查验药品检验报告书。

（6）特殊管理的药品应当按照相关规定进行验收。

（7）验收合格的药品应当及时入库或者上架，验收不合格的，不得入库或者上架，并报告质量管理人员处理。

6.陈列与储存

（1）企业应当对营业场所温度进行监测和调控，以使营业场所的温度符合常温要求。

（2）企业应当定期进行卫生检查，保持环境整洁。存放、陈列药品的设备应当保持清洁卫生，不得放置与销售活动无关的物品，并采取防虫、防鼠等措施，防止污染药品。

（3）药品的陈列应当符合以下要求：

1）按剂型、用途及储存要求分类陈列，并设置醒目的标志，类别标签应字迹清晰、放置准确。

2）药品放置于货架（柜），摆放整齐有序，避免阳光直射。

3）处方药、非处方药分区陈列，并有处方药、非处方药专用标识。

4）处方药不得采用开架自选的方式陈列和销售。

5）外用药与其他药品分开摆放。

6）拆零销售的药品集中存放于拆零专柜或者专区。

7）第二类精神药品、毒性中药品种和罂粟壳不得陈列。

8）冷藏药品放置在冷藏设备中，按规定对温度进行监测和记录，并保证存放温度符合要求。

9）中药饮片柜斗谱的书写应当正名正字；装斗前应当复核，防止错斗、串斗；应当定期清斗，防止饮片生虫、发霉、变质；不同批号的饮片装斗前应当清斗并记录。

10）经营非药品应当设置专区，与药品区域明显隔离，并有醒目标志。

（4）企业应当定期对陈列、存放的药品进行检查，重点检查拆零药品和易变质、近效期、摆放时间较长的药品及中药饮片。发现有质量疑问的药品，应当及时撤柜，停止销售，由质量管理人员确认和处理，并保留相关记录。

（5）企业应当对药品的有效期进行跟踪管理，防止近效期药品售出后可能发生的过期使用。

（6）企业设置库房的，库房的药品储存与养护管理应当符合《药品经营质量管理规范》第二章第十节的相关规定。

7. 销售管理

（1）企业应当在营业场所的显著位置悬挂《药品经营许可证》、营业执照、执业药师注册证等。

（2）营业人员应当佩戴有照片、姓名、岗位等内容的工作牌，是执业药师和药学技术人员的，工作牌还应当标明执业资格或者药学专业技术职称。在岗执业的执业药师应当挂牌明示。

（3）销售药品应当符合以下要求：

1）处方经执业药师审核后方可调配；对处方所列药品，不得擅自更改或者代用，对有配伍禁忌或者超剂量的处方，应当拒绝调配，但经处方医师更正或者重新签字确认的，可以调配；调配处方后经过核对方可销售。

2）处方审核、调配、核对人员应当在处方上签字或者盖章，并按照有关规定保存处方或者其复印件。

3）销售近效期药品，应当向顾客告知有效期。

4）销售中药饮片做到计量准确，并告知煎服方法及注意事项；提供中药饮片代煎服务，应当符合国家有关规定。

（4）企业销售药品应当开具销售凭证，内容包括药品名称、生产厂商、数量、价格、批号、规格等，并做好销售记录。

（5）药品拆零销售应当符合以下要求：

1）负责拆零销售的人员经过专门培训。

2）拆零的工作台及工具保持清洁、卫生，防止交叉污染。

3）做好拆零销售记录，内容包括拆零起始日期、药品的通用名称、规格、批号、生产厂商、有效期、销售数量、销售日期、分拆及复核人员等。

4）拆零销售应当使用洁净、卫生的包装，包装上注明药品名称、规格、数量、用法、用量、批号、有效期及药店名称等内容。

5）提供药品说明书原件或者复印件。

6）拆零销售期间，保留原包装和说明书。

（6）销售特殊管理的药品和国家有专门管理要求的药品，应当严格执行国家有关规定。

（7）药品广告宣传应当严格执行国家有关广告管理的规定。

（8）非本企业在职人员不得在营业场所内从事药品销售相关活动。

8. 售后管理

（1）除药品质量原因外，药品一经售出，不得退换。

（2）企业应当在营业场所公布食品药品监督管理部门的监督电话，设置顾客意见簿，及时处理顾客对药品质量的投诉。

（3）企业应当按照国家有关药品不良反应报告制度的规定，收集、报告药品不良反应信息。

（4）企业发现已售出药品有严重质量问题的，应当及时采取措施追回药品并做好记录，同时向食品药品监督管理部门报告。

（5）企业应当协助药品生产企业履行召回义务，控制和收回存在安全隐患的药品，并建立药品召回记录。

（四）附则

（1）本规范下列术语的含义：

1）在职：与企业确定劳动关系的在册人员。

2）在岗：相关岗位人员在工作时间内在规定的岗位履行职责。

3）首营企业：采购药品时，与本企业首次发生供需关系的药品生产或者经营企业。

4）首营品种：本企业首次采购的药品。

5）原印章：企业在购销活动中，为证明企业身份，在相关文件或者凭证上加盖的企业公章、发票专用章、质量管理专用章、药品出库专用章的原始印记，不能是印刷、影印、复印等复制后的印记。

6）待验：对到货、销后退回的药品采用有效的方式进行隔离或者区分，在入库前等待质量验收的状态。

7）零货：拆除了用于运输、储藏包装的药品。

8）拼箱发货：将零货药品集中拼装至同一包装箱内发货的方式。

9）拆零销售：将最小包装拆分销售的方式。

10）国家有专门管理要求的药品：国家对蛋白同化制剂、肽类激素、含特殊药品复方制剂等品种实施特殊监管措施的药品。

（2）药品零售连锁企业总部的管理应当符合本规范药品批发企业相关规定，门店的管理应当符合本规范药品零售企业相关规定。

（3）本规范为药品经营质量管理的基本要求。对企业信息化管理、药品储运温湿度自动监测、药品验收管理、药品冷链物流管理、零售连锁管理等具体要求，由国家食品药品监督管理总局以附录方式另行制定。

（4）麻醉药品、精神药品、药品类易制毒化学品的追溯应当符合国家有关规定。

（5）医疗机构药房和计划生育技术服务机构的药品采购、储存、养护等质量管理规范由国家食品药品监督管理总局商相关主管部门另行制定。

互联网销售药品的质量管理规定由国家食品药品监督管理总局另行制定。

（6）药品经营企业违反本规范的，由食品药品监督管理部门按照《药品管理法》的规定给予处罚。

第三节　药品经营质量监督管理

为了规范药品流通的监督管理，2006年12月8日，经国家食品药品监督管理局局务会审议通过了《药品流通监督管理办法》，2007年5月1日起实施。本办法对药品生产、经营企业购销药品及医疗机构购进、储存药品的监督管理等做出了明确规定，要求药品生产、经营企业、医疗机构应当对其生产、经营、使用的药品质量负责。

为了加强药品经营和药品使用质量监督管理，规范药品经营和药品使用质量管理活动，根据《中华人民共和国药品管理法》（以下简称《药品管理法》）《中华人民共和国疫苗管理法》《中华人民共和国药品管理法实施条例》等法律、行政法规，2023年9月27日经国家市场监督管理总局令第84号公布《药品经营和使用质量监督管理办法》，自2024年1月1日起实施。2007年1月31日经国家食品药品监督管理局令第26号公布的《药品流通监督管理办法》废止。

一、药品上市许可持有人、药品经营企业应履行的义务

（1）从事药品经营活动的，应当遵守药品经营质量管理规范，按照药品经营许可证载明的经营方式和经营范围，在药品监督管理部门核准的地址销售、储存药品，保证药品经营全过程符合法定要求。

药品经营企业应当建立覆盖药品经营全过程的质量管理体系。购销记录及储存条件、运输过程、质量控制等记录应当完整准确，不得编造和篡改。

（2）药品经营企业应当开展评估、验证、审核等质量管理活动，对已识别的风险及时采取有效控制措施，保证药品质量。

（3）药品经营企业的法定代表人、主要负责人对药品经营活动全面负责。药品经营企业的主要负责人、质量负责人应当符合药品经营质量管理规范规定的条件。主要负责人全面负责企业日常管理，负责配备专门的质量负责人；质量负责人全面负责药品质量管理工作，保证药品质量。

（4）药品上市许可持有人将其持有的品种委托销售的，接受委托的药品经营企业应当具有相应的经营范围。受托方不得再次委托销售。药品上市许可持有人应当与受托方签订委托协议，明确约定药品质量责任等内容，对受托方销售行为进行监督。

药品上市许可持有人委托销售的，应当向其所在地省、自治区、直辖市药品监督管理部门报告；跨省、自治区、直辖市委托销售的，应当同时报告药品经营企业所在地省、自治区、直辖市药品监督管理部门。

（5）药品上市许可持有人应当建立质量管理体系，对药品经营过程中药品的安全性、有效性和质量可控性负责。药品存在质量问题或者其他安全隐患的，药品上市许可持有人应当立即停止销售，告知药品经营企业和医疗机构停止销售和使用，及时依法采取召回等风险控制措施。

（6）药品经营企业不得经营疫苗、医疗机构制剂、中药配方颗粒等国家禁止药品经营企业经营的药品。

药品零售企业不得销售麻醉药品、第一类精神药品、放射性药品、药品类易制毒化学品、蛋白同化制剂、肽类激素（胰岛素除外）、终止妊娠药品等国家禁止零售的药品。

（7）药品上市许可持有人、药品经营企业应当加强药品采购、销售人员的管理，对其进行法律、法规、规章、标准、规范和专业知识培训，并对其药品经营行为承担法律责任。

（8）药品上市许可持有人、药品批发企业销售药品时，应当向购药单位提供以下材料。

1）药品生产许可证、药品经营许可证复印件。

2）所销售药品批准证明文件和检验报告书复印件。

3）企业派出销售人员授权书原件和身份证复印件。

4）标明供货单位名称、药品通用名称、药品上市许可持有人（中药饮片标明生产企业、产地）、批准文号、产品批号、剂型、规格、有效期、销售数量、销售价格、销售日期等内容的凭证。

5）销售进口药品的，按照国家有关规定提供相关证明文件。

6）法律、法规要求的其他材料。

上述资料应当加盖企业印章。符合法律规定的可靠电子签名、电子印章与手写签名或者盖章具有同等法律效力。

（9）药品经营企业采购药品时，应当索取、查验、留存规定的有关材料、凭证。

（10）药品上市许可持有人、药品经营企业购销活动中的有关资质材料和购销凭证、记录保存不得少于五年，且不少于药品有效期满后一年。

（11）药品储存、运输应当严格遵守药品经营质量管理规范的要求，根据药品包装、质量特性、温度控制等要求采取有效措施，保证储存、运输过程中的药品质量安全。冷藏冷冻药品储存、运输应当按要求配备冷藏冷冻设施设备，确保全过程处于规定的温度环境，按照规定做好监测记录。

（12）药品零售企业应当遵守国家处方药与非处方药分类管理制度，按规定凭处方销售处方药，处方保留不少于五年。

药品零售企业不得以买药品赠药品或者买商品赠药品等方式向公众赠送处方药、甲类非处方药。处方药不得开架销售。

药品零售企业销售药品时，应当开具标明药品通用名称、药品上市许可持有人（中药饮片标明生产企业、产地）、产品批号、剂型、规格、销售数量、销售价格、销售日期、销售企业名称等内容的凭证。

药品零售企业配备依法经过资格认定的药师或者其他药学技术人员，负责药品质量管理、处方审核和调配、合理用药指导以及不良反应信息收集与报告等工作。

药品零售企业营业时间内，依法经过资格认定的药师或者其他药学技术人员不在岗时，应当挂牌告知。未经依法经过资格认定的药师或者其他药学技术人员审核，不得销售处方药。

（13）药品零售连锁总部应当建立健全质量管理体系，统一企业标识、规章制度、计算机系统、人员培训、采购配送、票据管理、药学服务标准规范等，对所属零售门店的经营活动履行管理责任。

药品零售连锁总部所属零售门店应当按照总部统一质量管理体系要求开展药品零售活动。

（14）药品零售连锁总部应当加强对所属零售门店的管理，保证其持续符合药品经营质量管理规范和统一的质量管理体系要求。发现所属零售门店经营的药品存在质量问题或者其他安全隐患的，应当及时采取风险控制措施，并依法向药品监督管理部门报告。

（15）药品上市许可持有人、药品经营企业委托储存、运输药品的，应当对受托方质量保证能力和风险管理能力进行评估，与其签订委托协议，约定药品质量责任、操作规程等内容，对受托方进行监督，并开展定期检查。

药品上市许可持有人委托储存的，应当按规定向药品上市许可持有人、受托方所在地省、自治区、直辖市药品监督管理部门报告。药品经营企业委托储存药品的，按照变更仓库地址办理。

（16）接受委托储存药品的单位应当符合药品经营质量管理规范有关要求，并具备以下条件。

1）有符合资质的人员，相应的药品质量管理体系文件，包括收货、验收、入库、储存、养护、出库、运输等操作规程。

2）有与委托单位实现数据对接的计算机系统，对药品入库、出库、储存、运输和药品质量信息进行记录并可追溯，为委托方药品召回等提供支持。

3）有符合省级以上药品监督管理部门规定的现代物流要求的药品储存场所和设施设备。

（17）接受委托储存、运输药品的单位应当按照药品经营质量管理规范要求开展药品储存、运输活动，履行委托协议约定的义务，并承担相应的法律责任。受托方不得再次委托储存。

受托方再次委托运输的，应当征得委托方同意，并签订质量保证协议，确保药品运输过程符合药品经营质量管理规范要求。疫苗、麻醉药品、精神药品、医疗用毒性药品、放射性药品、药品类易制毒化学品等特殊管理的药品不得再次委托运输。

受托方发现药品存在重大质量问题的，应当立即向委托方所在地和受托方所在地药品监督管理部门报告，并主动采取风险控制措施。

（18）药品批发企业跨省、自治区、直辖市设置仓库的，药品批发企业所在地省、自治区、直辖市药品监督管理部门商仓库所在地省、自治区、直辖市药品监督管理部门后，符合要求的，按照变更仓库地址办理。

药品批发企业跨省、自治区、直辖市设置的仓库，应当符合本办法第八条有关药品批发企业仓库的条件。药品批发企业应当对异地仓库实施统一的质量管理。

药品批发企业所在地省、自治区、直辖市药品监督管理部门负责对跨省、自治区、直辖市设置仓库的监督管理，仓库所在地省、自治区、直辖市药品监督管理部门负责协助日常监管。

（19）因科学研究、检验检测、慈善捐助、突发公共卫生事件等有特殊购药需求的单位，向所在地设区的市级以上地方药品监督管理部门报告后，可以到指定的药品上市许可持有人或者药品经营企业购买药品。供货单位应当索取购药单位有关资质材料并做好销售记录，存档备查。

突发公共卫生事件或者其他严重威胁公众健康的紧急事件发生时，药品经营企业应当按照县级以上人民政府的应急处置规定，采取相应措施。

（20）药品上市许可持有人、药品经营企业通过网络销售药品的，应当遵守《药品管理法》及药品网络销售监督管理有关规定。

二、监督检查

药品监督管理部门应当根据药品经营使用单位的质量管理，所经营和使用药品品种，检查、检验、投诉、举报等药品安全风险和信用情况，制定年度检查计划、开展监督检查并建立监督检查档案。检查计划包括检查范围、检查内容、检查方式、检查重点、检查要求、检查时限、承担检查的单位等。

药品监督管理部门应当将上一年度新开办的药品经营企业纳入本年度的监督检查计划，对其实施药品经营质量管理规范符合性检查。

药品上市许可持有人、药品经营企业与受托开展药品经营相关活动的受托方不在同一省、自治区、直辖市的，委托方所在地药品监督管理部门负责对跨省、自治区、直辖市委托开展的药品经营活动实施监督管理，受托方所在地药品监督管理部门负责协助日常监管。委托方和受托方所在地药品监督管理部门应当加强信息沟通，相互通报监督检查等情况，必要时可以开展联合检查。

药品监督管理部门在监督检查过程中发现可能存在质量问题的药品，可以按照有关规定进行抽样检验。

药品监督管理部门在监督检查过程中，发现存在涉嫌违反药品法律、法规、规章行为的，应当及时采取措施，按照职责和权限依法查处；涉嫌犯罪的移交公安机关处理。发现涉嫌违纪线索的，移送纪检监察部门。

三、法律责任

（1）药品经营企业未按规定办理药品经营许可证登记事项变更的，由药品监督管理部门责令限期改正；逾期不改正的，处五千元以上五万元以下罚款。

（2）药品经营企业未经批准变更许可事项或者药品经营许可证超过有效期继续开展药品经营活动的，药品监督管理部门按照《药品管理法》第一百一十五条的规定给予处罚，但是，有下列情形之一，药品经营企业及时改正，不影响药品质量安全的，给予减轻处罚。

1）药品经营企业超出许可的经营方式、经营地址从事药品经营活动的。

2）超出经营范围经营的药品不属于疫苗、麻醉药品、精神药品、药品类易制毒化学品、医疗用毒性药品、血液制品、细胞治疗类生物制品的。

3）药品经营许可证超过有效期但符合申请办理药品经营许可证要求的。

4）依法可以减轻处罚的其他情形。

药品零售企业违反规定的，依照法律、行政法规的规定处罚。法律、行政法规未作规定的，责令限期改正，处五万元以上十万元以下罚款；造成危害后果的，处十万元以上二十万元以下罚款。

（3）有下列违反药品经营质量管理规范情形之一的，药品监督管理部门可以依据《药品管理法》第一百二十六条规定的情节严重的情形给予处罚。

1）药品上市许可持有人委托不具备相应资质条件的企业销售药品的。

2）药品上市许可持有人、药品批发企业将国家有专门管理要求的药品销售给个人或者不具备相应资质的单位，导致相关药品流入非法渠道或者去向不明，或者知道、应当知道购进单位将相关药品流入非法渠道仍销售药品的。

3）药品经营质量管理和质量控制过程中，记录或者票据不真实，存在虚假欺骗行为的。

4）对已识别的风险未及时采取有效的风险控制措施，造成严重后果的。

5）知道或者应当知道他人从事非法药品生产、经营和使用活动，依然为其提供药品的。

6）其他情节严重的情形。

（4）有下列情形之一的，由药品监督管理部门责令限期改正；逾期不改正的，处五千元以上三万元以下罚款。

1）接受药品上市许可持有人委托销售的药品经营企业违反规定再次委托销售的。

2）药品上市许可持有人未按规定对委托销售行为进行管理的。

3）药品上市许可持有人、药品经营企业未按规定对委托储存、运输行为进行管理的。

4）药品上市许可持有人、药品经营企业未按规定报告委托销售、储存情况的。

5）接受委托储存药品的受托方违反规定再次委托储存药品的。

6）接受委托运输药品的受托方违反规定运输药品的。

7）接受委托储存、运输的受托方未按规定向委托方所在地和受托方所在地药品监督管理部门报告药品重大质量问题的。

（5）药品上市许可持有人、药品经营企业未按规定履行购销查验义务或者开具销售凭证，违反药品经营质量管理规范的，药品监督管理部门按照《药品管理法》第一百二十六条给予处罚。

（6）药品零售企业有以下情形之一的，由药品监督管理部门责令限期改正；逾期不改正的，处五千元以上五万元以下罚款；造成危害后果的，处五万元以上二十万元以下罚款。

1）未按规定凭处方销售处方药的。

2）以买药品赠药品或者买商品赠药品等方式向公众直接或者变相赠送处方药、甲类非处方药的。

3）违反本办法第四十二条第五款规定的药师或者药学技术人员管理要求的。

第四节　药品网络销售监督管理

一、互联网药品信息服务管理

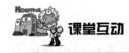
课堂互动

> 互联网已经进入千家万户，通过互联网采购商品已经成为我们日常生活的重要组成部分，那么你知道怎样通过互联网获取药品相关信息，并通过互联网购买到合格药品吗？

为加强药品监督管理，规范互联网药品信息服务活动，保证互联网药品信息的真实、准确，根据2017年11月7日国家食品药品监督管理总局局务会议《关于修改部分规章的决定》，对2004年7月8日国家食品药品监督管理局颁布的《互联网药品信息服务管理办法》（局令第9号）进行了修正，其主要内容如下。

（一）互联网药品信息服务活动的含义

互联网药品信息服务，是指通过互联网向上网用户提供药品（含医疗器械）信息的服务活动。

（二）互联网药品信息服务的分类

互联网药品信息服务分为经营性和非经营性两类。

1. 经营性互联网药品信息服务　是指通过互联网向上网用户有偿提供药品信息等服务的活动。

2. 非经营性互联网药品信息服务　是指通过互联网向上网用户无偿提供公开的、共享性药品信息等服务的活动。

（三）互联网药品信息服务的监督管理职责

国家药品监督管理部门对全国提供互联网药品信息服务活动的网站实施监督管理。

省、自治区、直辖市药品监督管理部门对本行政区域内提供互联网药品信息服务活动的网站实施监督管理。

（四）互联网药品信息服务资格的取得

（1）拟提供互联网药品信息服务的网站，应当在向国务院信息产业主管部门或者省级电信管理机构申请办理经营许可证或者办理备案手续之前，按照属地监督管理的原则，向该网站主办单位所在地省、自治区、直辖市药品监督管理部门提出申请，经审核同意后取得提供互联网药品信息服务的资格。

（2）各省、自治区、直辖市药品监督管理部门对本辖区内申请提供互联网药品信息服务的互联网站进行审核，符合条件的核发《互联网药品信息服务资格证书》。

（五）提供互联网药品信息服务网站的义务

（1）提供互联网药品信息服务的网站，应当在其网站主页显著位置标注《互联网药品信息服务资格证书》的证书编号。

（2）提供互联网药品信息服务网站所登载的药品信息必须科学、准确，必须符合国家法律、法规和国家有关药品、医疗器械管理的相关规定。

提供互联网药品信息服务的网站不得发布麻醉药品、精神药品、医疗用毒性药品、放射性药品、戒毒药品和医疗机构制剂的产品信息。

（3）提供互联网药品信息服务的网站发布的药品（含医疗器械）广告，必须经过药品监督管理部门审查批准。

提供互联网药品信息服务的网站发布的药品（含医疗器械）广告，要注明广告审查批准文号。

（六）申请提供互联网药品信息服务应当具备的条件

申请提供互联网药品信息服务，除应当符合《互联网信息服务管理办法》规定的要求外，还应当具备下列条件。

（1）互联网药品信息服务的提供者应当为依法设立的企事业单位或者其他组织。

（2）具有与开展互联网药品信息服务活动相适应的专业人员、设施及相关制度。

（3）有两名以上熟悉药品、医疗器械管理法律、法规和药品、医疗器械专业知识，或者依法经资格认定的药学、医疗器械技术人员。

（七）互联网药品信息服务的申请程序

提供互联网药品信息服务的申请应当以一个网站为基本单元，并按照以下程序申领《互联网药品信息服务资格证书》，具体程序见图8-2。

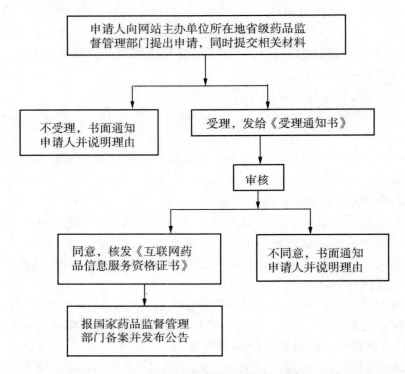

图8-2　申领《互联网药品信息服务资格证书》程序

1. 申请并提交资料　申请提供互联网药品信息服务，应当填写国家药品监督管理部门统一制发的《互联网药品信息服务申请表》，向网站主办单位所在地省、自治区、直辖市药品监督管理部门提出申请，同时提交以下材料。

（1）企业营业执照复印件。

（2）网站域名注册的相关证书或者证明文件。从事互联网药品信息服务网站的中文名称，除与主办单位名称相同的以外，不得以"中国""中华""全国"等冠名；除取得药品招标代理机构资格证书的单位开办的互联网站外，其他提供互联网药品信息服务的网站名称中不得出现"电子商务""药品招商""药品招标"等内容。

（3）网站栏目设置说明（申请经营性互联网药品信息服务的网站须提供收费栏目及收费方式的说明）。

（4）网站对历史发布信息进行备份和查阅的相关管理制度及执行情况说明。

（5）药品监督管理部门在线浏览网站上所有栏目、内容的方法及操作说明。

（6）药品及医疗器械相关专业技术人员学历证明或者其专业技术资格证书复印件、网站负责人身份证复印件及简历。

（7）健全的网络与信息安全保障措施：包括网站安全保障措施、信息安全保密管理制度、用户信息安全管理制度。

（8）保证药品信息来源合法、真实、安全的管理措施、情况说明及相关证明。

2. 受理

（1）省、自治区、直辖市药品监督管理部门在收到申请材料之日起5日内做出受理与否的决定，受理的，发给受理通知书；不受理的，书面通知申请人并说明理由，同时告知申请人享有依法申请行政复议或者提起行政诉讼的权利。

（2）对于申请材料不规范、不完整的，省、自治区、直辖市药品监督管理部门自申请之日起5日内一次告知申请人需要补正的全部内容；逾期不告知的，自收到材料之日起即为受理。

3. 核发《互联网药品信息服务资格证书》 省、自治区、直辖市药品监督管理部门自受理之日起20日内对申请提供互联网药品信息服务的材料进行审核，并做出同意或者不同意的决定。同意的，由省、自治区、直辖市药品监督管理部门核发《互联网药品信息服务资格证书》，同时报国家药品监督管理部门备案并发布公告；不同意的，应当书面通知申请人并说明理由，同时告知申请人享有依法申请行政复议或者提起行政诉讼的权利。

国家药品监督管理部门对各省、自治区、直辖市药品监督管理部门的审核工作进行监督。

（八）《互联网药品信息服务资格证书》的管理

1. 格式 《互联网药品信息服务资格证书》的格式由国家药品监督管理部门统一制定。

2. 效期与换证 《互联网药品信息服务资格证书》有效期为5年。有效期届满，需要继续提供互联网药品信息服务的，持证单位应当在有效期届满前6个月内，向原发证机关申请换发《互联网药品信息服务资格证书》。原发证机关进行审核后，认为符合条件的，予以换发新证；认为不符合条件的，发给不予换发新证的通知并说明理由，原《互联网药品信息服务资格证书》由原发证机关收回并公告注销。

省、自治区、直辖市药品监督管理部门根据申请人的申请，应当在《互联网药品信息服务资格证书》有效期届满前做出是否准予其换证的决定。逾期未做出决定的，视为准予换证。

3. 收回 《互联网药品信息服务资格证书》可以根据互联网药品信息服务提供者的书面申请，由原发证机关收回，原发证机关应当报国家药品监督管理部门备案并发布公告。被收回《互联网药品信息服务资格证书》的网站不得继续从事互联网药品信息服务。

（九）互联网药品信息服务的变更

1. 提供证明文件 互联网药品信息服务提供者变更下列事项之一的，应当向原发证机关申请办理变更手续，填写《互联网药品信息服务项目变更申请表》，同时提供下列相关证明文件。

（1）《互联网药品信息服务资格证书》中审核批准的项目（互联网药品信息服务提供者单位名称、网站名称、IP地址等）。

（2）互联网药品信息服务提供者的基本项目（地址、法定代表人、企业负责人等）。

（3）网站提供互联网药品信息服务的基本情况（服务方式、服务项目等）。

2.受理与变更　省、自治区、直辖市药品监督管理部门自受理变更申请之日起 20 个工作日内做出是否同意变更的审核决定。同意变更的，将变更结果予以公告并报国家药品监督管理部门备案；不同意变更的，以书面形式通知申请人并说明理由。

3.公示　省、自治区、直辖市药品监督管理部门对申请人的申请进行审查时，应当公示审批过程和审批结果。申请人和利害关系人可以对直接关系其重大利益的事项提交书面意见进行陈述和申辩。依法应当听证的，按照法定程序举行听证。

（十）法律责任

（1）未取得或者超出有效期使用《互联网药品信息服务资格证书》从事互联网药品信息服务的，由国家药品监督管理部门或者省、自治区、直辖市药品监督管理部门给予警告，并责令其停止从事互联网药品信息服务；情节严重的，移送相关部门，依照有关法律、法规给予处罚。

（2）提供互联网药品信息服务的网站不在其网站主页的显著位置标注《互联网药品信息服务资格证书》的证书编号的，国家药品监督管理部门或者省、自治区、直辖市药品监督管理部门给予警告，责令限期改正；在限定期限内拒不改正的，对提供非经营性互联网药品信息服务的网站处以 500 元以下罚款，对提供经营性互联网药品信息服务的网站处以 5 000 元以上 1 万元以下罚款。

（3）互联网药品信息服务提供者违反本办法，有下列情形之一的，由国家药品监督管理部门或者省、自治区、直辖市药品监督管理部门给予警告，责令限期改正；情节严重的，对提供非经营性互联网药品信息服务的网站处以 1 000 元以下罚款，对提供经营性互联网药品信息服务的网站处以 1 万元以上 3 万元以下罚款；构成犯罪的，移送司法部门追究刑事责任。

1）已经获得《互联网药品信息服务资格证书》，但提供的药品信息直接撮合药品网上交易的。

2）已经获得《互联网药品信息服务资格证书》，但超出审核同意的范围提供互联网药品信息服务的。

3）提供不真实互联网药品信息服务并造成不良社会影响的。

4）擅自变更互联网药品信息服务项目的。

（4）互联网药品信息服务提供者在其业务活动中，违法使用《互联网药品信息服务资格证书》的，由国家药品监督管理部门或者省、自治区、直辖市药品监督管理部门依照有关法律、法规的规定处罚。

（5）省、自治区、直辖市药品监督管理部门违法对互联网药品信息服务申请做出审核批准的，原发证机关应当撤销原批准的《互联网药品信息服务资格证书》，由此给申请人的合法权益造成损害的，由原发证机关依照国家赔偿法的规定给予赔偿；对直接负责的主管人员和其他直接责任人员，由其所在单位或者上级机关依法给予行政处分。

（6）省、自治区、直辖市药品监督管理部门应当对提供互联网药品信息服务的网站进行监督检查，并将检查情况向社会公告。

二、互联网药品交易服务管理

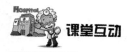

> 如果你毕业以后想自主创业，通过自己所学知识创办互联网药品交易服务机构，更加方便快捷地为药品生产企业、药品经营企业、医疗机构或患者提供质优价廉的药品，你知道该如何开办吗？

为加强药品监督管理，规范互联网药品交易，原国家食品药品监督管理局根据《药品管理法》《药品管理法实施条例》及其他相关法律法规制定了《互联网药品交易服务审批暂行规定》（国食药监市〔2005〕480号），于2005年12月1日起施行。凡是在中华人民共和国境内从事互联网药品交易服务活动的，必须遵守本规定。

（一）互联网药品交易服务的含义

互联网药品交易服务，是指通过互联网提供药品（包括医疗器械、直接接触药品的包装材料和容器）交易服务的电子商务活动。

（二）互联网药品交易服务的类型

互联网药品交易服务包括为药品生产企业、药品经营企业和医疗机构之间的互联网药品交易提供的服务；药品生产企业、药品批发企业通过自身网站与本企业成员之外的其他企业进行的互联网药品交易及向个人消费者提供的互联网药品交易服务。

本规定所称本企业成员，是指企业集团成员或者提供互联网药品交易服务的药品生产企业、药品批发企业对其拥有全部股权或者控股权的企业法人。

（三）互联网药品交易服务的审批权限

（1）国家药品监督管理局对为药品生产企业、药品经营企业和医疗机构之间的互联网药品交易提供服务的企业进行审批。

（2）省、自治区、直辖市药品监督管理部门对本行政区域内通过自身网站与本企业成员之外的其他企业进行互联网药品交易的药品生产企业、药品批发企业和向个人消费者提供互联网药品交易服务的企业进行审批。

（四）从事互联网药品交易服务企业应当具备的条件

（1）为药品生产企业、药品经营企业和医疗机构之间的互联网药品交易提供服务的企业不得参与药品生产、经营；不得与行政机关、医疗机构和药品生产经营企业存在隶属关系、产权关系和其他经济利益关系，并应当具备以下条件：

1）依法设立的企业法人。

2）提供互联网药品交易服务的网站已获得从事互联网药品信息服务的资格。

3）拥有与开展业务相适应的场所、设施、设备，并具备自我管理和维护的能力。

4）具有健全的网络与交易安全保障措施及完整的管理制度。

5）具有完整保存交易记录的能力、设施和设备。

6）具备网上查询、生成订单、电子合同、网上支付等交易服务功能。

7）具有保证上网交易资料和信息的合法性、真实性的完善的管理制度、设备与技术措施。

8）具有保证网络正常运营和日常维护的计算机专业技术人员，具有健全的企业内部管理机构和技术保障机构。

9）具有药学或者相关专业本科学历，熟悉药品、医疗器械相关法规的专职专业人员组成的审核部门负责网上交易的审查工作。

（2）通过自身网站与本企业成员之外的其他企业进行互联网药品交易的药品生产企业和药品批发企业，应当具备以下条件：

1）提供互联网药品交易服务的网站已获得从事互联网药品信息服务的资格。

2）具有与开展业务相适应的场所、设施、设备，并具备自我管理和维护的能力。

3）具有健全的管理机构，具备网络与交易安全保障措施及完整的管理制度。

4）具有完整保存交易记录的设施、设备。

5）具备网上查询、生成订单、电子合同等基本交易服务功能。

6）具有保证网上交易的资料和信息合法性、真实性的完善管理制度、设施、设备与技术措施。

（3）向个人消费者提供互联网药品交易服务的企业，应当具备以下条件：

1）依法设立的药品连锁零售企业。

2）提供互联网药品交易服务的网站已获得从事互联网药品信息服务的资格。

3）具有健全的网络与交易安全保障措施及完整的管理制度。

4）具有完整保存交易记录的能力、设施和设备。

5）具备网上咨询、网上查询、生成订单、电子合同等基本交易服务功能。

6）对上网交易的品种有完整的管理制度与措施。

7）具有与上网交易的品种相适应的药品配送系统。

8）有执业药师负责网上实时咨询，并有保存完整咨询内容的设施、设备及相关管理制度。

9）从事医疗器械交易服务，应当配备拥有医疗器械相关专业学历、熟悉医疗器械相关法规的专职专业人员。

（五）从事互联网药品交易服务企业的申请审批程序

从事互联网药品交易服务企业必须按程序申领《互联网药品交易服务机构资格证书》，具体申请审批程序见图8-3。

1. 申请及应当提交的资料 申请从事互联网药品交易服务的企业，应当填写国家药品监督管理局统一制发的《从事互联网药品交易服务申请表》，向所在地省、自治区、直辖市药品监督管理部门提出申请，并提交以下材料。

（1）拟提供互联网药品交易服务的网站获准从事互联网药品信息服务的许可证复印件。

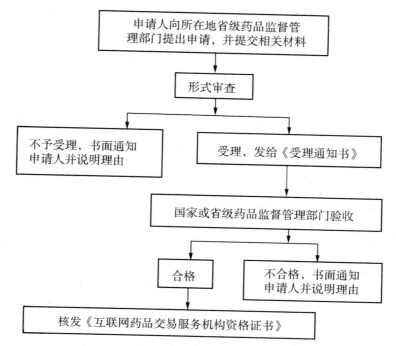

图8-3 申领《互联网药品交易服务机构资格证书》程序

（2）业务发展计划及相关技术方案。

（3）保证交易用户与交易药品合法、真实、安全的管理措施。

（4）营业执照复印件。

（5）保障网络和交易安全的管理制度及措施。

（6）规定的专业技术人员的身份证明、学历证明复印件及简历。

（7）仪器设备汇总表。

（8）拟开展的基本业务流程说明及相关材料。

（9）企业法定代表人证明文件和企业各部门组织机构职能表。

2. 形式审查及受理

（1）省、自治区、直辖市药品监督管理部门收到申请材料后，在5日内对申请材料进行形式审查。决定予以受理的，发给受理通知书；决定不予受理的，应当书面通知申请人并说明理由，同时告知申请人享有依法申请行政复议或者提起行政诉讼的权利。

（2）对于申请材料不规范、不完整的，省、自治区、直辖市药品监督管理部门应当在收到申请材料之日起5日内一次告知申请人需要补正的全部内容；逾期不告知的，自收到申请材料之日起即为受理。

3. 验收及发证

（1）省、自治区、直辖市药品监督管理部门受理为药品生产企业、药品经营企业和医疗机构提供互联网药品交易服务的申请后，应当在10个工作日内向国家药品监督管理局报送相关申请材料。国家药品监督管理局按照有关规定对申请材料进行审核，并在 20 个工作日内做出同意或者不同意进行现场验收的决定，并书面通知申请人，同时抄送受理申请的省、自治区、直辖市药品监督管理部门。

国家药品监督管理局同意进行现场验收的，应当在 20 个工作日内对申请人按验收标准组织进行现场验收。验收不合格的，书面通知申请人并说明理由，同时告知申请人享有依法申请行政复议或者提起行政诉讼的权利；验收合格的，国家药监局应当在 10 个工作日内向申请人核发并送达同意其从事互联网药品交易服务的互联网药品交易服务机构资格证书。

（2）省、自治区、直辖市药品监督管理部门按照有关规定对通过自身网站与本企业成员之外的其他企业进行互联网药品交易服务的药品生产企业、药品批发企业和向个人消费者提供互联网药品交易服务的申请人提交的材料进行审批，并在 20 个工作日内做出同意或者不同意进行现场验收的决定，同时书面通知申请人。

省、自治区、直辖市药品监督管理部门同意进行现场验收的，应当在 20 个工作日内组织对申请人进行现场验收。验收不合格的，书面通知申请人并说明理由，同时告知申请人享有依法申请行政复议或者提起行政诉讼的权利；经验收合格的，省、自治区、直辖市药品监督管理部门应当在 10 个工作日内向申请人核发并送达同意其从事互联网药品交易服务的互联网药品交易服务机构资格证书。

4. 审查时，发现行政许可事项直接关系到他人重大利益的处理　国家药监局和省、自治区、直辖市药品监督管理部门对申请人的申请进行审查时，发现行政许可事项直接关系到他人重大利益的，应当告知该利害关系人，并听取申请人、利害关系人的陈述和申辩。依法应当听证的，按照法律规定举行听证。

5. 提供虚假材料申请互联网药品交易服务的处理

（1）提供虚假材料申请互联网药品交易服务的，药品监督管理部门不予受理，给予警告，一年内不受理该企业提出的从事互联网药品交易服务的申请。

（2）提供虚假材料申请从事互联网药品交易服务取得互联网药品交易服务机构资格证书的，药品监督管理部门应当撤销其互联网药品交易服务机构资格证书，三年内不受理其从事互联网药品交易服务的申请。

（六）监督管理

（1）药品监督管理部门应当对提供互联网药品交易服务的网站进行监督检查，并将检查情况向社会公告。

（2）在依法获得药品监督管理部门颁发的互联网药品交易服务机构资格证书后，申请人应当按照《互联网信息服务管理办法》的规定，依法取得相应的电信业务经营许可证，或者履行相应的备案手续。

（3）提供互联网药品交易服务的企业，必须在其网站首页显著位置标明互联网药品交易服务机构资格证书号码。

（4）提供互联网药品交易服务的企业，必须严格审核参与互联网药品交易的药品生产企业、药品经营企业、医疗机构从事药品交易的资格及其交易药品的合法性。

对首次上网交易的药品生产企业、药品经营企业、医疗机构及药品，提供互联网药品交易服务的企业必须索取、审核交易各方的资格证明文件和药品批准证明文件并进行备案。

（5）通过自身网站与本企业成员之外的其他企业进行互联网药品交易的药品生产企业和药品批发企业，只能交易本企业生产或者本企业经营的药品，不得利用自身网站提供其他互联网药品交易服务。

（6）向个人消费者提供互联网药品交易服务的企业，只能在网上销售本企业经营的非处方药，不得向其他企业或者医疗机构销售药品。

（7）在互联网上进行药品交易的药品生产企业、药品经营企业和医疗机构，必须通过经药品监督管理部门和电信业务主管部门审核同意的互联网药品交易服务企业进行交易。参与互联网药品交易的医疗机构，只能购买药品，不得上网销售药品。

（8）提供互联网药品交易服务的企业变更网站网址、企业名称、企业法定代表人、企业地址等事项的，应填写《互联网药品交易服务变更申请表》，并提前30个工作日向原审批部门申请办理变更手续，变更程序与原申请程序相同。变更服务范围的原有的资格证书收回，按本规定重新申请，重新审批。

（9）提供互联网药品交易服务的企业需要歇业、停业半年以上的，应在其停止服务前一个月向所在地省、自治区、直辖市药品监督管理部门提出书面备案申请。省、自治区、直辖市药品监督管理部门收到备案申请后，应当在10个工作日内通知电信管理部门。

在互联网药品交易服务机构资格证书有效期内，歇业、停业的企业需要恢复营业的，应当向其备案的省、自治区、直辖市药品监督管理部门申请重新验收，经验收合格，方可恢复营业。

（七）互联网药品交易服务机构资格证书的管理

（1）从事互联网药品交易服务的企业，必须经过审查验收并取得互联网药品交易服务机构资格证书。

互联网药品交易服务机构的验收标准由国家药监局统一制定。互联网药品交易服务机构资格证书由国家药监局统一印制，有效期5年。

（2）互联网药品交易服务机构资格证书有效期届满，需要继续提供互联网药品交易服务的，提供互联网药品交易服务的企业应当在有效期届满前6个月内向原发证机关申请换发互联网药品交易服务机构资格证书。

（3）原发证机关按照原申请程序对换证申请进行审核，认为符合条件的，予以换发新证；认为不符合条件的，发给不予换证通知书并说明理由，原互联网药品交易服务机构资格证书由原发证机关收回并公告注销。

原发证机关应当在互联网药品交易服务机构资格证书有效期届满前做出是否准予换证的决定。逾期未做出决定的，视为准予换证，原发证机关应当在30个工作日内予以补办手续。

（4）根据提供互联网药品交易服务的企业的书面申请，省、自治区、直辖市药品监督管理部门可以收回互联网药品交易服务机构资格证书，报国家药监局备案并公告注销。互联网药品交易服务机构资格证书被收回的，不得继续从事互联网药品交易服务。

（八）法律责任

（1）未取得互联网药品交易服务机构资格证书，擅自从事互联网药品交易服务或者互联网药品交易服务机构资格证书超过有效期的，药品监督管理部门责令限期改正，给予警告；情节严重的，移交信息产业主管部门等有关部门依照有关法律、法规规定予以处罚。

（2）提供互联网药品交易服务的企业有下列情形之一的，药品监督管理部门责令限期改正，给予警告；情节严重的，撤销其互联网药品交易服务机构资格，并注销其互联网药品交易服务机构资格证书。

1）未在其网站主页显著位置标明互联网药品交易服务机构资格证书号码的。

2）超出审核同意范围提供互联网药品交易服务的。

3）为药品生产企业、药品经营企业和医疗机构之间的互联网药品交易提供服务的企业与行政机关、医疗机构和药品生产经营企业存在隶属关系、产权关系或者其他经济利益关系的。

4）有关变更事项未经审批的。

（3）提供互联网药品交易服务的企业为未经许可的企业或者机构交易未经审批的药品提供服务的，药品监督管理部门依照有关法律法规给予处罚，撤销其互联网药品交易服务机构资格，并注销其互联网药品交易服务机构资格证书，同时移交信息产业主管部门等有关部门依照有关法律、法规规定予以处罚。

（4）为药品生产企业、药品经营企业和医疗机构之间的互联网药品交易提供服务的企业直接参与药品经营的，药品监督管理部门依照《药品管理法》进行处罚，撤销其互联网药品交易服务机构资格，并注销其互联网药品交易服务机构资格证书，同时移交信息产业主管部门等有关部门依照有关法律、法规规定予以处罚。

（5）向个人消费者提供互联网药品交易服务的药品连锁零售企业在网上销售处方药或者向其他企业或者医疗机构销售药品的，药品监督管理部门依照药品管理法律法规给予处罚，撤销其互联网药品交易服务机构资格，并注销其互联网药品交易服务机构资格证书，同时移交信息产业主管部门等有关部门依照有关法律、法规的规定予以处罚。

（6）药品生产企业、药品经营企业和医疗机构通过未经审批同意或者超出审批同意范围的互联网药品交易服务企业进行互联网药品交易的，药品监督管理部门责令改正，给予警告。

三、药品网络销售监督管理

为了规范药品网络销售和药品网络交易平台服务活动，保障公众用药安全，国家市场监督管理总局令于2022年8月3日发布了《药品网络销售监督管理办法》，自2022年12月1日起施行。

国家药品监督管理局主管全国药品网络销售的监督管理工作。省级药品监督管理部门负责本行政区域内药品网络销售的监督管理工作，负责监督管理药品网络交易第三方平台以及药品上市许可持有人、药品批发企业通过网络销售药品的活动。设区的市级、县级承担药品监督管理职责的部门（以下称药品监督管理部门）负责本行政区域内药品网络销售的监督管理工作，负责监督管理药品零售企业通过网络销售药品的活动。

（一）药品网络销售管理

（1）从事药品网络销售的，应当是具备保证网络销售药品安全能力的药品上市许可持有人或者药品经营企业。中药饮片生产企业销售其生产的中药饮片，应当履行药品上市许可持有人相关义务。

（2）药品网络销售企业应当按照经过批准的经营方式和经营范围经营。药品网络销售企业为药品上市许可持有人的，仅能销售其取得药品注册证书的药品。未取得药品零售资质的，不得向个人销售药品。

疫苗、血液制品、麻醉药品、精神药品、医疗用毒性药品、放射性药品、药品类易制毒化学品等国家实行特殊管理的药品不得在网络上销售，具体目录由国家药品监督管理局组织制定。

药品网络零售企业不得违反规定以买药品赠药品、买商品赠药品等方式向个人赠送处方药、甲类非处方药。

（3）通过网络向个人销售处方药的，应当确保处方来源真实、可靠，并实行实名制。

药品网络零售企业应当与电子处方提供单位签订协议，并严格按照有关规定进行处方审核调配，对已经使用的电子处方进行标记，避免处方重复使用。第三方平台承接电子处方的，应当对电子处方提供单位的情况进行核实，并签订协议。药品网络零售企业接收的处方为纸质处方影印版本的，应当采取有效措施避免处方重复使用。

（4）药品网络销售企业应当建立并实施药品质量安全管理、风险控制、药品追溯、储存配送管理、不良反应报告、投诉举报处理等制度。

药品网络零售企业还应当建立在线药学服务制度，由依法经过资格认定的药师或者其他药学技术人员开展处方审核调配、指导合理用药等工作。依法经过资格认定的药师或者其他药学技术人员数量应当与经营规模相适应。

（5）药品网络销售企业应当向药品监督管理部门报告企业名称、网站名称、应用程序名称、IP 地址、域名、药品生产许可证或者药品经营许可证等信息。信息发生变化的，应当在 10 个工作日内报告。

药品网络销售企业为药品上市许可持有人或者药品批发企业的，应当向所在地省级药品监督管理部门报告。药品网络销售企业为药品零售企业的，应当向所在地市县级药品监督管理部门报告。

（6）药品网络销售企业应当在网站首页或者经营活动的主页面显著位置，持续公示其药品生产或者经营许可证信息。药品网络零售企业还应当展示依法配备的药师或者其他药学技术人员的资格认定等信息。上述信息发生变化的，应当在 10 个工作日内予以更新。

（7）药品网络销售企业展示的药品相关信息应当真实、准确、合法。

从事处方药销售的药品网络零售企业，应当在每个药品展示页面下突出显示"处方药须凭处方在药师指导下购买和使用"等风险警示信息。处方药销售前，应当向消费者充分告知相关风险警示信息，并经消费者确认知情。药品网络零售企业应当将处方药与非处方药区分展示，并在相关网页上显著标示处方药、非处方药。药品网络零售企业在处方药销售主页面、首页面不得直接公开展示处方药包装、标签等信息。通过处方审核前，不得展示说明书等信息，不得提供处方药购买的相关服务。

（8）药品网络零售企业应当对药品配送的质量与安全负责。配送药品，应当根据药品数量、运输距离、运输时间、温湿度要求等情况，选择适宜的运输工具和设施设备，配送的药品应当放置在独立空间并明显标识，确保符合要求、全程可追溯。

药品网络零售企业委托配送的，应当对受托企业的质量管理体系进行审核，与受托企业签订质量协议，约定药品质量责任、操作规程等内容，并对受托方进行监督。药品网络零售的具体配送要求由国家药品监督管理局另行制定。

（9）向个人销售药品的，应当按照规定出具销售凭证。销售凭证可以以电子形式出具，药品最小销售单元的销售记录应当清晰留存，确保可追溯。

药品网络销售企业应当完整保存供货企业资质文件、电子交易等记录。销售处方药的药品网络零售企业还应当保存处方、在线药学服务等记录。相关记录保存期限不少于5年，且不少于药品有效期满后1年。

（10）药品网络销售企业对存在质量问题或者安全隐患的药品，应当依法采取相应的风险控制措施，并及时在网站首页或者经营活动主页面公开相应信息。

（二）平台管理

（1）第三方平台应当建立药品质量安全管理机构，配备药学技术人员承担药品质量安全管理工作，建立并实施药品质量安全、药品信息展示、处方审核、处方药实名购买、药品配送、交易记录保存、不良反应报告、投诉举报处理等管理制度。

第三方平台应当加强检查，对入驻平台的药品网络销售企业的药品信息展示、处方审核、药品销售和配送等行为进行管理，督促其严格履行法定义务。

（2）第三方平台应当将企业名称、法定代表人、统一社会信用代码、网站名称以及域名等信息向平台所在地省级药品监督管理部门备案。省级药品监督管理部门应当将平台备案信息公示。

（3）第三方平台应当在其网站首页或者从事药品经营活动的主页面显著位置，持续公示营业执照、相关行政许可和备案、联系方式、投诉举报方式等信息或者上述信息的链接标识。

（4）第三方平台应当对申请入驻的药品网络销售企业资质、质量安全保证能力等进行审核，对药品网络销售企业建立登记档案，至少每六个月核验更新一次，确保入驻的药品网络销售企业符合法定要求。第三方平台应当与药品网络销售企业签订协议，明确双方药品质量安全责任。

（5）第三方平台应当保存药品展示、交易记录与投诉举报等信息。保存期限不少于5年，且不少于药品有效期满后1年。第三方平台应当确保有关资料、信息和数据的真实、完整，并为入驻的药品网络销售企业自行保存数据提供便利。

（6）第三方平台应当对药品网络销售活动建立检查监控制度。发现入驻的药品网络销售企业有违法行为的，应当及时制止并立即向所在地县级药品监督管理部门报告。

（三）监督检查

药品监督管理部门应当依照法律、法规、规章等规定，按照职责分工对第三方平台和药品网络销售企业实施监督检查。

药品监督管理部门对第三方平台和药品网络销售企业进行检查时，可以依法采取下列措施。

（1）进入药品网络销售和网络平台服务有关场所实施现场检查。

（2）对网络销售的药品进行抽样检验。

（3）询问有关人员，了解药品网络销售活动相关情况。

（4）依法查阅、复制交易数据、合同、票据、账簿以及其他相关资料。

（5）对有证据证明可能危害人体健康的药品及其有关材料，依法采取查封、扣押措施。

（6）法律、法规规定可以采取的其他措施。

对第三方平台、药品上市许可持有人、药品批发企业通过网络销售药品违法行为的查处，由省级药品监督管理部门负责。对药品网络零售企业违法行为的查处，由市县级药品监督管理部门负责。

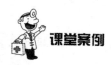
课堂案例

药品网络销售典型案例

一、美团入驻商家无证经营药品案

2023 年 3 月，江西省南昌市市场监督管理局根据国家药品网络销售监测平台监测线索，对美团入驻商家江西炜和堂电子商务公司进行检查，发现该商家使用伪造的《药品经营许可证》，通过网络销售布洛芬缓释胶囊等药品，违法所得1.13 万元，涉案货值金额 1.64 万元。该商家上述行为违反了《中华人民共和国药品管理法》第五十一条第一款规定。2023 年 9 月，江西省南昌市市场监督管理局依据《中华人民共和国药品管理法》第一百一十五条和《江西省药品监督管理行政处罚裁量权适用规则》第十条第一款规定，对该商家处以没收违法所得 1.13万元、罚款 10 万元的行政处罚。

二、药满满商城入驻商家销售禁售药品案

2023 年 4 月，江西省赣州市兴国县市场监督管理局根据国家药品网络销售监测平台监测线索，对药满满商城入驻商家江西众诚大药房零售连锁有限公司进行检查，发现该公司和睦店通过网络销售氢溴酸右美沙芬片等药品。该公司上述行为违反了《药品网络销售监督管理办法》第八条第二款规定。同月，江西省赣州市兴国县市场监督管理局依据《中华人民共和国药品管理法》第一百二十六条和《药品网络销售监督管理办法》第三十三条的规定，对该店处以警告、罚款7.5万元的行政处罚。

三、拼多多商城入驻商家销售未取得批准证明文件药品案

2023年1月，安徽省黄山市屯溪区市场监督管理局、公安分局根据国家药品网络销售监测平台监测线索，对拼多多商城入驻商家"黄山市屯溪区某小吃店"进行检查，发现该店未取得《药品经营许可证》，通过网络销售Panadol Extra paracetamol（必理痛）等未取得药品批准证明文件药品。经查，涉案药品货值金额1.036万元。该店上述行为违反了《中华人民共和国药品管理法》第五十一条第一款规定。2023年3月，屯溪区市场监督管理局依据《中华人民共和国药品管理法》第一百一十五条和《中华人民共和国行政处罚法》第二十八条、第三十二条第一款规定，对该店处以没收销售药品、没收违法所得、罚款5万元的行政处罚。

四、京东商城入驻商家不凭处方销售处方药案

2023年3月，江西省新余市分宜县市场监督管理局根据国家药品网络销售监测平台监测线索，对京东商城入驻商家御贝康大药房旗舰店进行检查，发现该店不凭处方销售处方药"艾司奥美拉唑镁肠溶胶囊"。该店上述行为违反了《药品流通监督管理办法》第十八条第一款规定。2023年4月，江西省新余市分宜县市场监督管理局依据《药品流通监督管理办法》第三十八条第一款规定，对该店处以警告的行政处罚。

合规提示：

药品网络销售第三方平台应当贯彻落实《药品网络销售监督管理办法》有关规定，严格履行主体责任，强化审核管理，加强检查监控，发现违法违规行为及时制止，并向所在地药品监督管理部门报告。药品网络销售者应当严格按照相关法律法规要求通过网络销售药品。

消费者通过网络购买药品时，注意查看企业是否展示《药品经营许可证》，如发现无相关经营资质网售药品等违法违规行为的，请及时向所在地药品监督管理部门反映。

药品监督管理部门将进一步贯彻落实"四个最严"要求，持续强化药品网络销售监管，严厉打击违法违规行为，切实规范药品网络销售市场秩序。

目标检测

一、A型题（最佳选择题）

1.药品零售连锁企业的各个门店（　　）。

A.不得独立购进药品　　　　　　B.可以独立购进药品

C.只可以出售处方药　　　　　　D.可以独立配制制剂

2.药品经营企业不得购进和销售（　　）。

    A.医疗机构自配制剂　　　　　　　B.处方药

    C.二类精神药品　　　　　　　　　D.抗生素

3.药品零售企业法定代表人应当具备（　　）。

    A.执业医师资格　　　　　　　　　B.执业药师资格

    C.执业护士资格　　　　　　　　　D.职业经理人资格

4.GSP规定药品批发企业销售药品，应当如实开具（　　）。

    A.随货同行单　　　B.销售记录　　　C.发票　　　D.售后凭证

5.依照《药品管理法》，开办药品经营企业的必备条件不包括（　　）。

    A.具有依法经过资格认定的药学技术人员

    B.具有与所经营药品相适应的营业场所、设备、仓储设施和卫生环境

    C.具有保证所经营药品质量的规章制度

    D.具有与所经营药品进行质量检验的机构

6.《药品经营质量管理规范实施细则》规定，药品零售连锁门店的相关人员及营业员进行健康检查的周期是（　　）。

    A.每季　　　　　　B.每半年　　　C.每年　　　　　　D.每2年

7.药品零售中，处方审核人员应是（　　）的专业技术职称。

    A.执业药师　　　　　　　　　　　B.从业药师

    C.药师以上　　　　　　　　　　　D.执业药师或有药师以上

8.根据《药品经营质量管理规范》，药品经营企业药品质量的主要责任人应该是（　　）。

    A.质量管理机构负责人　　　　　　B.执业药师

    C.企业负责人　　　　　　　　　　D.储存与养护部门负责人

9.GSP规定储存药品相对湿度为（　　）。

    A.45%～75%　　　B.35%～75%　　　C.35%～65%　　　D.45%～65%

10.互联网药品交易服务机构资格证书有效期为（　　）。

    A.1年　　　　　　B.2年　　　　　C.3年　　　　　　D.5年

11.根据GSP要求，药品与库房温度调控设备及管道等设施间距（　　）。

    A.不小于5厘米　　　　　　　　　B.不小于10厘米

    C.不小于20厘米　　　　　　　　　D.不小于30厘米

12.根据《药品经营质量管理规范》，药品批发企业质量管理部门负责人应具有（　　）。

    A.大学专科以上学历或者中级以上专业技术职称

    B.执业药师资格和3年以上药品经营质量管理工作经历

    C.大学本科以上学历、执业药师资格和3年以上药品经营质量管理工作经历

    D.药学中专或者医学、生物、化学等相关专业大学专科以上学历或者具有药学初级以上专业技术职称

13. 根据《药品经营质量管理规范》按质量状态实行色标管理，合格药品库（区）应标示（　　）。

  A. 红色色标   B. 黄色色标   C. 绿色色标 D. 蓝色色标

14. 药品生产、经营企业不得以搭售、买药赠药、买商品赠药品的方式向公众赠送（　　）。

  A. 处方药   B. 甲类非处方药

  C. 乙类非处方药   D. 处方药和甲类非处方药

15. 《药品经营许可证》的有效期是（　　）。

  A. 1年   B. 3年   C. 5年   D. 10年

16. 药品批发企业《药品经营许可证》的核发部门是（　　）。

  A. 国家药品监督管理局

  B. 省、自治区、直辖市药品监督管理局

  C. 市县级药品监督管理局

  D. 区级药品监督管理局

二、X型题（多项选择题）

1. 冷藏、冷冻药品到货时应重点检查（　　）。

  A. 药品数量   B. 药品外观性状

  C. 药品运输过程的温度记录 D. 药品运输方式

2. 根据GSP要求，药品批发企业购进药品应当（　　）。

  A. 确定供货单位的合法资格

  B. 确定所购入药品的合法性

  C. 由采购部门负责人审核批准首营企业和首营品种

  D. 核实供货单位销售人员的合法资格

3. 根据GSP要求，有关药品批发企业药品验收，说法正确的是（　　）。

  A. 验收药品应当按照药品批号查验同批号的检验报告书

  B. 对每次到货药品进行逐批抽样验收

  C. 验收抽取的样品应当具有代表性

  D. 同一批号的药品，应当至少检查二个最小包装

4. 下列《药品经营质量管理规范》中对药品零售企业药品陈列的说法错误的是（　　）。

  A. 非药品不得陈列   B. 外用药不得陈列

  C. 处方药和非处方药应分开陈列 D. 第二类精神药品不得陈列

5. GSP的适用范围包括（　　）。

  A. 医疗机构   B. 药品批发企业

  C. 药品零售企业   D. 药品研发机构

6. 《药品经营许可证》的许可事项变更包括（　　）。

  A. 经营方式   B. 经营地点

C.经营范围 D.注册地址

7.《药品经营质量管理规范》规定，药品批发企业储存药品，应分开存放的是（ ）。

A.国产药与进口药 B.药品与非药品

C.内服药与外用药 D.中药材与中药饮片

（查道成）

第八章 PPT

药品使用管理

学习要点

知识目标： 掌握医疗机构处方管理和调剂业务管理规定、医疗机构药品采购与库存管理；熟悉医疗机构制剂管理的相关内容、药品分级管理制度；了解医疗机构药事管理的概念和组织机构、临床药学的概念和主要任务。

能力目标： 能够判断处方的合理性，正确调配处方，指导患者正确用药，为患者提供优良的药学服务。能妥善保管药品，严格按照药品保管的养护要求进行入库管理和出库管理，保证合格药品的供应。

素质目标： 使学生树立法治意识，依法使用药品；使学生树立责任意识与担当精神。

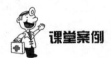 课堂案例

抗击疫情　药师在行动

新型冠状病毒感染的肺炎疫情发生以来，举国上下同心战"疫"。北京协和医院药剂科在院领导的领导下，在科室核心组的带领下迅速成立疫情防控工作组，确保药品、消毒剂供应稳定，动态调整值班人员，以务实、有效的系列措施为医院防疫工作和援鄂抗疫医疗队做好充分的保障。春节假期期间，药剂科许多职工主动放弃休假，坚守岗位。全科89名员工报名支援一线。在疫情防控战线上，协和药师厉兵秣马、沉着冷静、团结一心，立志打赢疫情防控阻击战！

2020年1月26日和2月7日，北京协和医院共派出2批次医疗队驰援武汉。药剂科均是在医疗队出发前一天晚上得到紧急通知。1月26日清晨6时，11名同事赶到医院，仅用4小时就准备好相关药品并送到首批医疗队员手中；2月6日晚7时许，36名同事在1小时内紧急赶到医院，连夜将药品准备完毕，为援鄂抗疫医疗队做好坚强后盾。

发热门诊是协和医院抗击疫情的一线战场，药剂科全力保障发热门诊药品供应。疫情期间，医院对消毒剂的需求不断增加，药剂科通过增加消毒剂储备、每

日动态监测使用情况和库存情况等措施，确保临床需要。

药师要增强责任感、使命感，积极参与健康中国行动，担当新使命，展现新作为。

第一节　医疗机构药事管理概述

一、医疗机构的概念、类型和分级

（一）医疗机构的概念

医疗机构（institutions）是以救死扶伤、防病治病、保护人们健康为宗旨，从事疾病诊断、治疗活动的社会组织。

根据国务院发布的《医疗机构管理条例》，开办医疗机构必须依照法定程序申请、审批、登记，领取《医疗机构执业许可证》。床位不满 100 张的医疗机构，其许可证每年校验 1 次，100 张床位以上的医疗机构每 3 年校验 1 次。任何单位和个人，未取得《医疗机构执业许可证》，不得开展诊疗活动，擅自执业的应承担相应的法律责任。

（二）医疗机构的类型

医疗机构的类别主要有：①各类型医院。②妇幼保健院。③乡、镇卫生院。④门诊部。⑤疗养院。⑥诊所、卫生所、医务室、护理站。⑦社区卫生服务中心。⑧急救中心（站）。⑨其他诊疗机构。

（三）医疗卫生机构总数

国家卫生健康委员会统计信息中心显示，截至 2020 年年末，全国医疗卫生机构数达 1 022 922 个。其中：医院 35 394 个，基层医疗卫生机构 970 036 个，专业公共卫生机构 14 492 个。医院中，公立医院 11 870 个，民营医院 23 524 个。基层医疗卫生机构中，社区卫生服务中心（站）35 365 个，乡镇卫生院 35 762 个，诊所和医务室 259 833 个，村卫生室 608 828 个。专业公共卫生机构中，疾病预防控制中心 3 384 个，卫生监督机构 2 934 个，妇幼保健机构 3 052 个。

（四）医疗机构分类管理制度

2000 年，国务院办公厅转发国家体改办、卫生部等八个部门《关于城镇医药卫生体制改革的指导意见》（简称《意见》），该《意见》提出建立新的医疗机构分类管理制度。"将医疗机构分为非营利性和营利性两类进行管理。国家根据医疗机构的性质、社会功能及其承担的任务，制定并实施不同的财政、价格政策。非营利性医疗机构在医疗服务体系中占主导地位，享受相应的税收优惠政策。政府举办的非营利性医疗机构由同级财政给予合理补助，并按扣除财政补助和药品差价收入后的成本制定医疗服务价格；其他非营利性医疗机构不享受政府补助，医疗服务价格执行政府指导价。营利性医疗机构医疗服务价格放开，依法自主经营，照章纳税。"

营利性和非营利性医疗机构

《城镇医疗机构分类登记暂行条例》第六条规定：营利性医疗机构服务所得的收益，可用于投资者经济回报的医疗机构。它根据市场需求自主确定医疗服务项目并报医疗卫生行政部门批准，参照执行企业财务、会计制度和有关政策，依法自主经营，医疗服务价格放开，实行市场调节价，根据实际服务成本和市场需求情况自主制订价格。非营利性医疗机构指为公共利益服务而设立和运营的医疗机构，不以营利为目的，收入用于弥补医疗服务成本，实际经营中的结余只能用于自身的发展，改善医疗条件，引进先进技术，开展新的医疗服务项目。

营利性医疗机构与非营利性医疗机构的主要区别如下：

1. 经营目标不同　营利性医疗机构运行的目标是追求利润最大化；非营利性医疗机构运行目标是为特定社会目标，不以赚钱为目的。

2. 是否享受财产补贴　政府办的县及县以上非营利性医疗机构，以定向补助为主，由同级财政安排。营利性医疗机构没有任何财政补助。

3. 价格标准不同　营利性医疗机构提供的医疗服务实行市场调节价，医疗机构根据实际服务成本或市场供求情况自主制订价格，非营利性医疗机构提供的医疗服务实行政府指导价，医疗机构按照主管部门制订的基准价，并在其浮动范围内确定其本单位实际医疗服务价格。原卫生部、国家中医药管理局、财政部、国家计委联合制定的《关于城镇医疗机构实施分类管理的意见》中指出："城镇个体诊所、股份制、股份合作制和中外合资合作医疗机构一般定为营利性医疗机构。"

（五）医院等级划分标准

医院等级划分标准是我国依据医院功能、设施、技术力量等对医院资质的评定指标。全国统一，不分医院背景、所有制性质等。按照《医院分级管理标准》，医院经过评审，确定为三级，每级再划分为甲、乙、丙三等，其中三级医院增设特等，因此医院共分三级十等。

1. 一级医院　直接为社区提供医疗、预防、康复、保健综合服务的基层医院，是初级卫生保健机构。其主要功能是直接对人群提供一级预防，在社区管理多发病、常见病、现症患者并对疑难重症患者做好正确转诊，协助高层次医院搞好中间或院后服务，合理分流患者；住院床位总数为20~99张。

2. 二级医院　跨几个社区提供医疗卫生服务的地区性医院，是地区性医疗预防的技术中心。其主要功能是参与指导对高危人群的监测，接受一级转诊，对一级医院进行业务技术指导，并能进行一定程度的教学和科研；住院床位总数为100~499张。

3. 三级医院　跨地区、省、市及向全国范围提供医疗卫生服务的医院，是具有全面医疗、教学、科研能力的医疗预防技术中心。其主要功能是提供专科（包括特殊专科）的医疗服务，解决危重疑难病症，接受二级转诊，对下级医院进行业务技术指导和培训；完成培养各种高级医疗专业人才的教学和承担省以上科研项目的任务；参与和指导一、二级预防工作；住院床位总数 500 张以上。

二、医疗机构药事管理的概念和主要内容

（一）医疗机构药事的概念

医疗机构药事（institutional pharmacy affairs），泛指在以医院为代表的医疗机构中，一切与药品和药学服务有关的事物。涉及在医疗机构中，从药品的监督管理、采购供应、储存保管、调剂制剂、质量管理、临床应用、经济核算到临床药学、药学情报服务和科研开发；从药学部门（药学部）内部的组织机构、人员配备、设施设备、规章制度到与外部的沟通联系、信息交流等一切与药品和药学服务有关的事项。

医疗机构药学服务无论规模大小，其业务活动都是由人、财、物、信息和时间五个基本要素组成的。药学服务的正常运作需要这五个要素发挥积极作用，药学服务的发展需要发掘五要素的潜力，药学服务的社会效益和经济效益则是五要素效益的综合体现。发掘和提高五要素的效能不是一般的药学知识和技术问题，将依赖于管理职能的发挥。因此，医院药事管理对医院药学服务的发展起决定作用。

（二）医疗机构药事管理

1. 医疗机构药事管理（institutional pharmacy administration）《医疗机构药事管理规定》第二条规定，"医疗机构药事管理，是指医疗机构以患者为中心，以临床药学为基础，对临床用药全过程进行有效的组织实施与管理，促进临床科学、合理用药的药学技术服务和相关的药品管理工作"。医疗机构药事管理是对医疗机构药事的综合管理。

2. 医疗机构药事管理的特点

（1）专业性：指医疗机构药事管理不同于一般行政管理工作，具有明显的药学专业特征。

（2）实践性：指医疗机构药事管理是各种管理职能和方法在医疗机构药事活动中的实际运用。

（3）服务性：突出了医疗机构药事管理的目的，即保障医疗机构药学服务工作的正常运行和不断发展，围绕医疗机构的总目标，高质、高效地向患者和社会提供医疗卫生保健的综合服务。

2017 年 7 月，国家卫生计生委办公厅、国家中医药管理局办公室发布《关于加强药事管理转变药学服务模式的通知》（国卫办医发〔2017〕26 号），要求各地进一步加强药事管理，促进药学服务模式转变，推进药学服务从"以药品为中心"转变为"以患者为中心"，从"以保障药品供应为中心"转变为"在保障药品供应的基础上，以重点加强药学专业技术服务、参与临床用药为中心"，促进药学工作更加贴近临床，努力提供优质、安全、人性化的药学专业技术服务。

三、医疗机构药学部门组织机构及职责

医疗机构药事工作是医疗工作的重要组成部分。医疗机构根据临床工作实际需要，应设立药事管理组织和药学部门。

（一）药事管理与药物治疗学委员会

1. 我国医疗机构药事管理委员会 《医疗机构药事管理规定》（2011 年）第七条明确规定："二级以上医院应当设立药事管理与药物治疗学委员会；其他医疗机构应当成立药事管理与药物治疗学组。二级以上医院药事管理与药物治疗学委员会委员由具有高级技术职务任职资格的药学、临床医学、护理和医院感染管理、医疗行政管理等人员组成。成立医疗机构药事管理与药物治疗学组的医疗机构由药学、医务、护理、医院感染、临床科室等部门负责人和具有药师、医师以上专业技术职务任职资格人员组成。医疗机构负责人任药事管理与药物治疗学委员会（组）主任委员，药学和医务部门负责人任药事管理与药物治疗学委员会（组）副主任委员。"

药事管理与药物治疗学委员会（组）设主任委员 1 名，由医疗机构负责人担任，要求医疗机构负责人担任其医疗机构用药管理的责任；设副主任委员若干，由药学和医务部门负责人担任。医疗机构医务部门应当指定专人，负责与医疗机构药物治疗相关的行政事务管理工作。

药事管理与药物治疗学委员会（组）应当建立健全相应工作制度，日常工作由药学部门负责。药事管理与药物治疗学委员会（组）的职责如下。

（1）贯彻执行医疗卫生及药事管理等有关法律、法规、规章。审核制定本机构药事管理和药学工作规章制度，并监督实施。

（2）制定本机构药品处方集和基本用药供应目录。

（3）推动药物治疗相关临床诊疗指南和药物临床应用指导原则的制定与实施，监测、评估本机构药物使用情况，提出干预和改进措施，指导临床合理用药。

（4）分析、评估用药风险和药品不良反应、药品损害事件，并提供咨询与指导。

（5）建立药品遴选制度，审核本机构临床科室申请的新购入药品、调整药品品种或者供应企业和申报医院制剂等事宜。

（6）监督、指导麻醉药品、精神药品、医疗用毒性药品及放射性药品的临床使用与规范化管理。

（7）对医务人员进行有关药事管理法律法规、规章制度和合理用药知识教育培训。

（8）向公众宣传安全用药知识。

2. 国外医院药事管理委员会 世界许多国家的医院有类似的组织。美国和英国称为"药学和治疗学委员会"（Pharmacy and Therapeutics Committee，简称 P&T 委员会），德国称为药品委员会，日本称为药事委员会或药品选用委员会。其组成人员与我国医院药事管理委员会大致相同，不过 P&T 委员会往往下设专科药物分委员会，涉及的人员也较多。在欧美等国家的医院，P&T 委员会往往有相当大的权威性，由该委员会制定全院医务人员共同遵守的药物使用方针政策。医院药品处方集的增删必须

经过 P&T 委员会的讨论、批准。每个新药都要经过 P&T 委员会严格审查，明确其有效性、安全性、经济性及用途。

从药事管理委员会形成的目的和任务可以看出，此医院药学组织对加强全院的药品监督管理力度、提高药物治疗学水平、推动合理用药起关键作用。

（1）宏观调控作用：药事管理委员会根据医药卫生工作的有关法规和方针政策制定医院用药方针政策，统一认识，协商解决各种用药问题。

（2）监督指导作用：药事管理委员会组织监督检查全院药品的使用情况，审查和批准院内基本药品目录和协定处方集，对重大药疗事故组织调查和进行裁决，及时纠正集中存在的药品管理失当和不合理用药现象。

（3）信息反馈作用：药事管理委员会集中了医院供药和各用药科室的负责人，医院内部许多重大的药事都要经过药事管理委员会研究讨论，无形中形成了一条药物需求和使用信息通路。药学部门可以通过药事管理委员会向全院发布最新消息，各用药单位的反映意见也能及时和比较准确地传达到药学部门，促进了及时发现问题和解决问题。

（4）咨询教育作用：医院药事管理委员会是一个综合的智囊型团体，汇合了本院在临床医学和药学方面的专家，在药物治疗学方面具有一定的学术权威性。特别这些专家熟知本院的临床用药情况和要求，不仅在遴选新药，审定新制剂，提出淘汰疗效不确切、毒副反应大的品种，审查药学部门提出的药品消耗预算方面是当然的顾问团，而且能解答临床用药过程中遇到的各种问题，由他们承担合理用药教育，对全院医务人员的用药行为会产生积极影响。

（二）药学部门的设置和工作职责

1. 药学部门的设置 医疗机构应当根据本机构功能、任务、规模设置相应的药学部门，配备和提供与药学部门工作任务相适应的专业技术人员、设备和设施。三级医院设置药学部，并可根据实际情况设置二级科室；二级医院设置药剂科；其他医疗机构设置药房。

2. 药学部门的工作职责 药学部门具体负责药品管理、药学专业技术服务和药事管理工作，开展以患者为中心，以合理用药为核心的临床药学工作，组织药师参与临床药物治疗，提高药学专业技术服务水平。我国医疗机构药学部门的名称有"药房""药局""药械科""药剂科""药学部"等，二级以上医院多称为药学部或药剂科。

医疗机构的药学部门与临床科室不同，药学部门关注的重点是药品质量、用药合理性和药品供应保障。专业技术性是药学部门最重要的性质，主要体现在要求医院药师能解释和调配处方，评价处方和处方中的药物，掌握配制制剂的技术，能承担药物治疗监护工作，能够回答患者、医师、护士有关处方中药品的各方面问题等。目前，药学部门还有频繁的经济活动，因而具有一定程度的综合性。

3. 医疗机构药学部门的人员资格要求 《药品管理法》规定，医疗机构应当配备依法经过资格认定的药师或者其他药学技术人员，负责本单位的药品管理、处方审核和调配、合理用药指导等工作。非药学技术人员不得直接从事药剂技术工作。

二级以上医院药学部门负责人应当具有高等学校药学专业或者临床药学专业本科以上学历及本专业高级技术职务任职资格；除诊所、卫生所、医务室、卫生保健所、卫生站以外的其他医疗机构药学部门负责人应当具有高等学校药学专业专科以上或者中等学校药学专业毕业学历及药师以上专业技术职务任职资格。

4. 医疗机构药学部门　医疗机构药学部门（institutional pharmacy）习称医院药房（hospital pharmacy），它是医疗机构中从事诊断治疗疾病所用药品的供应、调剂、配制制剂、提供临床药学服务、监督检查药品质量等工作的部门。

（1）医疗机构药学部门的任务：由于医院的规模、性质和任务不同，医疗机构药学部门的任务也不完全一致。其基本任务是：

1）根据本院医疗和科研需要，按照《基本用药目录》采购药品，按时供应。

2）及时、准确地调配处方，按临床需要制备制剂及加工炮制中药材。

3）加强药品质量管理，建立健全药品质量监督和检验制度，以保证临床用药安全、有效。

4）做好用药咨询，结合临床搞好合理用药、新药试验和药品疗效评价工作，收集药品不良反应，及时向卫生行政部门汇报并提出需要改进和淘汰品种的意见。

5）根据临床需要积极研究中、西药品的新制剂，运用新技术创制新制剂。

6）承担医药院校学生实习、药学人员进修任务。

当然，时代在发展变化，人类对卫生医疗保健的需求也在不断变化，医院药学部门（药学部）的任务不会一成不变，必然会补充更新许多新的内容，内涵更加丰富。

（2）医疗机构药学部门的基本组织机构：医疗机构药学部门根据规模一般设置有中、西药调剂部门，制剂（普通制剂和灭菌制剂）部门，药品保管部门，药品质检部门，药学研究室，临床药学室，药学信息室等，并设室（科）主任。如图9-1所示为我国二级以上综合性医院药学部门组织机构。

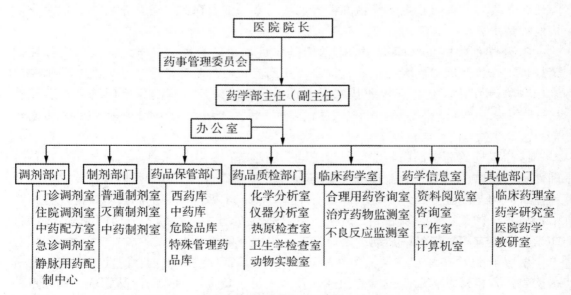

图9-1　我国综合性医院药剂科组织机构

（三）医疗机构药学部门的人员配备

1. 配备的基本原则

（1）功能需要原则：人员配备是为各个职位配备合适的人员，首先要满足组织功能的需要，因事择人。医院药学部门是多功能的组织，既有供应药品和指导临床合理用药的服务功能，也有自制制剂生产、药剂质量控制、医院药学研究等功能，必须根据任务的需要配备相应知识技能和工作能力的称职人员。各种药学人员职位的设置完全依据药学部门任务的数目和各项任务的业务要求。

（2）能级对应原则：不同的岗位赋予人员要求的权利和责任，对人员的要求也不相同。各级人员的学历、资历、工作能力、思想品质都应与其所占据的职位相称，各个岗位配置称职的人员，既要避免滥竽充数，也要减少人才浪费。

（3）比例合理原则：人才属于稀缺资源，业务能力强的高级药学专业人员更加稀少，必须合理配置和使用。为了保证医院药学部门开展正常工作，各类人员的比例应当比较合理。首先指医院临床医务人员与药学人员之间的比例合理，其次指药学部门内部不同层次人员的比例适当。

（4）动态发展原则：组织处在不断发展的动态环境中，人员的能力也应不断提高，知识不断丰富和更新。药学部门的人员配备应当随着医院药学工作范围的扩大、药学业务工作技术服务含量的提高而不断调整。药学部门人才结构调整可以经过多条途径实现。一条途径是自己培养或引进复合型人才，如既具有药学专业学历，又掌握了某项特殊技能的人才。另一条途径是吸纳其他学科和专业的人才，如生物工程、信息技术和精密仪器维护等非药学专业人才。

2. 药学部门的人员编制 目前我国各级医院药学部门的人员编制仍然依据的是1978 年国家卫生部颁布的《综合医院组织编制草案》，其中规定综合医院药学人员应占全院医药卫生技术人员总数的 8%。

各级药学人员的编制是按医院收治患者的床位数计算的。国家卫生行政部门规定，各级药学人员与病床床位的比例：药师为 1∶80~100；其他药学人员 1∶15~18；中药炮制、制剂人员为 1∶60~80。按照这种比例计算，200 张床位医院的药学部门为 15 或 16 人；300 张床位的医院编制 24~26 人；400 张床位的医院编制 32~35 人；500 张床位的医院编制 46~49 人。在药学技术人员中，药师以上职称人员、药剂士、药剂员三者的大致比例因医院规模而异，有教学、科研任务的大医院为 4∶5∶1，一般医院为 3∶6∶1，中药房为 2∶6∶2；医疗机构药学专业技术人员不得少于本机构卫生专业技术人员的 8%。建立静脉用药调配中心（室）的，医疗机构应当根据实际需要另行增加药学专业技术人员数量。

近年来，随着药学部门面向患者的临床药学工作增加，许多医院药学部门的管理人员提议，药学人员应占全院卫生技术人员总数的 10%，其中具有药师以上技术职称的专业技术人员应占药学人员的 30% 以上。

3. 药学部门人员的职责分工 医院药学部门（药学部）的人员分成行政管理人员、专业技术人员和辅助人员三个群体。药学部门各类人员都必须接受过必要的教育或培训，取得与所从事业务相应的资格。医疗机构直接接触药品的药学人员，应当每年进行健康检查。患有传染病或者其他可能污染药品的疾病的，不得从事直接接触药品的工作。

（1）行政管理人员：指药学部门的正副主任、各专业科室的主管（药学部的各专业科应设科主任）及主任助理，全面负责药学部门的行政和业务技术管理工作，制定本院药学发展规划和各项管理制度并组织实施，对所属各业务科室进行检查、指导、监督、考核和必要的奖惩。

（2）专业技术人员：具有中专以上学历和专业技术职称的人员。主要是药士、药师、主管药师、副主任药师和主任药师系列的药学人员，也包括负责制剂生产、计算机系统维护和仪器设备维护的工程师。这个群体是医院药学工作的主体，承担着药学部门各项关键性专业技术工作。

（3）辅助人员：药学部门通过合同方式聘用的非专业技术人员，如财会人员、制剂生产工人、勤杂人员等，人数占药学部门总人数的较大比例，在专业技术人员的指导下完成各项具体操作。

4．专业技术人员的配备要求

（1）二级综合医院药剂科：本科以上学历应当不低于药学专业技术人员总数的20％；副高级以上药学专业技术职务任职资格的应当不低于6％。

（2）三级综合医院药学部：本科以上学历应当不低于药学专业技术人员的30％；副高级以上药学专业技术职务任职资格的，应当不低于13％；教学医院应当不低于15％。

 知识链接

医疗机构药师工作职责

（1）负责药品采购供应、处方或者用药医嘱审核、药品调剂、静脉用药集中调配和医院制剂配制，指导病房（区）护士请领、使用与管理药品。

（2）参与临床药物治疗，进行个体化药物治疗方案的设计与实施，开展药学查房，为患者提供药学专业技术服务。

（3）参加查房、会诊、病例讨论和疑难、危重患者的医疗救治，协同医师做好药物使用遴选，对临床药物治疗提出意见或调整建议，与医师共同对药物治疗负责。

（4）开展抗菌药物临床应用监测，实施处方点评与超常预警，促进药物合理使用。

（5）开展药品质量监测，药品严重不良反应和药品损害的收集、整理、报告等工作。

（6）掌握与临床用药相关的药物信息，提供用药信息与药学咨询服务，向公众宣传合理用药知识。

（7）结合临床药物治疗实践，进行药学临床应用研究；开展药物利用评价和药物临床应用研究；参与新药临床试验和新药上市后的安全性与有效性监测。

（8）其他与医院药学相关的专业技术工作。

法规文件——《处方管理办法》

第二节　医疗机构药品购进与库存管理

一、医疗机构药品采购管理

（一）药品管理

1.药品管理的内容　主要是指对医院医疗、科研所需药品的采购、储存、分配、使用的管理。从管理对象来分，可分为一般医疗用药管理；麻醉药品、精神药品和毒性药品等特殊管理规定的药品管理，科研用药品，特别是研究中新药的管理；中药材、中药饮片（含中药配方颗粒）的管理。从管理类型来分，可分为质量管理、经济管理。

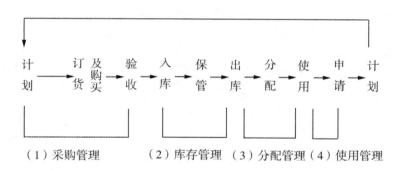

图 9-2　医院药品管理流程

2.医疗机构药品管理　医院药品管理流程如图9-2表示。

3.医院药品管理的主要目标　①保证医疗、科研所需的药品供应及时、准确无误。②贯彻药事法规，保证所供应的药品质量好，安全有效。③符合医院经济、财政管理政策和制度，贯彻减轻患者和国家负担，医院和药房有一定经济效益的原则。

（二）药品采购管理

医疗机构药品采购管理，是指对医疗机构的医疗服务所需药品的供应渠道、采购方式及程序、采购计划及采购合同的综合管理。医疗机构临床使用的药品采购工作由药学部门承担。医疗机构药事管理与药物治疗学委员会要按照集体决策、程序公开、阳光采购的要求，根据省（区、市）药品集中采购结果，确定药品生产企业或药品上市许可持有人，由生产企业或药品上市许可持有人确定配送企业。

医疗机构药学部门负责本机构药品的统一采购，严格执行药品购入检查、验收等制度。医疗机构应当坚持以临床需求为导向，坚持合理用药，严格执行通用名处方规定。公立医疗机构应当认真落实国家和省（区、市）药品集中采购要求，切实做好药品集中采购和使用相关工作；依托省（区、市）药品集中采购平台，积极参与建设全国统一、开放的药品公共采购市场。鼓励医疗联合体探索药品统一采购。研究医疗联合体内临床急需的医疗机构制剂调剂和使用管理制度，合理促进在医疗联合体内共享使用。

1. 遵守国家法律、法规，依法购药 《药品管理法》和国家药品监督管理局、国家卫生健康委员会、国家医疗保障局相关规章条款，对医疗机构购药做了明确规定。

（1）《药品管理法》规定：①医疗机构必须从具有药品生产、经营资格的企业购进药品。②医疗机构购进药品，必须建立并执行进货检查验收制度，验明药品合格证明和其他标识；不符合规定要求的，不得购进和使用。③医疗机构购进药品，必须有真实、完整的药品购进记录。④个人设置的门诊部、诊所等医疗机构，不得配备常用药品和急救药品以外的其他药品。

（2）《药品经营和使用质量监督管理办法》规定：医疗机构购进药品，应当核实供货单位的药品生产许可证或者药品经营许可证、授权委托书以及药品批准证明文件、药品合格证明等有效证明文件。首次购进药品的，应当妥善保存加盖供货单位印章的上述材料复印件，保存期限不得少于五年。医疗机构应当建立和执行药品购进验收制度，购进药品应当逐批验收，并建立真实、完整的记录。药品购进验收记录应当注明药品的通用名称、药品上市许可持有人（中药饮片标明生产企业、产地）、批准文号、产品批号、剂型、规格、有效期、供货单位、购进数量、购进价格、购进日期。药品购进验收记录保存不得少于 3 年，且不少于药品有效期满后 1 年。

（3）根据《关于加强医疗机构药事管理促进合理用药的意见》（国卫医发〔2020〕2号）规定：医疗机构要依据安全、有效、经济的用药原则和本机构疾病的治疗特点，及时优化本机构用药目录。国家以临床用药需求为导向，动态调整国家基本药物目录。各地要加大力度促进基本药物优先配备使用，推动各级医疗机构形成以基本药物为主导的"1+X"用药模式。"1"为国家基本药物目录中的药物；"X"为非基本药物，应当经过医疗机构药事管理与药物治疗学委员会充分评估论证，并优先选择国家组织集中采购和使用药品及国家医保目录药品。鼓励城市医疗集团、县域医疗共同体等建立药品联动管理机制，规范各级医疗机构用药目录。各级卫生健康行政部门要加强医疗机构药品使用监测，定期分析辖区内医疗机构药品配备使用情况，指导、督促公立医疗机构不断优化用药目录，形成科学、合理的用药结构。

2. 公立医院药品集中采购 医院用药具有品种多、规格全、周转快的特点，因此应适时购进质量合格、价格合理的药品。我国医疗机构药品的采购方式中最常用的是药品集中采购。2019 年 1 月 25 日，国家卫生健康委员会办公厅发布《关于做好国家组织药品集中采购中选药品临床配备使用工作的通知》（国卫办医函〔2019〕77 号），决定在北京、天津、上海等 11 个城市开展国家组织药品集中采购和使用试点，阿托伐他汀钙片等药品中选。通知要求：试点地区的卫生健康主管部门要牢固树立"四个意识"，高度重视中选药品的临床配备使用工作。各级卫生健康主管部门要畅通优先使用中选药品的政策通道，建立、完善相关激励机制和绩效考核制度，按照约定的采购量督促公立医疗机构优先采购和使用中选药品，确保 1 年内完成合同用量。省（区、市）卫生健康主管部门要做好中选药品临床使用情况监测，确保试点工作顺利实施。2019 年 12 月 19 日，国家卫生健康委员会办公厅发布《关于进一步做好国家组织药品集中采购中选药品配备使用工作的通知》（国卫办医函〔2019〕889 号），在全国范围内推广国家组织药品集中采购和使用试点集中带量采购模式。

3. 实行药品分类采购

（1）对临床用量大、采购金额高、多家企业生产的基本药物和非专利药品，发挥省级集中批量采购优势，由省级药品采购机构采取双信封制公开招标采购，医院作为采购主体，按中标价格采购药品。

1）落实带量采购：医院要按照不低于上年度药品实际使用量的 80% 制定采购计划，具体到通用名、剂型和规格，每种药品采购的剂型原则上不超过 3 种，每种剂型对应的规格原则上不超过 2 种。药品采购预算一般不高于医院业务支出的 25% ~ 30%。省级药品采购机构应及时汇总分析医院药品采购计划和采购预算，合理确定药品采购范围，编制公开招标采购的药品清单，落实带量采购，优先选择符合临床路径、纳入重大疾病保障、重大新药创制专项、重大公共卫生项目的药品，兼顾妇女、老年和儿童等特殊人群的用药需要，并与医保、新农合报销政策做好衔接。

2）双信封制：进一步完善双信封评价办法。投标的药品生产企业须同时编制经济技术标书和商务标书。经济技术标书主要对企业的药品生产质量管理规范（GMP）资质认证、药品质量抽验抽查情况、生产规模、配送能力、销售额、市场信誉、电子监管能力等指标进行评审，并将通过《药品生产质量管理规范》认证情况，在欧盟、美国、日本等发达国家（地区）上市销售情况，标准化的剂型、规格、包装等作为重要指标。通过经济技术标书评审的企业方可进入商务标书评审。在商务标书评审中，同一个竞价分组按报价由低到高选择中标企业和候选中标企业。对竞标价格明显偏低、可能存在质量和供应风险的药品，必须进行综合评估，避免恶性竞争。优先采购达到国际水平的仿制药；在公立医院改革试点城市，允许以市为单位在省级药品集中采购平台上自行采购。试点城市成交价格不得高于省级中标价格。试点城市成交价格明显低于省级中标价格的，省级中标价格应按试点城市成交价格进行调整，具体办法由各省（区、市）制定。

（2）对部分专利药品、独家生产药品，建立公开透明、多方参与的价格谈判机制。谈判结果在国家药品供应保障综合管理信息平台上公布，医院按谈判结果采购药品。

（3）对妇儿专科非专利药品、急（抢）救药品、基础输液、临床用量小的药品〔（上述药品的具体范围由各省（区、市）确定）〕和常用低价药品，实行集中挂网，由医院直接采购。

（4）对临床必需、用量小、市场供应短缺的药品，由国家招标定点生产、议价采购。

（5）对麻醉药品、精神药品、防治传染病和寄生虫病的免费用药、国家免疫规划疫苗、计划生育药品及中药饮片，按国家现行规定采购，确保公开、透明。

医院使用的所有药品（不含中药饮片）均应通过省级药品集中采购平台采购。省级药品采购机构应汇总医院上报的采购计划和预算，依据国家基本药物目录、医疗保险药品报销目录、基本药物临床应用指南和处方集等，按照上述原则合理编制本行政区域医院药品采购目录，分类列明招标采购药品、谈判采购药品、医院直接采购药品、定点生产药品等。鼓励省际跨区域、专科医院等联合采购。采购周期原则上一年一次。对采购周期内新批准上市的药品，各地可根据疾病防治需要，经过药物经济学和循证医学评价，另行组织以省（区、市）为单位的集中采购。

（6）《医疗机构短缺药品分类分级与替代使用技术指南》（简称《技术指南》）：

1）省（区、市）卫生健康主管部门要高度重视医疗机构短缺药品管理工作，充分发挥省（区、市）短缺药品供应保障工作会商联动机制作用，及时通报短缺信息和工作进展，加强协作配合，增强综合应对能力。

2）省（区、市）卫生健康主管部门应当加强对市县级卫生健康主管部门和医疗机构的短缺药品管理工作指导，组织《技术指南》学习培训。根据工作需要，委托辖区内药学服务能力较强的医疗机构开展短缺药品信息分析评估和替代使用工作。医疗机构应当参照《技术指南》，制定院内短缺药品管理规范，科学评估、合理选择替代药品，保障临床药品供应。

地方卫生健康主管部门应当加强对医疗机构药品库存管理指导。医疗机构应当根据医院功能定位，合理设置临床必需急（抢）救药品库存警戒线，及时采购补充，原则上库存不少于3个月的用量。

4. 加强药品配送管理

（1）药品上市许可持有人是保障药品质量和供应的第一责任人。药品可由中标的药品上市许可持有人直接配送或委托有配送能力的药品经营企业配送到指定医院。药品上市许可持有人委托的药品经营企业应在省级药品集中采购平台上备案，备案情况向社会公开。省级药品采购机构应及时公布每家医院的配送企业名单，接受社会监督。

（2）对偏远、交通不便地区的药品配送，各级卫生健康部门要加强组织协调，按照远近结合、城乡联动的原则，提高采购、配送集度，统筹做好医院与基层医疗卫生机构的药品供应配送管理工作。鼓励各地结合实际探索县、乡、村一体化配送。发挥邮政等物流行业服务网络优势，支持其在符合规定的条件下参与药品配送。

（3）对因配送不及时影响临床用药或拒绝提供偏远地区配送服务的企业，省级药品采购机构应及时纠正，并督促其限期整改。对逾期不改的企业，取消其中标资格，医院因此被迫使用其他企业药品替代的，超支费用由原中标企业承担，具体办法由各省（区、市）制定。

5. 规范采购平台建设

（1）省级药品采购机构负责省级药品集中采购平台的使用、管理和维护，省（区、市）人民政府要给予必要的人力、财力、物力支持，保证其工作正常运行。

（2）建立药品采购数据共享机制，统一省级药品集中采购平台规范化建设标准，推动药品采购编码标准化，实现国家药品供应保障综合管理信息平台、省级药品集中采购平台、医院、医保经办机构、价格主管部门等信息数据互联互通、资源共享。

（3）省级药品集中采购平台要面向各级医院和药品生产经营企业提供服务，提高药品招标采购、配送管理、评价、统计分析、动态监管等能力，及时收集分析医院药品采购价格、数量、回款时间及药品生产经营企业配送到位率、不良记录等情况，定期向社会公布。鼓励有条件的地方开展电子交易，采取通过药品集中采购平台签订电子合同、在线支付等多种方式，节约交易成本，提高交易透明度。

6. 药品集中招标采购程序

（1）各医疗机构制定、提交拟集中招标的药品品种规格和数量。

（2）认真汇总各医疗机构药品采购计划。

（3）依法组织专家委员会审核各医疗机构提出的采购品种、规格，确认集中采购的药品品种、规格、数量，并反馈给医疗机构。

（4）确定采购方式，编制和发送招标采购工作文件。

（5）审核药品供应企业（投标人）的合法性及其信誉和能力，确认供应企业（投标人）资格。

（6）审核投标药品的批准文件和近期质检合格证明文件。

（7）组织开标、评标或谈判，确定中标企业和药品品种品牌、规格、数量、价格、供应（配送）方式及其他约定。在评标过程中，前述（4）、（5）两项应为首要条件。

（8）决标或洽谈商定后，组织医疗机构直接与中标企业按招标（洽谈）结果签订购销合同。购销合同应符合国家有关法规规定，明确购销双方的权利和义务。

（9）监督中标企业（或经购销双方同意由中标企业依法委托的代理机构）和有关医疗机构依据招标文件规定和双方购销合同做好药品配送工作。

7. 加强药品购销合同管理 《国务院办公厅关于进一步改革完善药品生产流通使用政策的若干意见》（国办发〔2017〕13号）规定，卫生健康、商务等部门要制定购销合同范本，督促购销双方依法签订合同并严格履行。药品生产、流通企业要履行社会责任，保证药品及时生产、配送，医疗机构等采购方要及时结算货款。对违反合同约定，配送不及时影响临床用药或拒绝提供偏远地区配送服务的企业，省（区、市）药品采购机构应督促其限期整改；逾期不改正的，取消中标资格，记入药品采购不良记录并向社会公布，公立医院2年内不得采购其药品。对违反合同约定，无正当理由不按期回款或变相延长货款支付周期的医疗机构，卫生健康主管部门要及时纠正并予以通报批评，记入企事业单位信用记录。将药品按期回款情况作为公立医院年度考核和院长年终考评的重要内容。

8. 购进药品的验收 《医疗机构药品监督管理办法（试行）》规定：

（1）医疗机构必须从具有"药品生产、经营资格"的企业购进药品。

（2）医疗机构使用的药品应当按照规定由专门部门统一采购；禁止医疗机构其他科室和医务人员自行采购。

（3）医疗机构购进药品，应当查验供货单位的《药品生产许可证》或者《药品经营许可证》和《营业执照》、所销售药品的批准证明文件等相关证明文件，并核实销售人员持有的授权书原件和身份证原件。

（4）医疗机构购进药品时应当索取、留存供货单位的合法票据，并建立购进记录，做到票、账、货相符。

（5）保存期限：①药品购进（验收）记录，超过药品有效期 1 年，但不得少于 3 年。②首次购药供货单位原印章的证明文件的复印件，保存期不得少于 5 年。③相关票据，保存期不得少于 3 年。

二、医疗机构药品库存管理

（一）药品保管制度

《药品管理法》规定："医疗机构应当有与所使用药品相适应的场所、设备、仓储设施和卫生环境，制定和执行药品保管制度，采取必要的冷藏、防冻、防潮、防虫、防鼠等措施，保证药品质量。"《医疗机构药事管理暂行规定》规定："药学部门应制定和执行药品保管制度，定期对储存药品质量进行抽检。药品仓库应具备冷藏、防冻、防潮、避光、通风、防火、防虫、防鼠等适宜的仓储条件，保证药品质量。""化学药品、中成药和中药饮片应分别储存、分类定位、整齐存放。易燃、易爆、强腐蚀性等危险性药品必须另设仓库，单独存放，并采取必要的安全措施。对麻醉药品、精神药品、医疗用毒性药品、放射性药品必须按国家有关规定进行管理，并监督使用。""定期对库存药品进行养护，防止变质失效。过期、失效、淘汰、霉烂、虫蛀、变质的药品不得出库，并按有关规定及时处理。"

1. 药品保管的主要措施

（1）分类储存：按药品的自然属性分类，按区、排、号进行科学储存。应做到以下几点：①"六分开"。处方药与非处方药分开；基本医疗保险药品目录的药品与其他药品分开；内用药与外用药分开；性能相互影响、容易串味的品种与其他药品分开；新药、贵重药品与其他药品分开；配制的制剂与外购药品分开。②麻醉药品、一类精神药品、毒性药品、放射性药品专库或专柜存放。③危险性药品、易燃物、易爆物专库存放。④有准备退货药品，过期、霉变等不合格药品单独存放。

（2）针对影响药品质量的因素采取措施：①对易受光线影响变质的药品，存放室门窗可悬挂黑色布、纸遮光，或者存放在柜、箱内。②易受湿度影响变质的药品，应控制药库湿度，一般保持在 35%~75%。③易受温度影响变质的药品，应分库控制药库温度，冷库 2~8 ℃，阴凉库 < 20 ℃，常温库 0~30 ℃。④采取防虫、防鼠措施。

（3）定期检查、养护，发现问题，及时处理。

2. 建立并执行药品保管的制度 药剂科为保管好药品、制剂，应建立以下制度：①药库人员岗位责任制。②入库验收、出库验发制度。③在库药品检查养护制度。④有效期药品管理制度。⑤病区药柜管理制度。⑥不合格药品处理制度。⑦记录。⑧药品档案制度。

3. 有效期药品管理 药品有效期指在一定储藏条件下能够保证药品质量合格的期

限。《药品管理法》规定，超过有效期的药品作为劣药论处。

（1）药品有效期的表示方法：药品有效期的计算是从药品的生产日期算起，应列有效期的终止日期。有效期的表示方法有以下几种。

1）药品标签中的有效期应当按照年、月、日的顺序标注，年份用四位数字表示，月、日用两位数表示。

2）具体标注格式为"有效期至××××年××月"或"有效期至××××年××月××日"。例："有效期至2021年10月"或"有效期至2021年10月18日"。

3）可以用数字和其他符号表示为"有效期至××××.××.或者有效期至××××/××/××"等。例："有效期至2021.09."或者"有效期至2021/09/01"等。

4）预防用生物制品有效期的标注：按照国家药监部门批准的注册标准执行。①治疗用生物制品有效期的标注自分装日期计算。②其他药品有效期的标注自生产日期计算。

5）有效期若标注到日，应当为起算日期对应年月日的前一天；若标注到月，应当为起算日期对应年月日的前一月；如果由于包装尺寸或者技术设备等原因有效期确实难以标注为"有效期至某年某月"的，可以标注有效期实际期限，如"有效期24个月"。

（2）有效期药品的管理：购进药品验收时，应注意该药品入库要按批号堆放或上架，出库须贯彻先产先出、近期先出、按批号发货的原则。若库存药品或病区小药柜药品过期，必须按制度单独存放、销毁，决不能发给患者使用。

4. 危险药品的管理 危险药品指受光、热、空气、水分、撞击等外界因素的影响可引起燃烧、爆炸或具有腐蚀性、刺激性和放射性的药用物质。

危险药品应单独存放在合乎消防规定的危险品库房，远离病房和其他建筑物。危险品库房应指派专人负责，严格验收和领发制度。有专家根据危险药品的特性和长期的实践经验，总结归纳出十项管理措施：①熟悉性质。②分类保管。③堆放稳固。④包装严密。⑤通风降温。⑥严禁明火。⑦防爆装置。⑧安全操作。⑨耐火建筑。⑩消防措施。

（二）医疗机构药品分级管理制度

医院对药品实行金额管理、重点统计、实耗实销的管理办法。根据药品的特点，目前一般医疗机构对药品实行三级管理。

1. 一级管理

（1）范围：麻醉药品、第一类精神药品、终止妊娠的药品和医疗用毒性药品的原料药。

（2）管理办法：处方要求单独存放，每日清点，必须做到财物相符，如发生药品缺少，要及时追查原因，并上报领导。

2. 二级管理

（1）范围：第二类精神药品、贵重药品和高危药品。

（2）管理办法：专柜存放，专账登记。贵重药品要每日清点，精神药品定期清点。

法规文件——《关于加强医疗机构
药事管理促进合理用药的意见》

3. 三级管理

（1）范围：普通药品。

（2）管理办法：金额管理、季度盘点、以存定销。

第三节　医疗机构药品调剂管理

一、处方和处方管理

（一）处方的概念及组成

1. 处方的概念　处方是指由注册的执业医师和执业助理医师（以下简称医师）在诊疗活动中为患者开具的、由取得药学专业技术职务任职资格的药学专业技术人员（以下简称药师）审核、调配、核对，并作为患者用药凭证的医疗文书。处方包括医疗机构病区用药医嘱单。

在医疗工作中，处方反映了医、药、护各方在药物治疗活动中的法律权利与义务，并且可以作为追查医疗事故责任的证据，具有法律上的意义。处方记录了医生对患者药物治疗方案的设计和对患者正确用药的指导，而且药学人员调剂活动自始至终按照处方进行，具有技术上的意义。处方的经济意义表现在它是患者药费支出的详细清单，同时可以作为调剂部门统计特殊管理和贵重药品消耗的单据。

2. 处方的组成　处方由处方前记、处方正文和处方后记三部分组成。

（1）处方前记：包含医疗机构名称、费别、患者姓名、性别、年龄、门诊或住院病历号、科别或病区和床位号、临床诊断、开具日期等；麻醉药品和第一类精神药品处方药品处方还应当包括患者身份证明编号，代办人姓名、身份证明编号。

（2）处方正文：以 Rp 或 R（拉丁文 Recipe "请取" 的缩写）标示，分列药品名称、剂型、规格、数量、用法用量。

（3）处方后记：医师签名或者加盖专用签章，药品金额及审核、调配，核对、发药药师签名或者加盖专用签章。

3. 处方颜色

（1）普通处方的印刷用纸为白色。

（2）急诊处方印刷用纸为淡黄色，右上角标注 "急诊"。

（3）儿科处方印刷用纸为淡绿色，右上角标注 "儿科"。

（4）麻醉药品和第一类精神药品处方印刷用纸为淡红色，右上角标注 "麻、精一"。

（5）第二类精神药品处方印刷用纸为白色，右上角标注"精二"。

（二）处方管理

1.处方权限规定

（1）经注册的执业医师在执业地点取得相应的处方权。经注册的执业助理医师在医疗机构开具的处方，应当经所在执业地点执业医师签名或加盖专用签章后方有效。

（2）经注册的执业助理医师在乡、民族乡、镇、村的医疗机构独立从事一般的执业活动，可以在注册的执业地点取得相应的处方权。

（3）医师应当在注册的医疗机构签名留样或者专用签章备案后，方可开具处方。

（4）医疗机构应当按照有关规定，对本机构执业医师和药师进行麻醉药品和精神药品使用知识和规范化管理的培训。执业医师经考核合格后取得麻醉药品和第一类精神药品的处方权，药师经考核合格后取得麻醉药品和第一类精神药品调剂资格。医师取得麻醉药品和第一类精神药品处方权后，方可在本机构开具麻醉药品和第一类精神药品处方，但不得为自己开具该类药品处方。药师取得麻醉药品和第一类精神药品调剂资格后，方可在本机构调剂麻醉药品和第一类精神药品。

（5）试用期人员开具处方，应当经所在医疗机构有处方权的执业医师审核并签名或加盖专用签章后方有效。

（6）进修医师由接收进修的医疗机构对其胜任本专业工作的实际情况进行认定后授予相应的处方权。

2.处方书写规定

（1）患者一般情况、临床诊断填写清晰、完整，并与病历记载相一致。

（2）每张处方限于一名患者的用药。

（3）字迹清楚，不得涂改；如需修改，应当在修改处签名并注明修改日期。

（4）药品名称应当使用规范的中文名称书写，没有中文名称的，可以使用规范的英文名称书写；医疗机构或者医师、药师不得自行编制药品缩写名称或者使用代号；书写药品名称、剂量、规格、用法、用量要准确、规范，药品用法可用规范的中文、英文、拉丁文或者缩写体书写，但不得使用"遵医嘱""自用"等含糊不清的字句。

（5）患者年龄应当填写实足年龄，新生儿、婴幼儿写日、月龄，必要时要注明体重。

（6）西药和中成药可以分别开具处方，也可以开具一张处方，中药饮片应当单独开具处方。

（7）开具西药、中成药处方，每一种药品应当另起一行，每张处方不得超过5种药品。

（8）中药饮片处方的书写，一般应当按照"君、臣、佐、使"的顺序排列；调剂、煎煮的特殊要求注明在药品右上方，并加括号，如布包、先煎、后下等；对饮片的产地、炮制有特殊要求的，应当在药品名称之前写明。

（9）药品用法用量应当按照药品说明书规定的常规用法用量使用，特殊情况需要超剂量使用时，应当注明原因并再次签名。

（10）除特殊情况外，应当注明临床诊断。

（11）开具处方后的空白处画一斜线，以示处方完毕。

（12）处方医师的签名式样和专用签章应当与院内药学部门留样备查的式样相一致，不得任意改动，否则应当重新登记留样备案。

3. 处方限量规定

（1）处方开具当日有效。特殊情况下需延长有效期的，由开具处方的医师注明有效期限，但有效期最长不得超过3天。

（2）处方一般不得超过7日用量；急诊处方一般不得超过3日用量；对于某些慢性病、老年病或特殊情况，处方用量可适当延长，但医师应当注明理由；医疗用毒性药品、放射性药品的处方用量应当严格按照国家有关规定执行。

根据《关于印发长期处方管理规范（试行）的通知》（国卫办医发〔2021〕17号）规定：根据患者诊疗需要，长期处方的处方量一般在4周内；根据慢性病特点，病情稳定的患者适当延长，最长不超过12周。超过4周的长期处方，医师应当严格评估，强化患者教育，并在病历中记录，患者通过签字等方式确认。

（3）为门（急）诊患者开具的麻醉药品注射剂，每张处方为一次常用量；控缓释制剂，每张处方不得超过7日常用量；其他剂型，每张处方不得超过3日常用量；第一类精神药品注射剂，每张处方为一次常用量；控缓释制剂，每张处方不得超过7日常用量；其他剂型，每张处方不得超过3日常用量。哌醋甲酯用于治疗儿童多动症时，每张处方不得超过15日常用量；第二类精神药品，一般每张处方不得超过7日常用量；对于慢性病或某些特殊情况的患者，处方用量可以适当延长，医师应当注明理由。

（4）为门（急）诊癌症疼痛患者和中、重度慢性疼痛患者开具的麻醉药品、第一类精神药品注射剂，每张处方不得超过3日常用量；控缓释制剂，每张处方不得超过15日常用量；其他剂型，每张处方不得超过7日常用量。

（5）为住院患者开具的麻醉药品和第一类精神药品处方，应当逐日开具，每张处方为1日常用量。

（6）对于需要特别加强管制的麻醉药品，盐酸二氢埃托啡处方为一次常用量，仅限于二级以上医院内使用；盐酸哌替啶处方为一次常用量，仅限于医疗机构内使用。

4. 处方保管规定

（1）医师利用计算机开具、传递普通处方时，应当同时打印出纸质处方，其格式与手写处方一致；打印的纸质处方经签名或者加盖签章后有效。药师核发药品时，应当核对打印的纸质处方，无误后发给药品，并将打印的纸质处方与计算机传递处方同时收存备查。每日处方应按普通药及控制药品分类装订成册，并加封面，妥善保存，便于查阅。

（2）处方由调剂处方药品的医疗机构妥善保存。普通处方、急诊处方、儿科处方保存期限为1年，医疗用毒性药品、第二类精神药品处方保存期限为2年，麻醉药品和第一类精神药品处方保存期限为3年。

（3）处方保存期满后，经医疗机构主要负责人批准、登记备案方可销毁。

（4）医疗机构应当根据麻醉药品和精神药品处方开具情况，按照麻醉药品和精神药品品种、规格对其消耗量进行专册登记，登记内容包括发药日期、患者姓名、用药数量。专册保存期限为 3 年。

（三）处方审查

收到处方后，药师应根据处方管理规定认真逐项检查处方前记、正文和后记书写是否清晰、完整，并确认处方的合法性。

药师应当对处方用药适宜性进行审核，审核内容包括：①规定必须做皮试的药品，处方医师是否注明过敏试验及结果的判定。②处方用药与临床诊断的相符性。③剂量、用法的正确性。④选用剂型与给药途径的合理性。⑤是否有重复给药现象。⑥是否有潜在临床意义的药物相互作用和配伍禁忌。⑦其他用药不适宜情况。

在实际处方审核过程中，药师还需对以下内容仔细审查。

1. 药品名称　药名正确是安全、有效给药的前提，一字之差即可铸成大错，为此要防止不应有的错误发生，如药品外文名近似、中文名类似、缩写词相近或自创药名的缩写等均易引起混淆而张冠李戴，英文药名近似仅差一二个字母者有千余种之多，但药效大不相同，审查中不可不认真对待。勤查药典或词典等有时是很必要的。

2. 用药剂量　剂量过小不能达到应有的血药浓度以发挥疗效，剂量过大轻则引起不良反应，重则导致中毒。审查时要依据药典或药物学的常用量，不得超过极量。如因治疗上的需要而超量者，必须经过医生再次签字始可调配。特别注意儿童、老年人及孕妇和哺乳期妇女用药剂量的酌减问题。

3. 用药方法　包括给药途径、间隔时间、注射速度等与药效的关系，并应考虑患者的病情及其肝、肾功能等情况。

4. 药物配伍变化　药物的体外配伍变化是药物在使用前，调制混合而发生的物理性或化学性变化，多半在外观上可以观察出。

5. 药物相互作用和不良反应　两种以上药物在体内有无治疗上的变化，亦即引起药物动力学和药效学变化而改变药理作用者。审查时要尽可能地预见到这种药物相互作用，因为可引起药效的增强、协同或拮抗、减弱作用，甚至发生副作用及毒性。调配时要特别注意，如有疑问，应同执业医师商讨解决。如果在不同的科室就诊，则应审查同一患者的几张处方笺有无服药禁忌等问题；目前有关药理学、药物学等参考书较多，另外采用电子计算机的药物咨询软件也有发展，审查处方时全面核对，可提高准确性，切不可迷信自己的经验及记忆力。

6. 用药不适宜情形的处理

（1）药师经处方审核后，认为存在用药不适宜时，应当告知处方医师，请其"确认或者重新"开具处方。

（2）药师发现严重不合理用药或者用药错误，应当拒绝调剂，及时告知处方医师，并应当记录，按照有关规定报告。

7. 不得限制门诊就诊人员持处方外购药品的规定

（1）医疗机构不得限制：门诊就诊人员持处方到药品零售企业购药。

（2）可以限制：①麻醉药品。②精神药品。③医疗用毒性药品。④儿科处方。

（四）处方调配和发药

1.配方 审查处方合格后应及时调配，为达到配方准确、无误，要注意以下方面。

（1）仔细阅读处方：用法用量是否与瓶签或药袋上书写的一致。

（2）有次序调配，防止杂乱无章：急诊处方随到随配；装置瓶等用后立即放回原处。

（3）严格遵守操作规程，称量准确，数片无误。

（4）仔细查对姓名、年龄、药名、含量及用法用量，应完全与处方要求一致；经两人复核无误签字后发出。

2.调剂处方"四查十对"、签名及不得调剂的规定

（1）药师调剂处方时必须做到"四查十对"：查处方，核对科别、姓名、年龄；查药品，核对药名、剂型、规格、数量；查配伍禁忌，核对药品性状、用法用量；查用药合理性，核对临床诊断。

（2）药师在完成处方调剂后，应当在处方上签名或者加盖专用签章。

（3）药师应当对"麻醉药品和第一类精神药品"处方按"年月日"逐日编制顺序号。

（4）药师对于不规范处方或者不能判定其合法性的处方，不得调剂。

3.发药 发药时呼叫患者姓名，确认无误后方可发给，同时详细交代服用方法及注意事项，如"不得内服""用时摇匀""孕妇禁服"等；有些精神药品、抗过敏药等特别要说明服后不得驾驶车辆或机器等，以防危险。由于有些食物同药物会产生相互作用，饮酒（含醇饮料）等亦有影响，必要时要加解释。对患者的询问要耐心解答。

向科室发出的药品经查对无误后，按病区、科、室分别放于固定处盛药篮中；护士取药时应当面点清并签字；如为新药或有特殊用法，亦应向护士交代清楚。

（五）处方点评制度

1.处方点评 将整个合理用药管理根据医院的需要总结了三个管理规定：不规范处方、用药不适宜处方、超常处方。通过六项点评指标达到多层次管理：单张处方药品的数量、药品使用是否符合适应证、国家基本药物的使用比例、抗菌药物的使用比例、注射剂型的使用比例、不合理用药比例。此系统中院内包括分三个层次的点评管理：医生出具处方时的自我复查、药房药剂师复查评价、院长统计监督，最后卫生局对相关资料监察管理，根据医院处方点评管理规范（试行）多层次管理督促医生合理用药模式。

2.医疗机构应当建立"处方点评制度" 填写处方评价表，对处方实施"动态监测及超常预警"，登记并通报不合理处方，对不合理用药及时予以干预。

3.医师和药师的违规处罚

（1）医师出现下列情形之一的，处方权由其所在医疗机构予以取消：①被责令暂停执业。②考核不合格离岗培训期间。③被注销、吊销执业证书。④不按照规定开具处方，造成严重后果的。⑤不按照规定使用药品，造成严重后果的。⑥因开具处方牟取私利。

（2）对药师的处罚：①药师未按照规定调剂麻醉药品、精神药品处方，情节严重的，吊销其执业证书。②药师未按照规定调剂处方药品，情节严重的，由县级以上卫生行政部门责令改正、通报批评，给予警告，并由所在医疗机构或者其上级单位给予纪律处分。

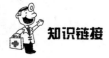 **知识链接**

处方点评的模式

1. 传统模式　大多以实时提醒督促医生合理用药，缺乏完善的多层次回顾式的处方监察管理系统；对于大量的医生处方，只能每月随机抽取 100 张或 1‰ 的处方进行点评；人工查阅统计，没有统一标准对不合理用药进行评价，缺乏说服力和权威性。

2. 现代模式　通过现代化的技术水平，建立起处方点评的自动化模式，不但可以实时对抽样处方进行点评，还涵盖了医院所有处方点评细节；不仅对处方抗生素、注射剂等用药的情况进行统计、点评，还增加了安全用药模块。对不合理处方的点评项目包括联合用药不适宜、重复给药、配伍禁忌、是否会产生药物不良反应（ADR）及潜在的具有临床意义的药物相互作用。

（1）数据库的建立：用循证医学方法分析、建立的安全用药信息核心数据库，以经过专家委员会整理获得的数据为核心建立数据库，以世界卫生组织（WHO）药物不良反应（ADR）分级方法为基础按照不同的风险级别总结出安全用药信息，为医务工作者在开具处方过程中提供实时的安全用药提示，形成与国际接轨的、安全用药信息最为完备的数据库。

（2）与形形色色的医疗管理系统兼容：由于处方数据大部分来自医院 HIS 系统等医院管理系统，实现整合而又不损害医院其他管理软件商的利益。

（3）配套的医院管理制度建立：医务工作者、医院管理者、医疗机构监管部门、药品使用监管部门合理用药的自查、监管、考核的相关制度配套建立，将责任分配，充分利用药师的处方复查作用，多层次地监管。

二、调剂业务管理

（一）调剂概述

《医疗机构药事管理规定》对调剂业务和处方管理做出了明确规定：药学专业技术人员应当严格按照《药品管理法》《处方管理办法》等法律、法规、规章制度和技术操作规程，认真审核处方或者用药医嘱，经适宜性审核后调剂配发药品。发出药品时应当告知患者用法用量和注意事项，指导患者合理用药。为保障患者用药安全，除药品质量原因外，药品一经发出，不得退换。医疗机构门（急）诊药品调剂室应当实行大窗口或者柜台式发药。住院（病房）药品调剂室对注射剂按日剂量配发，对口服制剂药品实行单剂量调剂配发。肠外营养液、危害药品静脉用药应当实行集中调配供应。医疗机构根据临床需要建立静脉用药调配中心（室），实行集中调配供应。静脉用药调配中心（室）应当符合《静脉用药集中调配质量管理规范》，由所在地设区的市级以上卫生行政部门组织技术审核、验收，合格后方可集中调配静脉用药。在静脉用药调配中心（室）以外调配静脉用药，参照《静脉用药集中调配质量管理规范》执行。医疗机构建立的静脉用药调配中心（室）应当报省级卫生行政部门备案。

调剂工作是医院药剂科的常规业务工作之一，工作量占整个药剂科业务工作的50%~70%。在医院药学工作中，调剂业务是药剂科直接为患者和临床服务的窗口，是药师与医生、护士联系、沟通的重要途径。调剂工作的质量反映药剂科的形象，也反映医院医疗服务质量的一个侧面。因此，调剂业务管理一直是医院药事管理的重要内容。

调剂业务管理可以概括为运转管理和技术管理。运转管理涉及维持调剂工作正常进行各个方面，包括调剂工作流程的合理化、候药室管理、药品分装、账卡登记、二级药品库存的管理、药品消耗登记、人员调配和调剂室环境管理等。技术管理主要指从接受处方到向患者交代用药注意事项全过程技术方面的管理，包括药品分装质量、调剂技术和设备、处方、用药指导等方面的内容。

1. 调剂的概念 调剂意指配药、配方、发药，又称为调配处方。调剂包括：收方（包括从患者处接受医生的处方，从病房医护人员处接受处方或请领单）；检查处方；调配药剂及取出药品；核对处方与药剂、药品；发给患者（或病房护士）并进行交代和答复询问的全过程。调剂是专业性、技术性、管理性、法律性、事务性、经济性综合于一体的活动过程；也是药师、医生、护士、患者（或患者家属）、一般药学人员、会计协同活动的过程。医院药剂科的调剂工作大体可分为门诊调剂（包括急诊调剂）、住院部调剂、中药配方三部分。

2. 调剂的流程和步骤 调剂是一个过程，其活动流程如图9-3所示。调剂活动可分为6个步骤：①收方。②检查处方。③调配处方。④包装贴标签。⑤复查处方。⑥发药。在第二章中曾介绍药房药师在调配处方中的作用任务，主要是保证正确处方、正确调配和正确使用，许多具体操作活动应由其他药学人员完成。

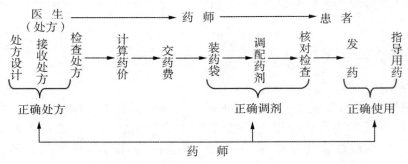

图9-3 调剂流程示意

3.调剂业务管理的目的

（1）提高调剂工作效率：充分发掘现有调剂技术的潜力，降低功耗（调剂人员的劳动负荷），节省资源耗费，更快地分流患者，提高调剂工作效率。

（2）改善调剂工作质量：首先要严格规范化操作，严守各项调剂规章制度，降低调剂差错率。其次要努力创建文明服务窗口，端正服务态度，让患者和临床满意。在此基础上，加强对患者的用药指导，推动临床合理用药，积极开展新的贴近患者、贴近社会的药学服务项目。

（3）推动调剂业务发展：增强调剂工作流程的科学性和合理性，组织设计或引进自动化的调剂系统，将药师从劳动密集型的调剂操作中解放出来，腾出更多时间向患者提供药学保健服务，提高调剂业务的专业知识和技术含量。

（二）调剂工作的组织

1.门（急）诊调剂工作的组织 门诊和急诊调剂工作虽然都是面对流动的患者，但各有特点。门诊调剂工作作业量大，活动高峰时间明显。急诊调剂工作经常需要应急作业，关键在于平时充分做好应对突发事件的准备，做到急救药品随时需要、随时供应。

门（急）诊调剂工作应当根据医院门诊量和调配处方量选择适宜的配方方法。实行窗口发药的配方方法有 3 种方式。

（1）独立配方法：指各发药窗口的调剂人员从收方到发药均由一人完成。优点是节省人力，责任清楚，但对调剂人员要求较高，易发生差错。本配方发药方法适合小药房和急诊药房的调剂工作。

（2）流水作业配方法：指收方发药由多个人协同完成，一人收方和审查处方，一或两人调配处方、取药，另设一人专门核对和发药。这种方法适用于大医院门诊调剂室及候药患者比较多的情况。

（3）结合法：独立配方与分工协作相结合的方法，每个发药窗口配备两名调剂人员，一人负责收方、审查处方和核对发药，另外一人负责配方。这种配方方法吸收了上述两种方法的长处，配方效率高，差错少，人员占用较少，符合调剂工作规范化的要求，普遍适用于各类医院门诊调剂室。

2.住院部调剂工作的组织 住院部与门诊调剂有所不同，既要准确无误，而且要考虑有利于提高患者的依从性。目前我国医院大多采用以下方式。

（1）凭方发药：医生给住院患者分别开出处方，药疗护士凭处方到住院调剂室取药，调剂室依据处方逐件配发。优点是能使药师直接了解患者的用药情况，便于及时纠正临床用药不当的现象，促进合理用药。缺点是增加药学人员和医生的工作量。这种发药方式现在多用于麻醉药品、精神药品、毒性药品等少数临时用药。

（2）病区小药柜制：病区使用药品请领单向住院调剂室领取协商规定数量的常用药品，存放在病区专设的小药柜内。每日医师查房后，治疗护士按医嘱取药发给患者服用。这种发药制度的优点是便于患者及时用药，减轻护士的工作量，有利于护理工作；同时也便于住院调剂室有计划地安排发药时间，减少忙乱现象。缺点是药师不易了解患者的用药情况，不便及时纠正。此外，由于病区和科室分别都保存相当数量的药品，如果护士管理不善，而药师及护士长检查不严，容易造成积压、过期失效，甚至遗失和浪费，不利于治疗。

（3）摆药制：根据病区治疗单或医嘱，由药工人员或护士在药房（或病区药房）将药品摆入患者的服用杯（盒）内，经病区治疗护士核对后发给患者服用。通常在病区的适中位置设立病区药房（摆药室），亦可在药剂科内设立摆药室。摆药室的人员多由药剂士和护士组成。药品的请领、保管和账目由药师负责。摆药方式大致有3种：①摆药、查对均由药学人员负责。②护士摆药，药学人员核对。③护士摆药并相互核对。

摆药制的优点是便于药品管理，避免药品变质、失效和损失；能保证药剂质量和合理用药，减少差错，提高药疗水平；而且护士轮流参加摆药，不但能提高药物知识水平，而且可了解药品供应情况，自觉执行有关规定，密切了医、药、护的关系；急救药品多按基数储备存放在病区专门的急救药柜或急救药推车上。药品消耗后凭处方领取，补足基数。

（三）药品单位剂量调配系统

1. 药品单位剂量调配系统（the unit dose system of medication distribution）概述 是一种医疗机构药房协调调配和控制药品的方法，又被称为单位剂量系统（unit dose system）。

（1）单位剂量系统虽然可因各医院的具体情况而异，但有几点是共同的：①药物按单位剂量包装。②用已包装好的现成包装进行分发。③大部分药物不超过患者一日（24小时）的剂量，可在任何时候分配或使用于病房。

（2）近几十年来，对单位剂量系统进行了大量研究，这些研究表明，此种分配系统优于其他方法，表现出：①对患者安全。②对医院来说有利于提高效率，并更为经济。③能更有效地利用专业人员的人才资源。

（3）单位剂量系统本身具有以下优点：①减少药品差错发生。②降低与药品活动有关的全部费用。③更为有效地利用药学和护理人员资源，使他们有更多的时间去照顾患者。④促进全面的药品控制和用药监督。⑤患者服用药品更准确。⑥消除药品用量不足问题或降低到最低程度。⑦药师可更好地控制药房工作负荷和药房人员工作时间表。⑧缩小在病房储存药品的规模。⑨更适用于计算机化和自动化。

由于单位剂量系统具有独特的优越性，目前，美国、日本、荷兰、西班牙、英国等已广泛采用。

2. 具体实施 根据医院具体情况实施单位剂量系统方法，大体可分为两种方式：集中式和分散式。前者多为中、小型医院所用，后者常为大型医院所用。

（1）集中式：按照处方在药房准备每位患者每种药品一天（24小时）的剂量，放在每个患者的小抽屉里，这些抽屉被组合在一个手推车上，一天进出药房几次。

（2）分散式：大医院按科或几个小科设立病区药房，如外科药房、内科药房、妇儿科药房等。各小药房按照处方准备每位患者一天（24小时）内所需药品的各个剂量，然后放置在患者专用抽屉或盒子里。另外，有的医院采用在总药房进行单位剂量包装，经自动转送装置运到小药房，小药房按患者一天（24小时）的剂量再次包装，放在药车的小抽屉里，由护士将药车推至各病床发给患者。

（3）单位剂量系统的基础工作：预先将各种药品按标准数量进行包装并贴签。标准数量是由药事委员会决定的。此外，应配置必要的小包装设备和储放传送小包装的设施；应配备一定数量的包装技术人员（或药工），药师的职责是指导、监督管理。

（四）静脉用药集中调配质量管理

1. 静脉用药集中调配 指医疗机构药学部门根据医师处方或用药医嘱，经药师进行适宜性审核，由药学专业技术人员按照无菌操作要求，在洁净环境下对静脉用药物进行加药混合调配，使其成为可供临床直接静脉输注使用的成品输液操作过程。静脉用药集中调配是药品调剂的一部分。静脉用药调配中心（室）由医疗机构药学部门统一管理。医疗机构药事管理组织与质量控制组织负责指导、监督和检查《静脉用药集中调配质量管理规范》、操作规程与相关管理制度的落实。

（1）静脉用药调配中心（pharmacy intravenous admixture service，PIVAS）：医疗机构采用集中调配和供应静脉用药的，应当设置静脉用药调配中心。静脉用药调配中心通过静脉用药处方医嘱审核干预、加药混合调配、参与静脉输液使用评估等药学服务，为临床提供优质可直接静脉输注的成品输液。肠外营养液和危害药品静脉用药应当实行集中调配与供应；医疗机构集中调配静脉用药应当严格按照《静脉用药集中调配操作规程》和《静脉用药调配中心建设与管理指南》执行。

（2）人员基本要求：

1）静脉用药调配中心（室）负责人：应当具有药学专业本科以上学历，本专业中级以上专业技术职务任职资格，有较丰富的实际工作经验，责任心强，有一定的管理能力。

2）负责静脉用药医嘱或处方适宜性审核的人员：应当具有药学专业本科以上学历，5年以上临床用药或调剂工作经验，药师以上专业技术职务任职资格。

3）负责摆药、加药混合调配、成品输液核对的人员：应当具有药士以上专业技术职务任职资格。

4）从事静脉用药集中调配工作的药学专业技术人员：应当接受岗位专业知识培训并经考核合格，定期接受药学专业继续教育。

5）与静脉用药调配工作相关的人员：每年至少进行一次健康检查，建立健康档案。对患有传染病或者其他可能污染药品的疾病，或患有精神病等其他不宜从事药品调剂工作的，应当调离工作岗位。

（3）房屋、设施和布局基本要求：

1）静脉用药调配中心（室）总体区域设计布局、功能室的设置和面积应当与工作量相适应，并能保证洁净区、辅助工作区和生活区的划分，不同区域之间的人流和物流出入走向合理，不同洁净级别区域间应当有防止交叉污染的相应设施。

2）静脉用药调配中心（室）应当设于人员流动少的安静区域，且便于与医护人员沟通和成品的运送。设置地点应远离各种污染源，禁止设置于地下室或半地下室，周围的环境、路面、植被等不会对静脉用药调配过程造成污染。洁净区采风口应当设置在周围30米内环境清洁、无污染地区，离地面高度不低于3米。

3）静脉用药调配中心（室）的洁净区、辅助工作区应当有适宜的空间摆放相应的设施与设备；洁净区应当含一次更衣、二次更衣及调配操作间；辅助工作区应当含有与之相适应的药品与物料储存、审方打印、摆药准备、成品核查、包装和普通更衣等功能室。

4）静脉用药调配中心（室）室内应当有足够的照明度，墙壁颜色应当适合人的视觉；顶棚、墙壁、地面应当平整、光洁、防滑，便于清洁，不得有脱落物；洁净区房间内顶棚、墙壁、地面不得有裂缝，能耐受清洗和消毒，交界处应当呈弧形，接口严密；所使用的建筑材料应当符合环保要求。

5）静脉用药调配中心（室）洁净区应当设有温度、湿度、气压等监测设备和通风换气设施，保持静脉用药调配室温度在 18 ~ 26℃，相对湿度 40% ~ 65%，保持一定量新风的送入。

6）静脉用药调配中心（室）洁净区的洁净标准应当符合国家相关规定，经法定检测部门检测合格后方可投入使用。各功能室的洁净级别要求：①一次更衣室、洗衣洁具间为十万级。②二次更衣室、加药混合调配操作间为万级。③层流操作台为百级。其他功能室应当作为控制区域加强管理，禁止非本室人员进出。洁净区应当持续送入新风，并维持正压差；抗生素类、危害药品静脉用药调配的洁净区和二次更衣室之间应当呈 5 ~ 10 Pa 的负压差。

7）静脉用药调配中心（室）应当根据药物性质分别建立不同的送、排（回）风系统。排风口应当处于采风口下风方向，其距离不得小于 3 米或者设置于建筑物的不同侧面。

8）药品、物料储存库及周围的环境和设施应当能确保各类药品质量与安全储存，应当分设冷藏、阴凉和常温区域，库房相对湿度 40% ~ 65%。二级药库应当干净、整齐，门与通道的宽度应当便于搬运药品和符合防火安全要求。有保证药品领入、验收、储存、保养、拆外包装等作业相适宜的房屋空间和设备、设施。

9）静脉用药调配中心（室）内安装的水池位置应当适宜，不得对静脉用药调配造成污染，不设地漏；室内应当设置有防止尘埃和鼠、昆虫等进入的设施；淋浴室及卫生间应当在中心（室）外单独设置，不得设置在静脉用药调配中心（室）内。

（4）规章制度基本要求：

1）静脉用药调配中心（室）应当建立健全各项管理制度、人员岗位职责和标准操作规程。

2）静脉用药调配中心（室）应当建立相关文书保管制度：自检、抽检及监督检查管理记录；处方医师与静脉用药调配相关药学专业技术人员签名记录文件；调配、质量管理的相关制度与记录文件。

3）建立药品、医用耗材和物料的领取与验收、储存与养护、按用药医嘱摆发药品和药品报损等管理制度，定期检查落实情况。应当每月进行药品盘点和质量检查，保证账、物相符，质量完好。

2. 静脉用药集中调配的全过程规范化质量管理

（1）医师应当按照《处方管理办法》有关规定开具静脉用药处方或医嘱；药师应

当按《处方管理办法》有关规定和《静脉用药集中调配操作规程》，审核用药医嘱所列静脉用药混合配伍的合理性、相容性和稳定性，对不合理用药，应当与医师沟通，提出调整建议。对于用药错误或不能保证成品输液质量的处方或用药医嘱，药师有权拒绝调配，并做记录与签名。

（2）摆药、混合调配和成品输液应当实行双人核对制；集中调配要严格遵守本规范和标准操作规程，不得交叉调配；调配过程中出现异常，应当停止调配，立即上报并查明原因。

（3）静脉用药调配每道工序完成后，药学人员应当按操作规程的规定填写各项记录，内容真实、数据完整、字迹清晰。各道工序与记录应当有完整的备份输液标签，并应当保证与原始输液标签信息相一致，备份文件应当保存1年备查。

（4）医师用药医嘱经药师适宜性审核后生成输液标签，标签应当符合《处方管理办法》规定的基本内容，并有各岗位人员签名的相应位置。书写或打印的标签字迹应当清晰，数据正确、完整。

（5）核对后的成品输液应当有外包装，危害药品应当有明显标识。

（6）成品输液应当置入各病区专用密封送药车，加锁或贴封条后由工人递送。递送时要与药疗护士有书面交接手续。

（7）医疗机构静脉用药调配中心（室）建设应当符合《静脉用药集中调配质量管理规范》相关规定。由县级和设区的市级卫生行政部门核发《医疗机构执业许可证》的医疗机构设置静脉用药调配中心（室），应当通过设区的市级卫生行政部门审核、验收、批准，报省级卫生行政部门备案；由省级卫生行政部门核发《医疗机构执业许可证》的医疗机构设置静脉用药调配中心（室），应当通过省级卫生行政部门审核、验收、批准。

3. 静脉用药调配中心（室）工作流程 临床医师开具静脉输液治疗处方或用药医嘱→用药医嘱信息传递→药师审核→打印标签→贴签摆药→核对→混合调配→输液成品核对→输液成品包装→分病区放置于密闭容器中、加锁或封条→由工人送至病区→病区药疗护士开锁（或开封）核对签收→给患者用药前护士应当再次与病历用药医嘱核对→给患者静脉输注用药。

其中打印标签与标签管理操作规程如下：

（1）经药师适宜性审核的处方或用药医嘱，汇总数据后以病区为单位，将医师用药医嘱打印成输液处方标签（简称输液标签）。核对输液标签上患者姓名、病区、床号、病历号、日期，调配日期、时间、有效期，将输液标签按处方性质和用药时间顺序排列后放置于不同颜色（区分批次）的容器内，以方便调配操作。

（2）输液标签由电脑系统自动生成编号，编号方法由各医疗机构自行确定。

（3）打印输液标签，应当按照《静脉用药集中调配质量管理规范》有关规定采用电子处方系统运作或者采用同时打印备份输液标签的方式。输液标签贴于输液袋（瓶）上，备份输液标签的应当随调配流程，并由各岗位操作人员签名或盖签章后，保存1年备查。

（4）输液标签内容除应当符合相关的规定外，还应当注明需要特别提示的下列事项：

1）按规定应当做过敏性试验或者某些特殊性质药品的输液标签，应当有明显标识。

2）药师在摆药准备或者调配时需特别注意的事项及提示性注解，如用药浓度换算、非整瓶（支）使用药品的实际用量等。

3）临床用药过程中需特别注意的事项，如特殊滴速、避光静脉滴注、特殊用药监护等。

4.临床医师开具处方或用药医嘱　医师依据对患者的诊断或治疗需要，遵循安全、有效、经济的合理用药原则，开具处方或用药医嘱，其信息应当完整、清晰。病区按规定时间将患者次日需要静脉输液的长期医嘱传送至静脉用药调配中心（室）。临时静脉用药医嘱调配模式由各医疗机构按实际情况自行规定。

静脉用药集中调配质量管理常用术语

1. 危害药品　是指能产生职业暴露危险或者危害的药品，即具有遗传毒性、致癌性、致畸性，或对生育有损害作用及在低剂量下可产生严重的器官或其他方面毒性的药品，包括肿瘤化疗药品和细胞毒药品。

2. 成品输液　按照医师处方或用药医嘱，经药师适宜性审核，通过无菌操作技术将一种或数种静脉用药品进行混合调配，可供临床直接用于患者静脉滴注的药液。

3. 输液标签　依据医师处方或用药医嘱经药师适宜性审核后生成的标签，其内容应当符合《处方管理办法》有关规定：应当有患者与病区基本信息、医师用药医嘱信息、其他特殊注意事项及静脉用药调配各岗位操作人员的信息等。

4. 交叉调配　系指在同一操作台面上进行两组（袋、瓶）或两组以上静脉用药混合调配的操作流程。

法规文件——《医疗机构处方审核规范》

第四节　医疗机构制剂管理

一、医疗机构制剂概述

（一）医疗机构制剂的定义及发展

医疗机构自配制剂，在我国医疗健康事业中发挥着重要的补充作用，在一定程度上缓解了无药可用的问题。《药品管理法》《药品管理法实施条例》对医疗机构制剂管理提出了具体要求。

1. 医疗机构制剂 是指医疗机构根据本单位临床需要经批准而配制、自用的固定处方制剂。医疗机构配制的制剂应该通过本医疗机构的医生对患者进行诊断后开具处方，由本医疗机构的药剂部门根据医师处方将该制剂发放到患者（或患者家属）手中。医疗机构配制的制剂不能以其他方式流通到本医疗机构以外的地方销售或使用，包括患者通过互联网订购药品；同其他药品一样，医疗机构配制的制剂必须按照规定和制剂标准进行质量检验，不合格的，不得使用。正规的、合格的医疗机构制剂标签上都会注明制剂批准文号。

随着制药工业的发展，医院制剂成为市场供应不足的补充。但它不同于临时配方，属于药品生产范畴。因为医院制剂存在小批量、多品种、配制环境及设备设施差，质量检验机构不健全，质检不严格等特点，由此发生许多质量问题。国内外药政部门加强了对医院制剂质量监督管理，并限制配制大输液等生产条件要求很高的产品。

我国为了保证患者所用医疗机构制剂的安全性和有效性，1984 年卫生部根据《药品管理法》规定，对配制医疗机构制剂实行《制剂许可证》制度，对部分品种规定了审批程序，并组织编写出版了《医院制剂规范》《中国人民解放军药品制剂规范》。建立了对医院制剂的法制管理制度，取得了一定效果，但因医院的性质与任务，不可能大量投资新建、改建制剂室。我国参加世贸组织后，在制药企业全面推进GMP制度，药品质量明显提高，品种、规格、数量丰富。同时，医疗卫生改革对药物治疗、合理用药等各方面提出更高要求。形势的发展对医院制剂配制质量管理提出了更严格的要求。

2. 法律法规对医疗机构制剂的规定 《药品管理法》（2019 年修订）第六章中，对医疗机构配制制剂进一步做出规定。国家药品监督管理局根据《药品管理法》规定，制定发布了《医疗机构制剂配制质量管理规范》。国家卫生健康委员会发布的《医疗机构药事管理规定》中，根据《药品管理法》对"药剂管理"做了规定。国家药品监督管理部门发布《医疗机构制剂许可证》验收标准，进行换发《医疗机构制剂许可证》工作。促进了医疗机构制剂配制规范化发展。

（二）《药品管理法》对医疗机构配制制剂的规定

1. 实行《医疗机构制剂许可证》制度 《药品管理法》规定："医疗机构配制制剂，应当经所在地省、自治区、直辖市人民政府药品监督管理部门批准，取得《医疗机构制剂许可证》。无《医疗机构制剂许可证》的，不得配制制剂。"

2. 医疗机构制剂品种审批制度 《药品管理法》规定：①医疗机构配制的制剂，应当是本单位临床需要而市场上没有供应的品种，并应当经所在地省、自治区、直辖市人民政府药品监督管理部门批准；但是，法律对配制中药制剂另有规定的除外。②医疗机构配制制剂，必须按照国务院药品监督管理部门的规定报送有关资料和样品，经所在地省、自治区、直辖市人民政府药品监督管理部门批准，并发给制剂批准文号后，方可配制。

3. 医疗机构制剂检验、使用规定 《药品管理法》规定：①医疗机构配制的制剂必须按照规定进行质量检验。②合格的，凭医师处方在本医疗机构使用。③医疗机构配制的制剂不得在市场销售或者变相销售，不得发布医疗机构制剂广告。④经国务院或省、自治区、直辖市人民政府的药品监督管理部门批准，医疗机构配制的制剂可以在指定的医疗机构之间调剂使用。"国务院药品监督管理部门规定的特殊制剂的调剂使用及省、自治区、直辖市之间医疗机构制剂的调剂使用，必须经过国务院药品监督管理部门批准。"

二、医疗机构配置制剂许可管理

（一）《医疗机构制剂配制质量管理规范》

根据《药品管理法》规定，参照《药品生产质量管理规范》的基本准则，国家药品监督管理部门发布《医疗机构制剂配制质量管理规范》（以下简称《规范》）。

《规范》共 11 章，68 条。第 1 章　总则；第 2 章　机构人员；第 3 章　房屋与设施；第 4 章　设备；第 5 章　物料；第 6 章　卫生；第 7 章　文件；第 8 章　配制管理；第 9 章　质量管理与自检；第 10 章　使用管理；第 11 章　附则。

1. 机构与人员

（1）医疗机构制剂配制应在药剂部门设制剂室、药检室和质量管理组织。机构与岗位人员的职责应明确，并配备具有相应素质及相应数量的专业技术人员。

（2）医疗机构负责人对本《规范》的实施及制剂质量负责。

（3）制剂室和药检室的负责人应具有大专以上药学或相关专业学历，具有相应管理的实践经验，有对工作中出现的问题做出正确判断和处理的能力；制剂室和药检室的负责人不得互相兼任。

（4）从事制剂配制操作及药检人员，应经专业技术培训，具有基础理论知识和实际操作技能；凡有特殊要求的制剂配制操作和药检人员，还应经相应的专业技术培训。

（5）凡从事制剂配制工作的所有人员，均应熟悉本规范，并应通过本规范的培训与考核。

2. 房屋与设施

（1）各工作间应按制剂工序和空气洁净度级别要求合理布局。一般区和洁净区分开；配制、分装与贴签、包装分开；内服制剂与外用制剂分开；无菌制剂与其他制剂分开。

（2）洁净室（区）：需要对尘粒及微生物数量进行控制的房间（区域），其建筑结构、装备及其使用均具有减少该区域内污染源的介入、产生和滞留的功能。洁净室（区）应维持一定的正压，并送入一定比例的新风。

一般区：指洁净区之外，未规定有空气洁净度级别要求的区域，应符合卫生要求。

（3）中药材的前处理、提取、浓缩等必须与其后续工序严格分开，并应有有效的除尘、排风设施。

3. 设备　纯化水、注射用水的制备、储存和分配应能防止微生物的滋生和污染。储罐和输送管道所用材料应无毒、耐腐蚀，管道的设计和安装应避免死角、盲管。

（1）工艺用水：制剂配制工艺中使用的水，包括饮用水、纯化水、注射用水。

（2）纯化水：为蒸馏法、离子交换法、反渗透法或其他适宜的方法制得供药用的水，不含任何附加剂。

4.文件

（1）制剂室应有下列文件：①《医疗机构制剂许可证》及申报文件、验收、整改记录。②制剂品种申报及批准文件。③制剂室年检、抽验及监督检查文件及记录。

（2）医疗机构制剂室应有配制管理、质量管理的各项制度和记录：①制剂室操作间、设施和设备的使用、维护、保养等制度与记录。②物料的验收、配制操作、检验、发放、成品分发和使用部门及患者的反馈、投诉等制度和记录。③配制返工、不合格品管理、物料退库、报损、特殊情况处理等制度和记录；留样观察制度和记录。④制剂室内外环境、设备、人员等卫生管理制度和记录；本规范和专业技术培训的制度和记录。

（3）制剂配制管理文件主要有配制规程、标准操作规程和配制记录。①配制规程包括制剂名称、剂型、处方、配制工艺的操作要求，原料、中间产品、成品的质量标准和技术参数及储存注意事项，成品容器、包装材料的要求等。②标准操作规程：配制过程中涉及的单元操作（如加热、搅拌、振摇、混合等）具体规定和应达到的要求。③配制记录（制剂单）应包括编号、制剂名称、配制日期、制剂批号、有关设备名称与操作记录、原料用量、成品和半成品数量、配制过程的控制记录及特殊情况处理记录和各工序的操作者、复核者、清场者的签名等。

（4）配制制剂的质量管理文件主要有：①物料、半成品、成品的质量标准和检验操作规程。②制剂质量稳定性考察记录。③检验记录。

5.配制管理

（1）在同一配制周期中制备出来的一定数量常规配制的制剂为一批，一批制剂在规定限度内具有同一性质和质量。

（2）每批制剂均应编制制剂批号：每批制剂均应有一份能反映配制各个环节的完整记录。操作人员应及时填写记录，填写字迹清晰、内容真实、数据完整，并由操作人、复核人及清场人签字。记录应保持整洁，不得撕毁和任意涂改。需要更改时，更改人应在更改处签字，并须使被更改部分可以辨认。

6.质量管理与自检

（1）质量管理组织负责制剂配制全过程的质量管理，其主要职责：①制定质量管理组织任务、职责。②决定物料和中间品能否使用。③研究处理制剂重大质量问题。④制剂经检验合格后，由质量管理组织负责人审查配制全过程记录并决定是否发放使用。⑤审核不合格品的处理程序及监督实施。

（2）检室负责制剂配制全过程的检验，其主要职责：①制定和修订物料、中间品和成品的内控标准和检验操作规程，制定取样和留样制度。②制定检验用设备、仪器、试剂、试液、标准品（或参考品）、滴定液与培养基及实验动物等管理办法。③对物料、中间品和成品进行取样、检验、留样，并出具检验报告。④监测洁净室

（区）的微生物数和尘粒数。⑤评价原料、中间品及成品的质量稳定性，为确定物料储存期和制剂有效期提供数据。⑥制定药检室人员的职责。

（3）医疗机构制剂质量管理组织应定期组织自检：自检应按规定的程序，按规定内容进行检查，以证实与本规范的一致性；自检应有记录并写出自检报告，包括评价及改进措施等。

7. 使用管理

（1）医疗机构制剂应按药品监督管理部门制定的原则并结合剂型特点、原料药的稳定性和制剂稳定性试验结果规定使用期限。

（2）制剂配发必须有完整的记录或凭据，内容包括：领用部门、制剂名称、批号、规格、数量等。制剂在使用过程中出现质量问题时，制剂质量管理组织应及时进行处理，出现质量问题的制剂应立即收回，并填写收回记录。收回记录应包括制剂名称、批号、规格、数量、收回部门、收回原因、处理意见及日期等。

（3）制剂使用过程中发现的不良反应，应按《药品不良反应监测管理办法》的规定予以记录，填表上报。保留病历和有关检验、检查报告单等原始记录至少一年以备查。

（二）医疗机构制剂许可管理

1. 医疗机构制剂特征

（1）双证管理：获得《医疗机构制剂许可证》后，如进行某种制剂的配制，还须取得相应制剂的批准文号。

（2）品种补缺：仅限于临床需要而市场上没有供应的品种。

（3）医院自用为主：不得在市场上销售或者变相销售，不得发布医疗机构制剂广告；特殊情况下，经"国务院或省级药监部门"批准，可在指定的医疗机构之间调剂使用。

（4）药剂科自配：只能由医院的药学部门配制，其他科室不得配制供应制剂。

（5）质量检验合格：质量检验一般由医疗机构的药检室负责，检验合格后，凭医师处方使用。

2.《医疗机构制剂许可证》的管理

（1）审批主体：省级药品监督管理部门应当自收到申请之后，按照《医疗机构制剂许可证验收标准》组织验收。验收合格的予以批准，向申请人核发《医疗机制剂许可证》，并将有关情况报国家药品监督管理局备案。

（2）《医疗机构制剂许可证》应当标明有效期和换发期限：①有效期为5年。②有效期届满，应在许可证有效期届满前6个月申请换发证。③终止配制制剂或关闭，由原发证机关缴销。

（3）变更期限：①应当在许可事项发生变更30日前向原审核、批准机关申请变更。②原审核、批准机关应当在各自收到申请之日起15个工作日内做出决定。

3. 医疗机构制剂的委托生产

（1）经省级药品监督管理部门批准，具有《医疗机构制剂许可证》且取得制剂批准文号，并属于医院类别的医疗机构的中药制剂，可以委托本省内取得《医疗机构制剂许可证》的医疗机构或者取得 GMP 认证证书的药品生产企业配制制剂。

（2）委托配制的制剂剂型应当与受托方持有的《医疗机构制剂许可证》或 GMP 认证证书所载明的范围一致。

（3）《中医药法》明确规定，委托配制中药制剂，应当向委托方所在地省（区、市）药品监督管理部门备案。从 2017 年 7 月 1 日起，医疗机构无须再就委托配制中药制剂行为向药品监督管理部门单独申请许可，只需向省（区、市）药品监督管理部门办理备案。根据《中医药法》规定，办理备案的主体应当是委托方，即委托配制中药制剂的医疗机构。对委托配制中药制剂应当备案而未备案的处罚，其处罚对象应当是委托方。

在配制中药制剂过程中，委托方或者受托方违反《中医药法》《药品管理法》及其实施条例或者相关规章和质量管理规范的，可以依据相关法律法规或者规章予以处罚。

三、医疗机构制剂注册管理

（一）医疗机构自配制剂注册和品种范围

1. 自配制剂注册制度

（1）医疗机构制剂批准文号的有效期为 3 年。

（2）有效期届满需要继续配制的，申请人应当在有效期届满前 3 个月按照原申请配制程序提出再注册申请，报送有关资料。

（3）医疗机构配制制剂，应当严格执行经批准的质量标准，并不得擅自变更工艺、处方、配制地点和委托配制单位。

（4）需要变更的，申请人应当提出补充申请，报送相关资料，经批准后方可执行。

（5）医疗机构制剂批准文号的格式：X 药制字 H（Z）＋4 位年号＋4 位流水号。其中：X——省、自治区、直辖市简称；H——化学制剂；Z——中药制剂。

（6）《中华人民共和国中医药法》规定，医疗机构配制中药制剂，应当依照《药品管理法》的规定取得医疗机构制剂许可证，或者委托取得药品生产许可证的药品生产企业、取得医疗机构制剂许可证的其他医疗机构配制中药制剂。委托配制中药制剂，应当向委托方所在地省级药品监督管理部门备案。医疗机构配制的中药制剂品种，应当依法取得制剂批准文号。但是，仅应用传统工艺配制的中药制剂品种，向医疗机构所在地省级药品监督管理部门备案后即可配制，不需要取得制剂批准文号。

2. 不得作为医疗机构制剂申报的品种　　根据《医疗机构制剂注册管理办法（试行）》，有下列情形之一的，不得作为医疗机构制剂申报。

（1）市场上已有供应的品种。

（2）含有未经国家药品监督管理局批准的活性成分的品种。

（3）除变态反应原外的生物制品。

（4）中药注射剂。

（5）中药、化学药组成的复方制剂。

（6）医疗用毒性药品、放射性药品。

《麻醉药品和精神药品管理条例》第四十三条规定，对临床需要而市场无供应的麻醉药品和精神药品，持有医疗机构制剂许可证和印鉴卡的医疗机构需要配制制剂的，应当经所在地省级药品监督管理部门批准。

（二）医疗机构制剂的调剂使用

（1）不得在市场上销售或者变相销售。

（2）不得发布医疗机构制剂广告。

（3）经"国务院或省级药监部门"批准，在规定期限内，可以在指定的医疗机构之间调剂使用情形：①发生灾情。②疫情。③突发事件。④临床急需而市场没有供应时。

（4）在省内进行调剂是由"省级药监部门"批准；在各省之间进行调剂或"国药监部门"规定的特殊制剂的调剂，必须经"国药监部门"批准。

（5）医疗机构制剂的调剂使用不得超出规定的期限、数量和范围。

四、医疗机构制剂质量管理

（一）制剂室和药检室负责人的资质

（1）制剂室和药检室的负责人应具有大专以上药学或相关专业学历，具有相应管理的实践经验，有对工作中出现的问题做出正确判断和处理的能力。

（2）制剂室和药检室的负责人不得互相兼任。

（二）制剂配制操作及药检人员的资质

（1）从事制剂配制操作及药检人员，应经专业技术培训，具有基础理论知识和实际操作技能。

（2）凡有特殊要求的制剂配制操作和药检人员，还应经相应的专业技术培训。

 课堂案例

擅自配制制剂案

1. 案情简介　武汉市药监部门突查武昌某中医门诊部，查获400余袋无文号治肝假药和60多瓶水剂。根据群众举报线索，对位于武昌紫阳路的某中医门诊部一楼药房进行检查，发现400余袋紫色、棕色、黑色的药丸，外包装塑料袋上无任何标示，以及60多瓶褐色水剂一批。药房处方上，记录有转阴1号、5号、6号记录。这些无文号药剂是该门诊部肝病和耳鼻喉专科用药。

专科承包人张某交代，他来自广西，这些无文号的药丸是所谓的"转阴排毒丸"，是在门诊后的注射室里分装的。张某与门诊的合同中显示，他每年向门诊部交纳"管理费"10万元。该门诊部和张某拒不交代药品来源、价格和使用数量。

2. 案例分析　本案属于医疗机构未经批准擅自配制制剂的行为认定。

（1）无《医疗机构制剂许可证》：《药品管理法》第七十四条规定，医疗机构配制制剂，应当经所在地省、自治区、直辖市人民政府药品监督管理部门批准，取得医疗机构制剂许可证。无医疗机构制剂许可证的，不得配制制剂。

（2）未取得制剂批准文号：《药品管理法》第四十九条规定，药品包装应当按照规定印有或者贴有标签并附有说明书。标签或者说明书应当注明药品的通用名称、成分、规格、上市许可持有人及其地址、生产企业及其地址、批准文号、产品批号、生产日期、有效期、适应证或者功能主治、用法、用量、禁忌、不良反应和注意事项。标签、说明书中的文字应当清晰，生产日期、有效期等事项应当显著标注，容易辨识。某中医门诊部擅自分装的"转阴排毒丸"未经批准，无批准文号，非药品而冒充药品，属于《药品管理法》中第九十八条提到的假药。

3.处理结论　《药品管理法》第一百一十五条规定：未取得药品生产许可证、药品经营许可证或者医疗机构制剂许可证生产、销售药品的，责令关闭，没收违法生产、销售的药品和违法所得，并处违法生产、销售的药品（包括已售出和未售出的药品，下同）货值金额十五倍以上三十倍以下的罚款；货值金额不足十万元的，按十万元计算。第一百一十六条规定：生产、销售假药的，没收违法生产、销售的药品和违法所得，责令停产停业整顿，吊销药品批准证明文件，并处违法生产、销售的药品货值金额十五倍以上三十倍以下的罚款；货值金额不足十万元的，按十万元计算；情节严重的，吊销药品生产许可证、药品经营许可证或者医疗机构制剂许可证，十年内不受理其相应申请；药品上市许可持有人为境外企业的，十年内禁止其药品进口。

法规文件——《医疗机构药品监督管理办法（试行）》

本案中，武汉药品监督管理部门可以依法取缔某中医门诊部的制剂设施设备，没收违法的药丸、售药所得款项并罚款。

第五节　临床药学管理

一、临床药学

（一）概述

1.临床药学（clinical pharmacy）　研究药物防病治疗合理性和有效性的药学学科，其主要内容是研究药物在人体内代谢过程中发挥最高疗效的理论与方法。它侧重于药物和人的关系，直接涉及药物本身、用药对象和给药方式，因此也直接涉及医疗质量。

1966年，Brodie首次将用药管理（drug use control，drug use management）作为药房业务工作的主流。他把用药管理定义为一个集知识、理解、判断、操作过程、技能、管理和伦理为一体的系统，该系统的目的在于保证药物使用的安全性。药师进行临床用药管理最重要和有效的方法，就是对药品的获得、开处方、给药和使用全过程进行监测和有效的管理。

2.临床药学的核心是合理用药　临床用药管理的基本出发点和归宿是合理用药（rational drug use）。合理用药最起码的要求是：将适当的药物，以适当的剂量，在适当的时间，经适当的途径，给适当的患者使用适当的疗程，达到适当的治疗目标。

20世纪90年代以来，国际药学界的专家已就合理用药问题达成共识，给合理用药赋予了更科学、完整的定义：以当代药物和疾病的系统知识和理论为基础，安全、有效、经济、适当地使用药品，即合理用药。从用药的结果考虑，合理用药应当包括安全、有效、经济三大要素。安全、有效强调以最小的治疗风险获得尽可能大的治疗效益；而经济则强调以尽可能低的治疗成本取得尽可能好的治疗效果，合理使用有限的医疗卫生资源，减轻患者及社会的经济负担。

临床合理用药涉及医疗卫生大环境的综合治理，依赖于国家相关方针政策的制定和调整，受到与用药有关各方面人员的道德情操、行为动机、心理因素等影响。当前，临床用药管理已经成为医院药事管理研究讨论的重要课题。

（二）合理用药的原则

合理用药是指安全、有效、经济地使用药物。医疗机构应当遵循有关药物临床应用指导原则、临床路径、临床诊疗指南和药品说明书等合理使用药物；对医师处方、用药医嘱的适宜性进行审核。

2019年12月20日，国家卫生健康委发布《国家卫生健康委办公厅关于做好医疗机构合理用药考核工作的通知》（国卫办医函〔2019〕903号），要求取得《医疗机构执业许可证》，且使用药物的医疗机构均应当接受考核，合理用药考核的重点内容，应当至少包括：①麻醉药品和精神药品、放射性药品、医疗用毒性药品、药品类易制毒化学品、含兴奋剂药品等特殊管理药品的使用和管理情况。②抗菌药物、抗肿瘤药物、重点监控药物的使用和管理情况。③公立医疗机构国家基本药物配备使用情况。④公立医疗机构国家组织药品集中采购中选品种配备使用情况。⑤医保定点医疗机构国家医保谈判准入药品配备使用情况。考核采取医疗机构自查自评和卫生健康行政部门数据信息考核的方式进行。医疗机构按照考核内容和指标对本医疗机构合理用药情况进行自查自评，并将结果报送省级卫生健康行政部门。省级卫生健康行政部门根据医疗机构报送的自查自评情况，通过信息化平台在线采集医疗机构考核指标关键数据，组织或委托第三方进行核查分析。省（区、市）卫生健康主管部门应当在考核结束后20个工作日内将医疗机构考核结果在行业内部公开。医疗机构应当根据考核中发现的问题持续改进工作，不断提高合理用药水平。

《关于加强医疗机构药事管理　促进合理用药的意见》（国卫医发〔2020〕2号）规定，医疗机构要依据安全、有效、经济的用药原则和本机构疾病治疗特点，及时优化本机构用药目录。各级卫生健康行政部门要加强医疗机构药品使用监测，定期分析辖区内医疗机构药品配备使用情况，指导、督促公立医疗机构不断优化用药目录，形成科学、合理的用药结构。

（三）临床不合理用药现状和分析

合理用药是临床用药的理想境界，但说起来容易，做起来难。实际上，临床用药中存在相当普遍的不合理用药现象，这些不合理用药现象正是用药管理这个命题的依据。因此，临床用药管理首先必须正视临床不合理用药的现状，分析造成这种现状的各种因素，然后有针对性地寻求解决的办法。

1. 不合理用药的主要表现　在临床实践中，不合理用药现象屡见不鲜，轻者给患者带来不必要的痛苦，严重者可能酿成医疗事故，造成药物灾害，给当事人乃至社会带来无法弥补的损失。目前临床用药普遍存在的问题至少有以下几种。

（1）用药不对症：多数情况属于选用药物不当，如开错、配错、发错、服错药物造成的。无用药适应证而安慰性用药，或者有用药适应证而得不到药物治疗，则属于两种极端情况。

（2）使用无确切疗效的药物：受经济利益驱动，给患者使用疗效不确切的药物。有些情况属于宣传报道的疗效与实际疗效不符。

（3）用药不足：首先指剂量偏低，达不到有效治疗剂量。再就是疗程太短，不足以彻底治愈疾病，导致疾病反复发作，耗费更多的医药资源。

（4）用药过分：用药过分分 4 种情况：一是给药剂量过大；二是疗程过长；三是无病用药，主要指长期使用以保健为目的的药品，以及不必要的预防用药；四是轻症用重药，这里的"重"有两层含义，一层含义指贵重药，另一层含义指用药分量重，如治疗普通感冒也要主治药、辅助药形成系列，预防药、对症药、保健药配套使用。

（5）合并用药不适当：合并用药又称联合用药，指在一个患者身上同时或相继使用两种或两种以上的药物，治疗一种或多种同时存在的疾病。合并用药不适当包括：无必要地合并使用多种药物；不适当地联合用药，导致不良药物相互作用。

（6）给药方案不合理：未在适当的时间、间隔经适当的途径给药。

（7）重复给药：多名医生给同一患者开相同的药物，或者提前续开处方。

2. 导致不合理用药的因素　临床用药不只是医师、药师或患者单方面的事，而是涉及诊断、开方、配方发药、给药及服药各个方面，以及医生、药师、护士、患者及其家属乃至社会各有关人员。

（1）医师因素：医师是疾病诊断和治疗的主要责任者，掌握着是否用药和如何用药的决定权，即只有具有法定资格的医师才有处方权。因此，临床用药不合理，医师有不可推卸的责任。医生个人的医药知识、临床用药经验、药物信息掌握程度、职业道德、工作作风、服务态度，都会影响其药物治疗决策和开处方行为，这就可能导致不合理用药。

（2）药师因素：药师在整个临床用药过程中是药品的提供者和合理用药的监督者。药师对不合理用药的责任主要有：调配处方时审方不严，对患者的正确用药指导不力，缺乏与医护人员的密切协作与信息交流。

（3）护士因素：护理人员负责给药操作，住院患者口服药品也经护士之手发给患者。给药环节发生的问题也会造成临床不合理用药。例如，未正确执行医嘱，使用了失效的药品；临床观察、监测、报告不力；给药过程操作不规范等。

（4）患者因素：患者积极配合治疗，遵照医嘱正确服药是保证合理用药的另一个关键因素。患者不遵守医生制定的药物治疗方案的行为称为患者不依从性（noncompliance）。患者产生不依从的原因主要有：对药物疗效期望过高；理解、记忆偏差；不能耐受药物不良反应；经济承受能力不足；滥用药物等。

（5）药物因素：药物本身的作用是客观存在的，无合理与不合理的问题，关键是药物的一些特性容易造成不合理用药。因药物固有的性质导致的不合理用药往往是错综复杂的。

3. 不合理用药的后果　不合理用药必然导致不良的结果，这些不良后果有些是单方面的，有些是综合性的；有些程度较轻，有些后果十分严重。归纳起来，不合理用药导致的后果主要有以下几方面。

（1）延误疾病治疗：有些不合理用药直接影响到药物治疗的有效性，轻者降低疗效，重者治疗失败或得不到治疗。

（2）浪费医药资源：不合理用药可造成药品乃至医疗卫生资源（物资、资金和人力）有形和无形的浪费。

（3）发生药物不良反应甚至药源性疾病：药物不良反应和药源性疾病的病原都是药物，差别在于对患者机体损害的程度。

（4）酿成药疗事故：因用药不当所造成的医疗事故，称为药疗事故。不合理用药的不良后果被称为事故的，一方面是发生了严重的甚至是不可逆的损害，如致残、致死；另一方面是涉及人为的责任。药疗事故通常分成3个等级：因用药造成严重毒副反应，给患者增加重度痛苦者为三等药疗事故；因用药造成患者残废者为二等药疗事故；因用药造成患者死亡者为一等药疗事故。

（四）临床药学的实施

（1）医疗机构应当建立由医师、临床药师和护士组成的临床治疗团队。

1）医疗机构应当根据本机构性质、任务、规模配备适当数量的临床药师：①三级医院临床药师不少于5名。②二级医院临床药师不少于3名。

2）临床药师应当具有临床药学专业或药学专业本科毕业以上学历，并应当经过规范化培训。

（2）临床药师的主要职责：

1）深入临床了解药物应用情况，对药物临床应用提出改进意见。

2）参与查房和会诊，参加危重患者的救治和病案讨论，对药物治疗提出建议。

3）进行治疗药物监测，设计个体化给药方案。

4）指导护士做好药品请领、保管和正确使用工作。

5）协助临床医师做好新药上市后临床观察，收集、整理、分析、反馈药物安全信息。

6）提供有关药物咨询服务，宣传合理用药知识。

7）结合临床用药，开展药物评价和药物利用研究。

（3）医务人员如发现可能与用药有关的严重不良反应，在做好观察与记录的同时，应及时报告本机构药学部门和医疗管理部门，并按规定上报药品监督管理部门和卫生行政部门。

（4）药学专业技术人员发现处方或医嘱所列药品违反治疗原则，应拒绝调配；发现滥用药物或药物滥用者，应及时报告本机构药学部门和医疗管理部门，并按规定上报卫生行政部门或其他有关部门。

（5）医疗机构开展新药临床研究，必须严格执行国家卫生行政部门和国家药品监督管理部门的有关规定。未经批准，任何医疗机构和个人不得擅自进行新药临床研究。违反规定者，将依法严肃处理，所获数据不得作为新药审批和申报科技成果依据。

二、药学服务

（一）概述

1. 药学服务（pharmaceutical care）的定义　指药学人员利用药学专业知识和工具，向社会公众（包括医药护人员、患者及其家属、其他关心用药的群体等）提供与药物使用相关的各类服务。

美国药剂师协会对药学服务的定义是：药师应用药学专业知识向公众（包括医护人员、患者及其家属）提供直接的、负责任的、与药物使用有关的服务，以期提高药物治疗的安全性、有效性和经济性，实现改善和提高人类生命质量的理想目标。这一定义表明，药学服务囊括了药师与患者和其他卫生专业人员协作设计、实施、监测药物治疗计划的过程，从而为患者创造特定的治疗结果。这一过程依次包括3项主要功能：①确认潜在或实际存在的与药物治疗相关的问题。②解决实际存在的与药物治疗相关的问题。③预防潜在的与药物治疗相关的问题。

2. 药学服务的发展　以前药师的工作主要局限在传统的药物调配、供应等基础工作上。伴随着药学事业的发展，现代社会对药师提出了更高的要求和希望。享受药学服务成为所有药物所用者的权利，实施全程化药学服务是社会发展的必然：①人类疾病谱的变化及人们对提高生命质量的期望，是实施药学服务的前提。②社会公众对药学服务的迫切需求是实施药学服务的基础。③药学学科的发展为药学服务奠定了重要的理论基础。④药品分类管理制度的建立为实施药学服务奠定了重要的制度保障。⑤药师素质的提高与队伍的壮大为实施药学服务提供了重要的技术保障。

（二）药师应具备的素质和工作方法

提供药学服务的人员必须具有药学与中药学专业的教育背景，具备扎实的药学与中药学专业知识、临床医学基础知识及开展药学服务工作的实践经验和能力，并具备药学服务相关的药事管理与法规知识及高尚的职业道德。同时，还应具备较高的交流沟通能力、药历书写能力和技巧，以及一定的投诉应对能力和技巧。

1. 沟通　指人类社会中信息的传递、接收、交流和分享，目的是相互了解，达成共识。

（1）沟通的意义：药师与患者之间的良好沟通是建立和保持药患关系、审核药物相关问题和治疗方案、检测药物疗效及开展患者健康教育的基础。意义如下：①使患者获得有关用药的指导，以利于疾病的治疗，提高用药的有效性、依从性和安全性，减少药疗事故的发生。同时，沟通是了解患者心灵的窗口，药师从中可获取患者的信息、问题。②可通过药师科学、专业、严谨、耐心的回答，解决患者在治疗过程中的问题。③伴随着沟通的深入、交往频率的增加，药师和患者的情感和联系加强，药师的服务更贴近患者，患者对治疗的满意度增加。④可确立药师的价值感，树立药师形象，提高公众对药师的认知度。

（2）沟通的技巧：①认真聆听。②注意语言的表达。③注意非语言的运用。④注意掌握时间。⑤关注特殊人群。

2. 药历的书写　书写药历（medication history）是药师进行规范化药学服务的具体体现。

（1）药历的作用：药历是药师作为参与药物治疗和实施药学服务而为患者建立的用药档案，其源于病历，但又有别于病历。药历由药师填写，作为动态、连续、客观、全程掌握用药的记录。内容包括其监护患者在用药过程中的用药方案、用药经历、用药指导、药学监护计划、药效表现、不良反应、治疗药物监测（TDM）、各种实验室检查数据、对药物治疗的建议性意见和对患者的健康教育忠告。

（2）药历的格式：国外一些标准格式，如SOAP药历模式、TITRS模式可供参考。国内的书写原则和推荐格式具体如下。

1）基本情况：包括患者的姓名、性别、年龄、出生年月、职业、体重或体重指数、婚姻状况、病案号或病区病床号、医疗保险和费用情况、生活习惯和联系方式。

2）病历摘要：既往病史、体格检查、临床诊断、非药物治疗情况、既往用药史、药物过敏史、主要实验室检查记录、出院或转归。

3）用药记录：药品名称、规格、剂量、给药途径、起始时间、停药时间、联合用药、不良反应或药品短缺品种记录。

4）用药评价：用药问题与指导、药学监护计划、药学干预内容、TDM数据、对药物治疗的建设性意见、结果评价。

3. 投诉应对　患者投诉在一定意义上属于危机事件，需要及时处理。正确、妥善地处理患者的投诉，可改善药师的服务，增进患者对药师的信任。

（1）投诉的类型：①服务态度和质量。②药品数量。③药品质量。④退药。⑤用药后发生严重不良反应。⑥价格异议。

（2）患者投诉的处理：要选择合适的地点、合适的人员，在接待时有恰当的行为举止，通过适当的语言和方式，并在有有形的证据的前提下，使双方在一个共同的基础上达成谅解。

目标检测

一、A型题（最佳选择题）

1. 药事管理与药物治疗学委员会的职责，不包括（　　）。

A. 制定本医疗机构药品处方集和基本用药供应目录

B. 分析、评估用药风险和药品不良反应、药品损害事件，并提供咨询与指导

C. 监督、指导麻醉药品、精神药品、医疗用毒性药品及放射性药品的临床使用与规范性管理

D.指导临床合理用药，审核调配处方

2. 需要设立药事管理与药物治疗学委员会的是（ ）。

　A.乡镇卫生所　　B.县公立医院　　C.一级甲等医院　　D.三级医院

3. 根据《医疗机构药事管理规定》，医疗机构药师的主要工作职责不包括（ ）。

　A.向公众宣传合理用药知识

　B.从事儿科新药的研究和开发

　C.进行肿瘤化疗药物静脉用药的配制

　D.开展药学查房，讨论对危重患者的医疗救治

4. 根据《处方管理办法》，处方前记应该标明的是（ ）。

　A.药品金额　　　B.临床诊断　　　C.药品名称　　　D.用法用量

5. 根据《处方管理办法》，符合处方书写规则的是（ ）。

　A.医疗机构可以编制统一的药品缩写名称

　B.药品用法、用量不能使用英文、拉丁文书写

　C.药品用法可使用遵医嘱

　D.每张处方限于一名患者的用药

6. 根据《处方管理办法》，关于处方权的说法，正确的是（ ）。

　A.执业医师在合法医疗机构均有相应的处方权

　B.经注册的执业助理医师在其执业的县级医院可取得相应的处方权

　C.医师应当在注册的医疗机构签名留样或者专用印章备案后，方可开具
　　处方

　D.执业医师经考核合格取得麻醉药品处方权后，可按照规定为自己开具麻
　　醉药品处方

7. 根据《处方管理办法》，医疗机构不得限制门诊就诊人员持处方到零售药店购药的是（ ）。

　A.麻醉药品处方　　　　　　B.精神药品处方

　C.医疗用毒性药品处方　　　D.妇科处方

8. 根据相关法律规定，关于医疗机构制剂的说法，正确的是（ ）。

　A.不得在市场销售

　B.可以在定点零售药店销售

　C.经国家药品监督管理部门批准，方可在市场上销售

　D.经省级药品监督管理部门批准，方可在市场上销售

9. 根据《医疗机构制剂注册管理办法（试行）》，医疗机构制剂批准文号有效期为（ ）。

　A.1 年　　　　　B.2 年　　　　　C.3 年　　　　　D.4 年

10. 山东省某批次医疗机构制剂再注册批准文号没有变态反应原，下列制剂批准文号属于这一批次的是（ ）。

　A.国药制字 H20100010　　　B.鲁药剂字 H20111101

　C.鲁药制字 S20120302　　　D.鲁药制字 Z20130503

二、X型题（多项选择题）

1. 医疗机构不得采用的供药方式有（ ）。

　　A. 未经诊疗，直接为患者提供处方药

　　B. 提供医疗机构制剂给基层医疗卫生机构使用

　　C. 通过互联网方式，直接向患者销售处方药

　　D. 按国家有关规定向患者提供麻醉药品

2. 可以由医疗机构自配制剂的品种是（ ）。

　　A. 市场上不能满足的不同规格、容量的制剂

　　B. 临床常用而疗效确切的协定处方制剂

　　C. 含麻醉药品的西药复方制剂

　　D. 中西药复方制剂

3. 药师发现处方用药不适宜的是（ ）。

　　A. 与疾病不相符　　　　　　　B. 用药超剂量

　　C. 有重复用药　　　　　　　　D. 应该实行皮试的药物没有皮试

（张　琨）

第九章 PPT

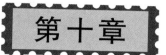

中药管理

第一节 中药管理概述

一、中药的概念

　　中药是指在中医基础理论指导下用于防病治病，并阐述其作用机制，应用于临床的药物，包括中药材、中药饮片、中成药。由于中药的应用是以中医学理论为基础的，有着独特的理论体系和应用形式，充分反映了我国自然资源及历史、文化等方面的若干特点，所以人们把它称为"中药"。中药包括中药材、中药饮片、中成药。

（一）中药材

　　中药材是指药用植物、动物、矿物的药用部分采收后经产地粗加工形成的原料药材。大部分中药材来源于植物，主要为植物的根、茎、叶、花、果实、种子、皮及全草等，如板蓝根、桂枝、枇杷叶、金银花、桃仁、牡丹皮、益母草等；药用动物来自于动物的骨、胆、结石、皮、肉及脏器等，如斑蝥、羚羊角、牛黄、鹿茸等；矿物类药材包括可供药用的天然矿物、矿物加工品及动物化石等，如朱砂、石膏、雄黄、龙骨等。

（二）中药饮片

　　中药饮片是指在中医药理论指导下，根据辨证施治及调剂、制剂的需要，对中药材进行加工炮制成一定规格的，供中医临床配方使用的制成品。有狭义和广义之分。就广义而言，凡是供中医临床配方使用的所有药材，统称为"饮片"；狭义则是指经过切制加工制成一定形状的药材，称为饮片，如片、块、丝、段等。

（三）中成药

中成药是指根据疗效确切、应用广泛的处方、验方或秘方，以中药材、中药饮片为原料配制加工而成的药品，如丸、散、膏、丹、露、酒、锭、片剂、颗粒剂、糖浆剂等。中成药应由依法取得药品生产许可的企业生产，质量符合国家药品标准，具有使用方便、快捷，应用广泛的特点。如丹参片、六味地黄丸等。

 知识链接

中药配方颗粒（免煮中药饮片）

所谓单味中药配方颗粒，是用符合炮制规范的传统中药饮片作为原料，经现代制药技术提取、浓缩、分离、干燥、制粒、包装精制而成的纯中药产品系列。其有效成分、性味、归经、主治、功效和传统中药饮片完全一致，它保证了原中药饮片的全部特征，能够满足医师进行辨证论治，随症加减，药性强、药效高，同时又具有不需要煎煮、直接冲服、服用量少、作用迅速、成分完全、疗效确切、安全卫生、携带保存方便、易于调制和适合工业化生产等许多优点。

日本、韩国及中国台湾地区在20世纪70年代便开始研制颗粒剂，并以中药配方颗粒产品成功赢得国际市场。我国经历了二十余年自主研发，国家药监局于2001年正式命名中药配方颗粒，到2010年中药配方颗粒高层论坛公布，已完成600余味中药配方颗粒的生产规范，2012年市场容量达到40亿元。

2021年1月26日，国家药监局发布《中药配方颗粒质量控制与标准制定技术要求》。2021年11月，中药配方颗粒结束20多年的试点工作，正式实施备案制。与此同时，国家卫健委、国家中医药管理局联合发布《关于规范医疗机构中药配方颗粒临床使用的通知》，明确中药配方颗粒销售场所，是继试点工作结束后的又一重磅文件。

二、中药现代化发展

（一）加强中药现代化发展的整体规划，建立高效、协调的管理机制

（1）加强对推进中药现代化工作的领导，建立部际联席会议制度，加强沟通、协调，促进相互合作，形成有利于推进中药现代化发展的高效、协调的管理机制。

（2）各有关部门、各地方应围绕国家中药现代化发展的战略目标和重点任务，结合本部门的职能，根据本地区的优势、特色和实际情况，制定相应的发展规划和重点任务。

（二）建立多渠道的中药现代化投入体系

（1）国家设立中药现代化发展专项计划，加大对中药现代化科技、产业、人才培养等方面的投入。

（2）各级地方政府应结合当地区域经济发展总体规划，根据本地区的优势、特色和实际情况，增加对中药研究开发和中药产业的投入。

（3）中药企业应进一步加大对研究开发经费的投入。

（4）充分利用创业投资机制等市场化手段，拓宽中药新药研究开发和产业化的融资渠道，吸引社会资金投入中药现代化发展。

（三）加大对中药产业的政策支持

（1）国家将中药产业作为重大战略产业加以发展，支持中药产品结构的战略性调整，支持疗效确切、原创性强的中药大品种的产业化开发，鼓励企业采取新技术新工艺及新设备，提升中药产品的科技含量和市场竞争力。

（2）国家支持中药企业积极开拓国际市场，参与国际竞争。鼓励中药企业根据国际市场需求，采取多种形式扩大出口，特别是扩大高附加值中药产品的国际市场份额；鼓励中药产品进入国际医药主流市场。中药产品出口按照科技兴贸有关政策执行。

（3）推进中药材产业化经营：国家鼓励中药材、中药饮片生产的规模化、规范化、集约化，促进中药材流通方式的改变；鼓励中药工商企业参与中药材基地建设，发展订单农业，保证中药材质量的稳定性。各地对发展中药种植（养殖）应给予各项农业优惠政策支持。中药资源保护、可持续利用和综合开发要纳入国家扶贫、西部开发等计划中予以支持。

（4）制定有利于中药现代化发展的价格和税收政策：价格主管部门要制定鼓励企业生产经营优质和具有自主知识产权的中药产品的价格政策；对企业引进先进技术和进行工艺技术改造，以及企业开展中药共性、关键生产技术研究所需进口设备，按有关规定给予税收优惠政策。

（5）完善中药注册审评办法，对国家重点支持的中药创新产品实行按程序快速审批，并优先纳入《国家基本药物目录》和《基本医疗保险用药目录》。

（四）加强对中药资源及中药知识产权保护管理力度

（1）根据中药现代化发展的新形势，制定《野生药材资源保护管理条例》。

（2）从中药资源保护的实际出发，调整保护品种，规范利用野生中药资源的行为，充分体现鼓励中药材人工种植、养殖的基本政策。

（3）制定中药行业的知识产权战略，积极应对国际专利竞争。进一步加大执法力度，保护中药知识产权，促进中药创新。

（4）加快专利审查速度，缩短审查周期，运用专利制度加速技术产业化。

（五）加速中药现代化人才培养

（1）适应中药现代化发展需要，有计划地培养造就一批中药学术和技术带头人、高级生产管理和经营人才、国际贸易人才、法律人才、实用技术人才及复合型人才。

（2）积极利用中医药专业院校和其他相关专业院校的力量对专业人员进行培训，

同时注重在生产和科研实践中培养人才。

（3）利用合资、合作积极培养国内急需的中医药现代化专门人才，鼓励有关人员出国学习先进技术和管理经验，培养国际性人才。

（4）加快科技体制改革，建立有利于人才成长、人才流动的运行机制和环境。

（六）进一步扩大中药的国际交流与合作

（1）进一步加强中药的国际交流与合作：加强与世界各国和地区在传统医药政策、法规方面的交流，加强传统药物有关标准和规范管理方面的沟通与协作，为中药现代化创造外部条件。

（2）加强中医药的文化宣传，展示中医药发展成就和科学研究成果；继续鼓励和支持中医药高等学校和医疗机构在国外开展正规中医药教育和医疗活动，促进中医药更广泛地走向世界，服务于人类健康。

（七）充分发挥中药行业协会的作用

中药行业协会应履行行业服务、行业自律、行业代表、行业协调的职能，发挥在规范市场行为、信息交流与技术经济合作、推动企业技术创新和产品质量提升、保护知识产权及相关权益等方面的作用，积极推进中药现代化发展。

 知识链接

中医药行业迎发展机遇

（一）政策加码，中医药行业迎机遇

近年来，国家高度重视中医药产业的发展，为中医药产业发展提供了良好的政策环境，产业发展持续加速。

2019年10月，中共中央、国务院印发《关于促进中医药传承创新发展的意见》（简称《意见》），2021年1月，国务院办公厅印发《关于加快中医药特色发展若干政策措施的通知》，对《意见》各项政策再部署、再细化，支持加快中医药有特色、高质量地发展，更好地实现中医药传承创新。随后，云南、江西等省相继发布中医药产业支持政策。

2021年2月，国家药监局、国家中医药管理局、国家卫生健康委、国家医保局联合发布《关于结束中药配方颗粒试点工作的公告》。2021年4月，国家药典委员会发布《关于执行中药配方颗粒国家药品标准有关事项的通知》；10月31日颁布第二批关于中药配方颗粒国家药品标准。2021年11月16日，国家中医药管理局发布《关于规范医疗机构中药配方颗粒临床使用的通知》。此外，2021年12月30日，国家医疗保障局、国家中医药管理局发布《国家医疗保障局国家中医药管理局关于医保支持中医药传承创新发展的指导意见》。

在多项政策利好的推动下，中医药行业迎来新机遇，中医药产业中长期向上发展趋势已确定。

（二）中药材种植面积增长，生产能力提升

中药材处于中医药行业的上游，我国早在唐代就开始了中药材的栽培种植实践，清代开始大规模种植中药材，但多品种大量种植始于20世纪50年代，目前已到规模化、集约化、产业化栽培基地生产阶段，种植品种达200多种，其中六七十种已形成较大规模生产能力；三七、人参、地黄、白术、川芎、红花等大宗品种已不再使用野生药材。

智研咨询发布的《2022—2028年中国中药材行业市场深度分析及投资前景展望报告》数据显示：2019年我国中药材种植面积为5 250万亩，2020年我国中药材种植面积增长至5 455万亩左右。其中云南地区种植面积约为875万亩，广西种植面积约为680万亩，贵州种植面积约为667万亩，甘肃、山东种植面积也在350万亩以上。

规模化种植下，中药材生产能力也快速增长，据统计，2019年我国中药材产量达到450.5万吨，2020年产量增长至471.7万吨，同比增长了5%。

（三）中药行业发展加速

随着人民生活水平逐步提高、人口老龄化加剧及医疗保障体制不断完善，加之2020年突如其来的新冠病毒蔓延全球，中医药治疗发挥了至关重要的作用。百姓对中医药认知度逐渐提高，对中医药治疗药物及养生保健品的需求量日益增加。尤其在国家政策鼓励、市场需求、经济带动等因素多方面影响下，中医药行业将继续有着较好的政策环境，中医药文化基础也将不断加深夯实。

根据国家统计局数据，2018年开始我国中药产业再次走入上升通道，2019年全国规模以上中药企业销售收入为6 520亿元，2020年上升为6 798.92亿元，同比增长4.3%。

现今，我国居民收入水平持续增长，加之医保目录扩容，中成药进入集采，需求端购买能力和意愿不断增强，同时，中药供应的品种和数量增加，创新研发日盛，加之一系列政策的支持和引导，中医药产业将持续发展。

三、中医药立法

现行《药品管理法》涵盖了中药的管理，其中第四条规定，国家发展现代药和传统药，充分发挥其在预防、医疗和保健中的作用。国家保护野生药材资源和中药品种，鼓励培育道地中药材。同时，还提出国家鼓励运用现代科学技术和传统中药研究方法开展中药科学技术研究和药物开发，建立和完善符合中药特点的技术评价体系，促进中药传承创新。

2003年，国务院制定公布了《中医药条例》（国务院令第374号）。

2016年12月25日，十二届全国人民代表大会常务委员会第二十五次会议审议通过了《中华人民共和国中医药法》（简称《中医药法》），自2017年7月1日起施行。《中医药法》的通过对中医药事业发展具有里程碑的重要意义。《中医药法》以继承和弘扬中医药、保障和促进中医药事业发展、保护人民健康为宗旨，遵循中医药发展规律，坚持继承和创新相结合，保持和发挥中医药特色与优势，运用现代科学技术，促进中医药理论和实践的发展，从法律层面明确了中医药的重要地位、发展方针和扶持措施，为中医药事业发展提供了法律保障。

2019年10月20日，中共中央、国务院发布实施《中共中央 国务院关于促进中医药传承创新发展的意见》（简称《意见》），是国家促进中医药传承创新发展而制定的法规。《意见》从健全中医药服务体系、发挥中医药在维护和促进人民健康中的独特作用、大力推动中药质量提升和产业高质量发展、加强中医药人才队伍建设、促进中医药传承与开放创新发展、改革完善中医药管理体制机制等六个方面提出了20条意见。

2019年12月28日，第十三届全国人民代表大会常务委员会第十五次会议通过《中华人民共和国基本医疗卫生与健康促进法》，其中第九条规定，国家大力发展中医药事业，坚持中西医并重、传承与创新相结合，发挥中医药在医疗卫生与健康事业中的独特作用；第六十六条规定，国家加强中药的保护与发展，充分体现中药的特色和优势，发挥其在预防、保健、医疗、康复中的作用。

第二节　中药材管理

一、中药材生产管理

中药材生产是中药产业发展的基础和源头，规范中药材的生产是直接提升中药材、中药饮片和中成药质量的必要手段。

中药材的种植是一个复杂的系统工程，它具有农业生产的基本特征，同时具有药品生产的属性。我国中药材资源品种繁多、种植零散分布，目前，其种植、养殖仍采取粗放式的管理方式，规模化、集约化程度相对较低。据统计，我国60%以上的中药材资源分布在西部12个省、自治区、直辖市，80%以上的中药材种植面积是由药材种植专业户投资的。中药制药企业投资建设的中药材种植基地的种植面积和品种极为有限。

《中药材生产质量管理规范（试行）》是中药材生产和质量管理的基本准则，适用于中药材生产企业生产中药材（含植物、动物药）的全过程。2002年4月17日，国家药品监督管理局发布《中药材生产质量管理规范（试行）》（局令第32号），自2002年6月1日起施行。GAP要求中药材生产企业应运用规范化管理和质量监控手段，保护野生药材资源和生态环境，实现资源的可持续利用。从保证中药材质量出发，控制影响中药材生产质量的各种因素，规范药材生产的各环节及全过程。其核心是药材质量要求的八字方针：真实（具有地道性，种质鉴定清楚）、优质（有效成分或活性成分要达到药用标准）、可控（生产过程环境因素的可控制性）、稳定（有效成分达到药典要求，且含量波动在一定范围内）。实质是用科学的、合理的、规范化的条件和方法来保证生产优质的中药材。制定中药材生产质量管理规范的目的是规范中药材生产，保证中药材质量，促进中药标准化、现代化。

2003年9月19日，国家食品药品监督管理局印发了《中药材生产质量管理规范认证管理办法（试行）》及《中药材GAP认证检查评定标准（试行）》的通知。该通知明确，自2003年11月1日起，国家食品药品监督管理局正式受理中药材GAP的认证申请，并组织认证试点工作。

2016年2月3日，国务院印发《关于取消13项国务院部门行政许可事项的决定》（国发〔2016〕10号），规定取消GAP认证。根据国家食品药品监督管理总局发布的《关于取消中药材生产质量管理规范认证有关事宜的公告》（2016年第72号），自2016年3月17日发布公告之日起，国家食品药品监督管理总局不再开展中药材GAP认证工作，不再受理相关申请。将继续做好取消认证后中药材GAP的监督实施工作，对中药材GAP实施备案管理。已经通过认证的中药材生产企业应继续按照中药材GAP规定，切实加强全过程质量管理，保证持续合规。

为贯彻落实《中共中央 国务院关于促进中医药传承创新发展的意见》，推进中药材规范化生产，加强中药材质量控制，促进中药高质量发展，依据《中华人民共和国药品管理法》《中华人民共和国中医药法》，国家药监局、农业农村部、国家林草局、国家中医药局研究制定了《中药材生产质量管理规范》，于2022年3月1日发布实施。

（一）GAP基本概况

GAP适用于中药材生产企业规范生产中药材的全过程管理，是中药材规范化生产和管理的基本要求。GAP涉及的中药材是指来源于药用植物、药用动物等资源，经规范化的种植（含生态种植、野生抚育和仿野生栽培）、养殖、采收和产地加工后，用于生产中药饮片、中药制剂的药用原料。

GAP共有14章144条，其内容涵盖了中药材生产的全过程，包括质量管理，机构与人员，设施、设备与工具，基地选址，种子种苗或其他繁殖材料，种植与养殖，采收与产地加工，包装，放行与储运，文件，质量检验，内审，投诉、退货与召回等。

（二）GAP主要内容

1.总则 本规范是中药材规范化生产和质量管理的基本要求，适用于中药材生产企业（以下简称企业）采用种植（含生态种植、野生抚育和仿野生栽培）、养殖方式规范生产中药材的全过程管理，野生中药材的采收加工可参考本规范。

2.质量管理 企业应当根据中药材生产特点，明确影响中药材质量的关键环节，开展质量风险评估，制定有效的生产管理与质量控制、预防措施。企业应当明确中药材生产批次，保证每批中药材质量的一致性和可追溯。企业应当建立中药材生产质量追溯体系，保证从生产地块、种子种苗或其他繁殖材料、种植养殖、采收和产地加工、包装、储运到发运全过程关键环节可追溯；鼓励企业运用现代信息技术建设追溯体系。

3.机构与人员 企业应当建立相应的生产和质量管理部门，并配备能够行使质量保证和控制职能的条件。企业应当开展人员培训工作，制定培训计划、建立培训档案；对直接从事中药材生产活动的人员，应当培训至基本掌握中药材的生长发育习性、对环境条件的要求，以及田间管理或者饲养管理、肥料和农药或者饲料和兽药使用、采收、产地加工、贮存养护等的基本要求。

4.设施、设备与工具 企业应当建设必要的设施，包括种植或者养殖设施、产地加工设施、中药材贮存仓库、包装设施等。

5.基地选址 企业应当根据种植或养殖中药材的生长发育习性和对环境条件的要求，制定产地和种植地块或者养殖场所的选址标准。种植地块应当能满足药用植物对气候、土壤、光照、水分、前茬作物、轮作等要求；养殖场所应当能满足药用动物对环境条件的各项要求。基地选址范围内，企业至少完成一个生产周期中药材种植或者养殖，并有两个收获期中药材质量检测数据且符合企业内控质量标准。

6.种子种苗或其他繁殖材料 中药材种子种苗或其他繁殖材料应当符合国家、行业或者地方标准；没有标准的，鼓励企业制定标准，明确生产基地使用种子种苗或其他繁殖材料的等级，并建立相应的检测方法。企业应当使用产地明确、固定的种子种苗或其他繁殖材料；鼓励企业建设良种繁育基地，繁殖地块应有相应的隔离措施，防止自然杂交。

7.种植与养殖 企业应当按照制定的技术规程有序开展中药材种植，根据气候变化、药用植物生长、病虫草害等情况及时采取措施。企业应当按技术规程管理野生抚育和仿野生栽培中药材，坚持"保护优先、遵循自然"的原则，有计划地做好投入品管控、过程管控和产地环境管控，避免对周边野生植物造成不利影响。

企业应当按照制定的技术规程，根据药用动物生长、疾病发生等情况，及时实施养殖措施。应当根据养殖计划和育种周期进行种群繁育，及时调整养殖种群的结构和数量，适时周转。

8.采收与产地加工 根据中药材生长情况、采收时气候情况等，按照技术规程要求，在规定期限内适时、及时完成采收。中药材采收后应当及时运输到加工场地，及时清洁装载容器和运输工具；运输和临时存放措施不应当导致中药材品质下降，不产生新污染及杂物混入，严防淋雨、泡水等。

9.包装、放行与储运 企业应当按照制定的包装技术规程选用包装材料，进行规范包装。应当分区存放中药材，不同品种、不同批中药材不得混乱交叉存放；保证贮存所需要的条件，如洁净度、温度、湿度、光照和通风等。

10.文件 企业应当建立文件管理系统，全过程关键环节记录完整。文件包括管理制度、标准、技术规程、记录、标准操作规程等。

11.质量检验 企业应当建立质量控制系统，包括相应的组织机构、文件系统及取样、检验等，确保中药材质量符合要求。企业应当制定质量检验规程，对自己繁育并在生产基地使用的种子种苗或其他繁殖材料、生产的中药材实行按批检验。

法规文件——
《中药材生产
质量管理规范》

12.内审 企业应当定期组织对本规范实施情况的内审，对影响中药材质量的关键数据定期进行趋势分析和风险评估，确认其是否符合本规范要求，采取必要改进措施。

13.投诉、退货与召回 企业应当建立投诉处理、退货处理和召回制度。企业应当建立标准操作规程，规定投诉登记、评价、调查和处理的程序；规定因中药材缺陷发生投诉时所采取的措施，包括从市场召回中药材等。

14. 附则 本规范所用术语的含义，包括中药材、生产单元、技术规程、道地产区、种子种苗、其他繁殖材料、种质、农业投入品、综合防治、产地加工、生态种植、野生抚育、仿野生栽培等。

二、中药材市场管理

近年来，我国中药材管理不断加强，形成了以中药材种植养殖、产地初加工和专业市场为主要环节的中药材产业，呈现出持续发展的良好态势。2013 年 10 月 9 日，国家食品药品监督管理总局等部门在《关于进一步加强中药材管理的通知》（食药监〔2013〕208 号）中对中药材市场的管理做了进一步的要求。除现有 17 个中药材专业市场外，各地一律不得开办新的中药材专业市场。中药材专业市场所在地人民政府要按照"谁开办，谁管理"的原则，承担起管理责任，明确市场开办主体及其责任。中药材专业市场要建立健全交易管理部门和质量管理机构，完善市场交易和质量管理的规章制度，逐步建立起公司化的中药材经营模式。要构建中药材电子交易平台和市场信息平台，建设中药材流通追溯系统，配备使用具有药品现代物流水平的仓储设施设备，提高中药材仓储、养护技术水平，切实保障中药材质量。严禁销售假劣中药材，严禁未经批准以任何名义或方式经营中药饮片、中成药和其他药品，严禁销售国家规定的 28 种毒性药材，严禁非法销售国家规定的 42 种国家重点保护的野生药材。我国现有中药材专业市场 17 个，如江西省的樟树药市、河北省的安国药市、广西壮族自治区的玉林药市等。

（一）《整顿中药材专业市场的标准》主要内容

1. 设立中药材专业市场应具备的条件

（1）各地区设立中药材专业市场，必须依据国务院药品生产经营行业主管部门的总体规划，建在中药材主要品种的集中产地或传统的中药材集散地，交通便利，布局合理。

（2）具有与所经营中药材规模相适应的营业场所、营业设施和仓储运输及生活服务设施等配套条件。

（3）有专业的市场管理机构、称职的管理人员（其中要有中药材专业管理人员，或经县级以上药品生产经营行业主管部门、卫生行政部门认定的主管中药师、相当于主管中药师以上技术职称的人员或有经验的老药工）、严格的管理办法。具有与经营中药材规模相适应的质量检测人员和基本检测仪器、设备，负责对进入市场交易的中药材商品进行检查和监督。

2. 进入中药材专业市场经营中药材的企业和个体经营者应具备的条件

（1）具有与所经营中药材相适应的药学技术人员，或有经县级以上药品生产经营行业主管部门、卫生行政部门认定的，熟悉并能鉴别所经营中药材药性的人员，了解国家有关法规、中药材商品规格标准和质量标准。

（2）必须依照法定程序取得《药品（中药材）经营企业合格证》《药品经营企业许可证》和《营业执照》，三证齐全者准予进入中药材专业市场固定门店从事中药材批发业务。

（3）申请在中药材专业市场租用摊位从事自产中药材零售业务的经营者，必须经所在中药材专业市场管理机构审查批准后，方可经营中药材。

（4）在中药材专业市场从事中药材批发和零售业务的企业与个体经营者，必须遵纪守法，明码标价，照章纳税。

3. 严禁在中药材专业市场进行交易的药品

（1）需要经过炮制加工的中药饮片。

（2）中成药。

（3）化学原料药及制剂、抗生素、生化药品、放射性药品，血清疫苗、血液制品、诊断用药和有关医疗器械。

（4）罂粟壳及28种毒性中药材品种。

（5）国家重点保护的42种野生动植物药材品种（家种、家养除外），国家法律、法规明令禁止上市的其他药品。

4. 中药材专业市场的监督管理　市场所在地的药品生产经营行业主管部门、卫生行政部门、工商行政管理部门、市场开办单位都应根据自己的职责，通力协作，加强对中药材专业市场的监督管理和市场管理，保证市场安全，维护市场的经营秩序。

（二）《关于严禁开办或变相开办各种药品集贸市场的紧急通知》中的相关规定

（1）对以药品展销中心、药品信息中心、国药城、保健品批发市场、中药材市场等名义变相开办的药品集贸市场，必须依法予以取缔。

（2）对于规避《药品管理法》和国家有关规定，采取所谓新的经营组织形式、新的经营方式、非法转证照、吸纳无证照经营者、违法招商等模式开办的药品市场，依法予以取缔。

（3）坚决取缔和查处无证照或证照不全的经营者。不得将国有药品经营企业承包或部分承包给个人，不得转让和出租证照，证照不得异地使用。

（4）除国家两部三局（国家卫计委、监察部、国家食品药品监督管理总局、国家中医药管理局、国家工商行政管理局）批准的中药材市场外，禁止开办其他各种中药材市场，已经开办的要坚决关闭。

（5）已批准的中药材市场要严格按照《药品管理法》和有关规定加强管理，违反规定或不符合标准者，一律停业整顿，整顿不合格者，坚决予以关闭。

（6）对集市贸易市场出售国家禁止销售的中药材和无证销售中药材以外的药品的，坚决予以查处。

（三）《药品管理法》有关规定

1.《药品管理法》第四十八条　发运中药材应当有包装。在每件包装上，应当注明品名、产地、日期、供货单位，并附有质量合格的标志。

2.《药品管理法》第五十五条　药品上市许可持有人、药品生产企业、药品经营企业和医疗机构应当从药品上市许可持有人或者具有药品生产、经营资格的企业购进药品；但是，购进未实施审批管理的中药材除外。

3.《药品管理法》第五十八条　药品经营企业销售中药材，应当标明产地。

4.《药品管理法》第六十条　城乡集市贸易市场可以出售中药材，国务院另有规定的除外。除外的情形主要包括罂粟壳、28 种毒性中药材品种、42 种国家重点保护的野生动植物药材品种及实施批准文号管理的中药材。

5.《药品管理法》第六十三条　新发现和从境外引种的药材，经国务院药品监督管理部门批准后，方可销售。

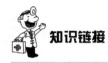 **知识链接**

中药材专业市场简介

全国在传统药市的基础上形成了一批有影响力的中药材专业市场，其中有的建立了现代化的交易管理电子信息系统。中药材专业市场是经国家中医药管理局、医药局、卫生部和国家工商行政管理局检查验收批准，并在工商行政管理部门核准登记的专门经营中药材的集贸市场。

通过国家中医药管理局、医药局、卫生部和国家工商行政管理局审批而开设的中药材市场有 17 家：① 安徽亳州中药材市场。② 河北安国中药材市场。③ 河南禹州中药材市场。④ 江西樟树中药材市场。⑤ 重庆解放路中药材市场。⑥ 山东鄄城县舜王城药材市场。⑦ 广州清平中药材市场。⑧ 甘肃陇西中药材市场。⑨ 广西玉林中药材市场。⑩ 湖北省蕲州中药材专业市场。⑪ 湖南岳阳花板桥中药材市场。⑫ 湖南省邵东县药材专业市场。⑬ 广东省普宁中药材专业市场。⑭ 昆明菊花园中药材专业市场。⑮ 成都市荷花池药材专业市场。⑯ 西安万寿路中药材专业市场。⑰ 兰州市黄河中药材专业市场。

其中安徽亳州中药材市场、河北安国中药材市场、河南禹州中药材市场、江西樟树中药材市场，都有着悠久的历史，被称为"四大药都"。

三、中药材进口管理

为加强进口药材监督管理，保证进口药材质量，2019 年 5 月 24 日，国家市场监督管理总局发布修订后的《进口药材管理办法》（国家市场监督管理总局令第 9 号）。该办法共 7 章 35 条，适用于进口药材申请、审批、备案、口岸检验及监督管理。

（一）管理部门与管理要求

药材应当从国务院批准的允许药品进口的口岸或者允许药材进口的边境口岸进口。

国家药品监督管理局主管全国进口药材监督管理工作。国家药品监督管理局委托省级药品监督管理部门实施首次进口药材审批，并对委托实施首次进口药材审批的行为进行监督指导。

省级药品监督管理部门依法对进口药材进行监督管理，并在委托范围内以国家药品监督管理局的名义实施首次进口药材审批。允许药品进口的口岸或者允许药材进口的边境口岸所在地的口岸药品监督管理部门负责进口药材的备案，组织口岸检验并进行监督管理。

药材进口单位是指办理首次进口药材审批的申请人或者办理进口药材备案的单

位，应当是中国境内的中成药上市许可持有人、中药生产企业，以及具有中药材或者中药饮片经营范围的药品经营企业。

首次进口药材，应当按照规定取得进口药材批件后，向口岸药品监督管理部门办理备案。首次进口药材，是指非同一国家（地区）、非同一申请人、非同一药材基原的进口药材。非首次进口药材，应当按照规定直接向口岸药品监督管理部门办理备案。非首次进口药材实行目录管理，具体目录由国家药品监督管理局制定并调整。尚未列入目录，但申请人、药材基原及国家（地区）均未发生变更的，按照非首次进口药材管理。

进口的药材应当符合国家药品标准。《中国药典》现行版未收载的品种，应当执行进口药材标准；《中国药典》现行版、进口药材标准均未收载的品种，应当执行其他的国家药品标准。少数民族地区进口当地习用的少数民族药材，尚无国家药品标准的，应当符合相应的省、自治区药材标准。

（二）首次进口药材申请与审批

首次进口药材，申请人应当通过国家药品监督管理局的信息系统填写进口药材申请表，并向所在地省级药品监督管理部门报送规定的资料。省级药品监督管理部门收到首次进口药材申报资料后，应当出具受理通知书；申请人收到首次进口药材受理通知书后，应当及时将检验样品报送所在地省级药品检验机构。省级药品检验机构完成样品检验，向申请人出具进口药材检验报告书，并报送省级药品监督管理部门。省级药品监督管理部门对符合要求的，发给一次性进口药材批件。

进口药材批件编号格式为：（省、自治区、直辖市简称）药材进字＋4位年号＋4位顺序号。

变更进口药材批件批准事项的，申请人应当通过信息系统填写进口药材补充申请表，向原发出批件的省级药品监督管理部门提出补充申请。补充申请的申请人应当是原进口药材批件的持有者，并报送规定的资料；省级药品监督管理部门决定予以批准的，向申请人送达进口药材批件或者进口药材补充申请批件。

（三）进口药材的备案

首次进口药材申请人应当在取得进口药材批件后1年内，从进口药材批件注明的到货口岸组织药材进口。药材进口时，进口单位应当向口岸药品监督管理部门备案，通过信息系统填报进口药材报验单，并报送规定的资料。办理首次进口药材备案的，还应当报送进口药材批件的复印件。办理非首次进口药材备案的，还应当报送进口单位的药品生产许可证或者药品经营许可证复印件、出口商主体登记证明文件复印件、购货合同及其公证文书复印件。进口单位为中成药上市许可持有人的，应当提供相关药品批准证明文件复印件。

口岸药品监督管理部门应当对备案资料的完整性、规范性进行形式审查，符合要求的，发给进口药品通关单，同时向口岸药品检验机构发出进口药材口岸检验通知书，并附备案资料一份。

药材经检验合格后，进口单位持进口药品通关单向海关办理报关验放手续。

（四）口岸检验

口岸药品检验机构收到进口药材口岸检验通知书后，按时到规定的存货地点进行现场抽样。现场抽样时，进口单位应当出示产地证明原件。口岸药品检验机构应当对产地证明原件和药材实际到货情况与口岸药品监督管理部门提供的备案资料的一致性进行核查。符合要求的，予以抽样，填写进口药材抽样记录单，在进口单位持有的进口药品通关单原件上注明"已抽样"字样，并加盖抽样单位公章。

口岸药品检验机构完成检验工作，出具进口药材检验报告书。口岸药品检验机构应当将进口药材检验报告书报送口岸药品监督管理部门，并告知进口单位。

经口岸检验合格的进口药材方可销售使用。已列入《非首次进口药材品种目录》的中药材进口品种主要有西洋参、乳香、没药、血竭、西红花、高丽红参、甘草、石斛、豆蔻、沉香、砂仁、胖大海等。

四、野生药材资源保护管理

依据《药品管理法》，国家对野生药材资源和中药品种实行保护制度。为保护和合理利用我国野生药材资源，适应人民医疗保健事业的需要，1987年10月30日，国务院发布了《野生药材资源保护管理条例》，自1987年12月1日起实施。

（一）野生药材资源保护的适用范围和原则

1. 野生药材资源保护的适用范围 在中华人民共和国境内采猎、经营野生药材的任何单位或个人，除国家另有规定外，都必须遵守《野生药材资源保护管理条例》。

2. 野生药材资源保护的原则 国家对野生药材资源实行保护、采猎相结合的原则，并创造条件开展人工种养。

（二）野生药材物种的分级

国家对重点保护的野生药材物种分三级管理：

1. 一级保护野生药材物种 濒临灭绝状态的稀有珍贵野生药材物种。

2. 二级保护野生药材物种 分布区域缩小、资源处于衰竭状态的重要野生药材物种。

3. 三级保护野生药材物种 资源严重减少的主要常用野生药材物种。

（三）国家重点保护野生药材的采猎管理

1. 一级保护野生药材物种的管理 禁止采猎一级保护野生药材物种。

2. 二、三级保护野生药材物种的管理 采猎、收购二、三级保护野生药材物种的，必须按照批准的计划执行。该计划由县级以上医药管理部门会同同级野生动物、植物管理部门制定，报上一级医药管理部门批准。采猎二、三级保护野生药材物种的，不得在禁止采猎区、禁止采猎期进行采猎，不得使用禁用工具进行采猎。采猎二、三级保护野生药材物种的，必须持有采药证。取得采药证后，需要进行采伐或狩猎的，必须分别向有关部门申请采伐证或狩猎证。

（四）国家重点保护的野生药材出口管理

一级保护野生药材物种属于自然淘汰的，其药用部分由各级药材公司负责经营管理，但不得出口。

二、三级保护野生药材物种属于国家计划管理的品种，由中国药材公司统一经营管理；其余品种由产地县药材公司或其委托单位按照计划收购。二、三级保护野生药材物种的药用部分，除国家另有规定外，实行限量出口。实行限量出口和出口许可证制度的品种，由国家药品监督管理部门会同国务院有关部门确定。

（五）国家重点保护的野生药材名录

国家重点保护的野生药材名录共收载了野生药材物种76种，中药材43种。其中一级保护的野生药材物种有5种，中药材5种；二级保护的野生药材物种26种，中药材16种；三级保护的野生药材物种45种，中药材22种。具体名录如下：

1. 一级保护野生药材 虎骨（已取消药用标准）、豹骨、羚羊角、鹿茸（梅花鹿）、穿山甲（2020年6月从二级调整为一级）。

2. 二级保护野生药材 鹿茸（马鹿）、麝香（3个品种）、熊胆（2个品种）、蟾酥（2个品种）、蛤蟆油、金钱白花蛇、乌梢蛇、蕲蛇、蛤蚧、甘草（3个品种）、黄连（3个品种）、人参、杜仲、厚朴（2个品种）、黄柏（2个品种）、血竭。

3. 三级保护野生药材 川贝母（4个品种）、伊贝母（2个品种）、刺五加、黄芩、天冬、猪苓、龙胆（4个品种）、防风、远志（2个品种）、胡黄连、肉苁蓉、秦艽（4个品种）、细辛（3个品种）、紫草、五味子（2个品种）、蔓荆子（2个品种）、诃子（2个品种）、山茱萸、石斛（5个品种）、阿魏（2个品种）、连翘、羌活（2个品种）。

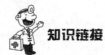

知识链接

国家一级保护野生药材物种的相关规定

1993年5月，国务院发出《关于禁止犀牛角和虎骨贸易的通知》（国发〔1993〕39号），禁止犀牛角和虎骨的一切贸易活动，取消犀牛角和虎骨药用标准，今后不得再用犀牛角和虎骨制药。2006年3月，国家食品药品监督管理局发布《关于豹骨使用有关事宜的通知》（国食药监注〔2006〕18号），对非内服中成药处方中含豹骨的品种，一律将豹骨去掉，不用代用品；对内服中成药处方中含豹骨的品种，可根据具体品种的有关情况，替代或减去豹骨。

第三节 中药饮片管理

中药饮片既是中医辨证论治的处方用药，又是中成药的原料，质量优劣直接关系到中医医疗效果。为加强中药饮片生产经营管理，促进中医药事业健康发展，2011年1月5日，国家食品药品监督管理局、卫生部、国家中医药管理局印发《关于加强中药饮片监督管理的通知》（国食药监安〔2011〕25号）。中药饮片生产经营必须依法取得许可证照，按照法律法规及有关规定组织开展生产经营活动。鼓励和引导中药饮片、中成药生产企业逐步使用可追溯的中药材为原料，在传统主产区建立中药材种植养殖和生产加工基地，保证中药材质量稳定。

一、中药饮片生产管理

中药饮片既可根据中药处方直接调配煎汤（剂）服用，又可作为中成药生产的原料供制药厂使用，其质量好坏直接影响中医临床疗效，也直接关系到公众用药安全和中药现代化的进程。

（一）中药饮片生产管理的有关规定

《药品管理法》规定："中药饮片的炮制，必须按照国家药品标准炮制，国家药品标准没有规定的，必须按照省、自治区、直辖市药品监督管理部门制定的炮制规范炮制。""生产新药或者已有国家标准的药品，须经国家药品监督管理部门批准，并发给批准文号；但是，生产没有实施批准文号管理的中药材和中药饮片除外。""实行批准文号管理的中药材、中药饮片品种目录由国务院药品监督管理部门会同国务院中医药管理部门制定。"

《药品管理法实施条例》规定："生产中药饮片，应当选用与药品性质相适应的包装材料和容器；包装不符合规定的中药饮片，不得销售。"

《中医药法》规定："国家保护中药饮片传统炮制技术和工艺，支持应用传统工艺炮制中药饮片，鼓励运用现代科学技术开展中药饮片炮制技术研究。"

《关于加强中药饮片监督管理的通知》规定："生产中药饮片必须持有《药品生产许可证》《药品GMP证书》；必须以中药材为起始原料，使用符合药用标准的中药材，并应尽量固定药材产地；必须严格执行国家药品标准和地方中药饮片炮制规范、工艺规程；必须在符合药品GMP条件下组织生产，出厂的中药饮片应检验合格，并随货附纸质或电子版的检验报告书。""严禁生产企业外购中药饮片半成品或成品进行分包装或改换包装标签等行为。"

（二）毒性中药饮片生产管理的规定

1.定点生产的原则　国家药品监督管理部门对毒性中药材的饮片实行统一规划、合理布局、定点生产。

（1）对于市场需求量大、毒性药材生产较多的地区定点，要合理布局、相对集中，按省区确定2~3个定点企业。

（2）对于一些产地集中的毒性中药材品种，如朱砂、雄黄、附子等，要全国集中统一定点生产，供全国使用。逐步实现以毒性中药材生产区为中心择优定点。

（3）毒性中药材的饮片定点生产企业，要符合《医疗用毒性药品管理办法》《中药饮片生产企业合格证验收准则》的要求。

2.对定点生产企业的管理

（1）建立健全毒性中药材饮片的各项生产管理制度，包括生产管理、质量管理、仓储管理、营销管理等。

（2）强化和规范毒性中药材饮片的生产工艺技术管理，制定切实可行的工艺操作规程，建立批生产记录，保证生产过程的严肃性、规范性。

（3）加强毒性中药饮片包装管理，严格执行《中药饮片包装管理办法》，包装要有突出、鲜明的毒药标志。

（4）建立毒性中药材的饮片生产、技术经济指标统计报告制度。

（5）定点生产的毒性中药饮片，应销往具有经营毒性中药饮片资质的经营单位或直销到医疗单位。

3. 毒性中药饮片生产的GMP有关规定

（1）从事药材炮制操作人员应具有中药炮制专业知识和实际操作技能。

（2）从事毒性药材等有特殊要求的生产操作人员，应具有相关专业知识和技能，并熟知相关的劳动保护要求。

（3）从事对人体有毒、有害操作的人员应按规定着装防护，其专用工作服与其他操作人员的工作服应分别洗涤、整理，并避免交叉污染。

（4）中药材与中药饮片应分别设库，毒性药材等有特殊要求的药材应设置专库或专柜。

（5）毒性药材等有特殊要求的饮片生产应符合国家有关规定，并有专用设备及生产线。

（6）毒性药材等有特殊要求的药材生产操作应有防止交叉污染的特殊措施。

二、中药饮片经营管理

（一）《药品零售企业中药饮片质量管理办法》的规定

1. 人员要求

（1）经营中药饮片的药品零售企业，必须配备熟悉中药饮片性能，掌握饮片鉴别技术和炮制规范，有实践经验，坚持原则的中药专业技术人员。

（2）从事质量管理、采购、检验、保管养护、调剂等工作的人员，必须有相关的专业技术职称或技术等级及工作15年以上的老药工，经过有关药品法规和有关专业知识培训，熟练掌握所从事工作的专业知识和技能，并经考核合格后，持证上岗。

2. 采购要求　药品零售企业必须从持有《药品生产（经营）许可证》和《营业执照》的生产、经营企业购进中药饮片，其质量必须符合《中国药典》《全国中药炮制规范》，地方《中药炮制规范》和《中药饮片质量标准通则（试行）》的要求。

3. 检验要求　药品零售企业必须配备与其经营品种相适应的中药饮片检验设施。建立健全中药饮片的购、销、存各环节的质量管理制度，如中药进货验收、保管养护和出库复核制度，中药饮片调配操作管理制度，中药饮片质量检查制度，中药饮片炮制加工管理制度，中药饮片质量事故报告制度等。

4. 保管要求

（1）药品零售企业应有与经营中药饮片品种、数量相适应的饮片库房，并与其他药品库房分开。饮片库房应选择地势较高、阴凉、干燥、通风的地方，并有防虫、防鼠、防毒、防潮、防污染的措施及相应的设施。

（2）储存中药饮片应结合中药饮片的性质、分类存放于不同的容器内，注明品名，防止混淆，同时做到合理摆放，便于取货。使用的包装材料不得对饮片造成污染。

（3）中药饮片入（出）库必须经质检人员检验（复核），合格签字后方可入（出）

库。对质量不合格或货单不符的，质检人员和库房保管员有权拒收（发）。饮片入（出）库要有完整记录。

（4）药品零售企业要结合各种中药饮片的性质和不同季节的气候特点采取有效措施，做好养护工作。对在库饮片要开展经常性的质量检查，发现问题及时处理，并做好饮片养护和质量检查记录。

5. 调剂要求

（1）药品零售企业必须制定中药饮片调剂操作管理制度，并严格执行。

（2）药品零售企业要建立严格的饮片清洁卫生制度，装斗前必须经过筛簸，定期清理药斗，防止交叉污染；储存饮片的容器内不得有串药、生虫霉变、走油、结串等现象。

（3）严格执行审方制度，对有配伍禁忌、妊娠禁忌及违反国家有关规定的处方，应拒绝调配。调剂后的处方必须由专人逐一复核并签字，发药时要认真核对姓名、取药凭证号码及药剂付数，防止出差错。

（4）药品零售企业要有必要的小炒、小炙场地，加工工具和辅料；严禁该炮制而未炮制的生药、整药配方。

（5）调配用的计量器具必须定期校验，并有合格标志；调配时应做到计量准确，严禁以手代称。

（二）毒性中药饮片的经营管理规定

（1）具有经营毒性中药资格的企业采购毒性中药饮片，必须从持有《毒性中药材的饮片定点生产证》的中药饮片生产企业和具有经营毒性中药饮片资格的批发企业购进，严禁从非法渠道购进毒性中药饮片。

（2）销售毒性中药饮片，必须按照国家有关规定，实行专人、专库（柜）、专账、专用衡器、双人双锁保管，做到账、货、卡相符。

 课堂案例

"销售无证生产的中药饮片案"分析

1. 案情简介　　A市药品监督管理局在对B药品经营企业进行日常监督检查时，发现一批中药饮片黄芪质量可疑，该批中药饮片标示的是C地的D中药饮片有限公司生产。于是，执法人员与C地药品监督管理局取得联系，要求协查。经查，D中药饮片有限公司根本没有生产过该批中药饮片黄芪。

2. 问题讨论

（1）B药品经营企业在销售中药饮片黄芪的过程中存在哪些违法事实？

（2）生产中药饮片的企业应该具备什么条件？

3. 案例分析　　从该案例所反映的情况来看，可以确定三个方面的事实：一是B药品经营企业是一个药品销售企业；二是B药品经营企业所销售的黄芪中药饮片并不是饮片所标明的中药饮片有限公司生产的；三是 B 药品经营企业所销售的饮片质量可疑。

B 药品经营企业所销售的中药饮片所标明的生产企业是 D 中药饮片有限公司，而已经查明该公司根本没有生产过该批中药饮片黄芪，如果 B 药品经营企业不能够证明其所销售的黄芪中药饮片是具有《药品生产许可证》的企业生产的，根据《药品管理法》相关条款规定，从事药品生产，应当按照药品管理法律的规定取得《药品生产许可证》，B 药品经营企业销售中药饮片的行为就属于销售无证生产的药品的情况，其行为违反了《药品管理法》"药品生产、经营企业和医疗机构必须从具有药品生产、经营资格的企业购进药品；但是购进没有实施批准文号管理的中药材除外"的规定。应根据《药品管理法》的相关规定进行处罚，即药品的生产、经营企业或者医疗机构违反本法规定，从无《药品生产许可证》《药品经营许可证》的企业购进药品的，责令关闭，没收违法生产、销售的药品和违法所得，并处违法生产、销售的药品货值金额十五倍以上三十倍以下的罚款；货值金额不足十万元的，按十万元计算。

三、医疗机构中药饮片管理

为加强对医疗机构中药饮片管理，保障人体用药安全、有效，2007 年 3 月 12 日，国家中医药管理局、卫生部印发《医院中药饮片管理规范》，明确对各级各类医院中药饮片的人员配备要求、采购、验收、保管、调剂、临方炮制、煎煮等管理进行了规定。

（一）人员要求

（1）直接从事中药饮片技术工作的，应当是中药学专业技术人员。三级医院应当配备一名副主任中药师以上专业技术人员，二级医院应当配备一名主管中药师以上专业技术人员，一级医院应当至少配备一名中药师或相当于中药师以上专业技术水平的人员。

（2）负责中药饮片验收的，在二级以上医院，应当是具有中级以上专业技术职称和饮片鉴别经验的人员；在一级医院，应当是具有初级以上专业技术职称和饮片鉴别经验的人员。

（3）负责中药饮片临方炮制工作的，应当是具有三年以上炮制经验的中药学专业技术人员。

（4）中药饮片煎煮工作应当由中药学专业技术人员负责，具体操作人员应当经过相应的专业技术培训。

（二）采购

（1）医院应当建立健全中药饮片采购制度：采购中药饮片，由仓库管理人员依据本单位临床用药情况提出计划，经本单位主管中药饮片工作的负责人审批签字后，依照药品监督管理部门有关规定从合法的供应单位购进中药饮片。

（2）医院采购中药饮片，应当验证生产经营企业的《药品生产许可证》或《药品经营许可证》、《企业法人营业执照》和销售人员的授权委托书、资格证明、身份证，并将复印件存档备查。购进国家实行批准文号管理的中药饮片，还应当验证注册证书并将复印件存档备查。

（3）医院与中药饮片供应单位应当签订"质量保证协议书"。

（4）医院应当定期对供应单位供应的中药饮片质量进行评估，并根据评估结果及时调整供应单位和供应方案。

（三）验收

（1）医院对所购的中药饮片，应当按照国家药品标准和省、自治区、直辖市药品监督管理部门制定的标准和规范进行验收，验收不合格的不得入库。

（2）对购入的中药饮片质量有疑义需要鉴定的，应当委托国家认定的药检部门进行鉴定。

（3）有条件的医院，可以设置中药饮片检验室、标本室，并能掌握《中华人民共和国药典》收载的中药饮片常规检验方法。

（4）购进中药饮片时，验收人员应当对品名、产地、生产企业、产品批号、生产日期、合格标识、质量检验报告书、数量、验收结果及验收日期逐一登记并签字。购进国家实行批准文号管理的中药饮片，还应当检查、核对批准文号。发现假冒、劣质中药饮片，应当及时封存并报告当地药品监督管理部门。

（四）保管

（1）中药饮片仓库应当有与使用量相适应的面积，具备通风、调温、调湿、防潮、防虫、防鼠等条件及设施。

（2）中药饮片出入库应当有完整记录。中药饮片出库前，应当严格进行检查核对，不合格的不得出库使用。

（3）应当定期进行中药饮片养护检查并记录检查结果。养护中发现质量问题，应当及时上报本单位领导处理并采取相应措施。

（五）调剂与临方炮制

（1）中药饮片调剂室应当有与调剂量相适应的面积，配备通风、调温、调湿、防潮、防虫、防鼠、除尘设施，工作场地、操作台面应当保持清洁卫生。

（2）中药饮片调剂室的药斗等储存中药饮片的容器应当排列合理，有品名标签。药品名称应当符合《中国药典》或省、自治区、直辖市药品监督管理部门制定的规范名称。标签和药品要相符。

（3）中药饮片装斗时要清斗，认真核对，装量适当，不得错斗、串斗。

（4）医院调剂用计量器具应当按照质量技术监督部门的规定定期校验，不合格的不得使用。

（5）中药饮片调剂人员在调配处方时，应当按照《处方管理办法》和中药饮片调剂规程的有关规定进行审方和调剂。对存在"十八反""十九畏"及妊娠禁忌、超过常用剂量等可能引起用药安全问题的处方，应当由处方医生确认（"双签字"）或重新开具处方后方可调配。

（6）中药饮片调配后，必须经复核后方可发出。二级以上医院应当由主管中药师以上专业技术人员负责调剂复核工作，复核率应当达到 100%。

（7）医院应当定期对中药饮片调剂质量进行抽查并记录检查结果。中药饮片调配每剂重量误差应当在 ±5% 以内。

（8）调配含有毒性中药饮片的处方，每次处方剂量不得超过 2 日剂量。对处方未注明"生用"的，应给付炮制品。如在审方时对处方有疑问，必须经处方医生重新审定后方可调配。处方保存 2 年备查。

（9）罂粟壳不得单方发药，必须凭有麻醉药处方权的执业医师签名的淡红色处方方可调配，每张处方不得超过 3 日用量，连续使用不得超过 7 天，成人一次的常用量为每天 3~6 克。处方保存 3 年备查。

（10）医院进行临方炮制，应当具备与之相适应的条件和设施，严格遵照国家药品标准和省、自治区、直辖市药品监督管理部门制定的炮制规范炮制，并填写"饮片炮制加工及验收记录"，经医院质量检验合格后方可投入临床使用。

（六）煎煮

（1）医院开展中药饮片煎煮服务，应当有与之相适应的场地及设备，卫生状况良好，具有通风、调温、冷藏等设施。

（2）医院应当建立健全中药饮片煎煮的工作制度、操作规程和质量控制措施并严格执行。

（3）中药饮片煎煮液的包装材料和容器应当无毒、卫生、不易破损，并符合有关规定。

第四节　中药品种保护

《药品管理法》规定国家保护中药品种。1992 年 10 月 14 日，国务院颁布了《中药品种保护条例》，自 1993 年 1 月 1 日起施行。2018 年 9 月 28 日，《国务院关于修改部分行政法规的决定》（国务院令第 703 号）对《中药品种保护条例》部分条款进行修改。《中药品种保护条例》规定，国家鼓励研制开发临床有效的中药品种，对质量稳定、疗效确切的中药品种实行分级保护制度。另外，《中华人民共和国中医药法》规定国家建立中医药传统知识保护数据库、保护名录和保护制度。中医药传统知识持有人对其持有的中医药传统知识享有传承使用的权利，对他人获取、利用其持有的中医药传统知识享有知情同意和利益分享等权利。国家对经依法认定属于国家秘密的传统中药处方组成和生产工艺实行特殊保护。

法规文件——《中药品种保护条例》

一、中药品种保护的目的和意义

根据《中药品种保护条例》，实施中药品种保护的目的是提高中药品种的质量，保护中药生产企业的合法权益、促进中药事业的发展。中药品种保护制度的实施，促进了中药质量和信誉的提升，起到了保护先进、促进老药再提高的作用；保护了中药生产企业的合法权益，使一批传统名贵中成药和创新中药免除了被低水平仿制，调动了企业研究开发中药新药的积极性；维护了正常的生产秩序，促进了中药产业的集约化、规模化和规范化生产，促进了中药名牌产品的形成和科技进步。

二、《中药品种保护条例》的适用范围和管理部门

（一）适用范围

《中药品种保护条例》适用于中国境内生产制造的中药品种，包括中成药、天然药物的提取物及其制剂和中药人工制成品。

申请专利的中药品种，依照专利法的规定办理，不适用本条例。

（二）监督管理部门

国家药品监督管理部门负责全国中药品种保护的监督管理工作。国家中医药管理部门协同管理全国中药品种的保护工作。

国家药品监督管理部门组织了国家中药品种保护审评委员会，该委员会是审批中药保护品种的专业技术审查和咨询机构。委员会下设办公室，在国家药品监督管理局领导下负责日常管理和协调工作。

三、中药保护品种的范围和等级划分

（一）中药保护品种的范围

依照《中药品种保护条例》，受保护的中药品种，必须是列入国家药品标准的品种。

（二）中药保护品种的等级划分

《中药品种保护条例》将受保护的中药品种划分为一级和二级进行管理。中药一级保护品种的保护期限分别为 30 年、20 年、10 年，中药二级保护品种的保护期限为 7 年。

1. 申请一级保护品种应具备的条件 符合下列条件之一的中药品种，可以申请一级保护：①对特定疾病有特殊疗效的。②相当于国家一级保护野生药材物种的人工制成品。③用于预防和治疗特殊疾病的。

（1）对特定疾病有特殊疗效：是指对某一疾病在治疗效果上取得重大突破性进展。

（2）相当于国家一级保护野生药材物种的人工制成品：是指列为国家一级保护物种药材的人工制成品；或目前虽属于二级保护物种，但其野生资源已处于濒危状态物种药材的人工制成品。

（3）特殊疾病：是指严重危害百姓身体健康和正常社会生活、经济秩序的重大疑难疾病、危急重症、烈性传染病和罕见病。用于预防和治疗特殊疾病的中药品种，其疗效应明显优于现有的治疗方法。

2. 申请二级保护品种具备的条件 符合下列条件之一的中药品种，可以申请二级

保护：①符合上述一级保护的品种或者已经解除一级保护的品种。②对特定疾病有显著疗效的。③从天然药物中提取的有效物质及特殊制剂。

（1）对特定疾病有显著疗效：是指能突出中医辨证施治、对症下药的理法特色，具有显著临床应用优势，或对主治的疾病、证候或症状的疗效优于同类品种。

（2）从天然药物中提取的有效物质及特殊制剂：是指从中药、天然药物中提取的有效成分、有效部位制成的制剂，且具有临床应用优势。

四、中药保护品种的申办程序

（1）中药生产企业向所在地省级药品监督管理部门提出申请，经初审签署意见后，报国家药品监督管理部门。特殊情况下，中药生产企业也可以直接向国家药品监督管理部门提出申请。

（2）国家药品监督管理部门委托国家中药品种保护审评委员会进行审评。

（3）国家药品监督管理部门根据审评结论，决定对申请的中药品种是否给予保护。经批准保护的中药品种，由国家药品监督管理部门发给《中药保护品种证书》，并在指定的专业报刊上予以公告。

五、中药保护品种的保护措施

（一）对中药一级保护品种的保护措施

（1）中药一级保护品种的处方组成、工艺制法，在保护期限内由获得《中药保护品种证书》的生产企业和有关的药品监督部门、单位和个人负责保密，不得公开。负有保密责任的有关部门、企业和单位应当按照国家有关规定，建立必要的保密制度。

（2）向国外转让中药一级保护品种的处方组成、工艺制法的，应当按照国家有关保密的规定办理。

（3）因特殊情况需要延长保护期限的，由生产企业在该品种保护期满前6个月，依照中药品种保护的申请办理程序申报。延长的保护期限由药品监督管理部门根据国家中药品种保护审评委员会的审评结果确定；但是，每次延长的保护期限不得超过第一次批准的保护期限。

（二）对中药二级保护品种的保护措施

中药二级保护品种在保护期满后可以延长保护期限，时间为7年，由生产企业在该品种保护期满前6个月依据条例规定的程序申报。

（三）其他规定

（1）除临床用药紧张的中药保护品种另有规定外，被批准保护的中药品种在保护期内仅限于已获得《中药保护品种证书》的企业生产。

（2）对已批准保护的中药品种，如果在批准前是由多家企业生产的，其中未申请《中药保护品种证书》的企业应当自公告发布之日起6个月内向国家药品监督管理部门申报，按规定提交完整的资料，经指定的药品检验机构对申报品种进行质量检验。达到国家药品标准的，经国家药品监督管理部门审批后，补发批准文件和《中药保护品种证书》；对未达到国家药品标准的，国家药品监督管理部门依照药品管理法律、行政法规的规定，撤销该中药品种的批准文号。

（3）对临床用药紧缺的中药保护品种的仿制，须经国务院药品监督管理部门批准并发给批准文号。仿制企业应当付给持有《中药保护品种证书》并转让该中药品种的处方组成、工艺制法的企业合理的使用费。

（4）生产中药保护的企业及有关主管部门应重视生产条件的改进，提高品种质量。

（5）中药保护品种在保护期内向国外申请注册时，必须经过国家药品监督管理部门批准同意，否则不得办理。

（四）罚则

（1）违反《中药品种保护条例》的规定，将一级保护品种的处方组成、工艺制法泄密者，对其责任人员，由所在单位或者上级机关给予行政处分，构成犯罪的，移交司法机关，依法追究刑事责任。

（2）对违反《中药品种保护条例》，擅自仿制和生产中药保护品种的，由所在地县级以上食品药品监督管理部门以生产假药论处。伪造《中药保护品种证书》及有关证明文件进行生产、销售者，由县级以上食品药品监督管理部门没收其全部有关药品及违法所得，并可处以有关药品正品价格3倍以下罚款。构成犯罪的，依法追究刑事责任。

知识链接——
药品专利保护
和中药品种保
护的异同点

目标检测

一、A型题（最佳选择题）

1. GAP 适用于（　　）。
　A. 植物类中药材生产的全过程
　B. 动物类中药材生产的全过程
　C. 中药材生产企业生产中药材（含植物、动物）的全过程
　D. 中药材生产企业生产中药材（含植物、动物）的关键工序

2. **黄芩片、茯苓块、肉桂丝属于（　　）。**
　A. 中药材　　　B. 中药饮片　　　C. 中成药　　　D. 民族药

3. **根据《野生药材资源保护管理条例》，国家一级保护野生药材物种是指（　　）。**
　A. 分布区域缩小的重要野生药材物种
　B. 濒临灭绝状态的稀有珍贵野生药材物种
　C. 资源处于衰竭状态的重要野生药材物种
　D. 资源严重减少的主要常用野生药材物种

4. **下列叙述中不符合我国中药管理规定的是（　　）。**
　A. 新发现的药材，必须经国务院药品监督管理部门审核批准方可销售
　B. 药品经营企业购进中药材，应标明产地
　C. 城乡集市贸易市场可以销售中药材、中药饮片、中成药
　D. 实施批准文号管理的中药材，必须从具有药品生产、经营资格的企业购进

5. 药品经营企业必须标明产地方可销售的是（ ）。

    A. 中药材　　　　B. 中药饮片　　　　C. 中成药　　　　D. 化学药

6. 国家对野生药材资源实行（ ）。

    A. 限量采猎的原则　　　　　　　　B. 人工种养代替采猎的原则

    C. 保护和采猎相结合的原则　　　　D. 严禁采猎的原则

7. 属于国家一级保护野生药材物种的是（ ）。

    A. 羚羊角　　　　B. 熊胆　　　　C. 蟾酥　　　　D. 麝香

8. 分布区域缩小、资源处于衰竭状态的重要野生药材物种是指（ ）。

    A. 一级保护的野生药材物种　　　　B. 二级保护的野生药材物种

    C. 三级保护的野生药材物种　　　　D. 中药保护品种

9. 中药二级保护品种的保护期限是（ ）。

    A.10 年　　　　B.20 年　　　　C.30 年　　　　D.7 年

10. 根据《中药品种保护条例》，可以申请中药一级保护品种的是（ ）。

    A. 对特定疾病有特殊疗效的

    B. 对特定疾病有显著疗效的

    C. 对特定疾病有一定疗效的

    D. 从国家保护野生药材物种中提取的有效物质及特殊制剂

11. 符合申请中药二级保护品种的条件是（ ）。

    A. 对特定疾病有特殊疗效的　　　　B. 对特定疾病有显著疗效的

    C. 用于预防特殊疾病的　　　　　　D. 用于治疗特殊疾病的

12. 《中药材生产质量管理规范》的英文缩写为（ ）。

    A.GMP　　　　B.GSP　　　　C.GAP　　　　D.GCP

13. 禁止采猎的野生药材物种是（ ）。

    A. 蛤蚧　　　　B. 金钱白花蛇　　　　C. 马鹿　　　　D. 梅花鹿

14. 依照《中药品种保护条例》受保护的中药品种，必须是列入（ ）。

    A. 国家基本医疗保险用药目录的品种

    B. 国家药品标准的品种

    C. 国家基本药物目录的品种

    D. 国家非处方药目录的品种

15. 国家三级保护野生药材物种是指（ ）。

    A. 分布区域缩小的重要野生药材物种

    B. 濒临灭绝状态的稀有珍贵野生药材物种

    C. 资源处于衰竭状态的重要野生药材资源

    D. 资源严重减少的主要常用野生药材物种

二、X 型题（多项选择题）

1. 根据《中药品种保护条例》，可以申请中药品种保护的是（ ）。

    A. 天然药物提取物　　　　　　　　B. 天然药物提取制剂

    C. 中药人工制品　　　　　　　　　D. 已申请专利的中药制剂

2.中药一级品种保护的保护期限为（　　）。

  A.7 年   B.10 年   C.20 年   D.30 年

3.有关国家一级保护野生药材物种说法正确的是（　　）。

  A.一级保护的野生药材物种是指濒临灭绝状态的稀有珍贵野生药材物种

  B.禁止采猎一级保护野生药材物种

  C.经批准可以采猎一级保护野生药材物种

  D.一级保护野生药材物种的药用部分可以出口

4.依据《野生药材资源保护管理条例》，以下哪些物种禁止任何单位和个人采猎（　　）。

  A.豹   B.羚羊   C.虎   D.梅花鹿

5.依据《中药品种保护条例》，符合下列哪些条件之一的中药品种，可以申请一级保护（　　）。

  A.对特定疾病有特殊疗效的

  B.对特定疾病有显著疗效的

  C.相当于国家一级保护野生药材物种的人工制成品

  D.用于预防和治疗特殊疾病的

（何柳艳）

第十章 PPT

第十一章

特殊管理规定药品的管理

学习要点

知识目标：掌握麻醉药品、精神药品、医疗用毒性药品和放射性药品在生产、经营和使用过程中的具体管理措施；熟悉麻醉药品、精神药品、医疗用毒性药品和放射性药品的品种与分类；了解文中涉及相关特殊管理药品的法规条文。

能力目标：熟知特殊管理药品的相关管理规定，确保在麻醉药品、精神药品、医疗用毒性药品和放射性药品生产、经营和使用过程中，严格按照具体管理规定执行。防止麻醉药品和精神药品的滥用，避免对个人、家庭和社会造成严重的危害。

素质目标：学会"珍惜生命，远离毒品"；远离毒品犯罪，依法从药。

第一节 特殊管理药品概述

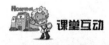
课堂互动

什么是特殊管理药品？为什么要进行特殊管理？

一、特殊管理药品

狭义的特殊药品，是指麻精毒放，即麻醉药品、精神药品、毒性药品、放射性药品。这些药品如果管理、使用得当，就能发挥药品固有的防病治病功效；反之，如果管理、使用不当，不仅危害人民身心健康，而且危害社会。为了保证其合法、合理的使用，正确发挥其防病治病的作用，必须实行有别于一般药品的特殊管理方式。我国《药品管理法》第一百一十二条规定："国务院对麻醉药品、精神药品、医疗用毒性药品、放射性药品、药品类易制毒化学品等有其他特殊管理规定的，依照其规定。"

广义的特殊药品，即特殊管理的药品，除上面的4类药品外，还包括药品类易制毒化学品、兴奋剂、含特殊药品类复方制剂、疫苗以及血液制品等。

特殊管理药品具有两重性，作为药品是临床上的必需品，但若非医疗使用如滥用或作为毒品吸食或流入非法渠道，则会影响到人的身心健康和生命安全及产生严重的社会问题。对麻醉药品、精神药品、医疗用毒性药品、放射性药品、药品类易制毒化学品等实行特殊管理的核心是在种植、实验研究、生产、经营、使用、储存、运输等环节进行严格的监督管理，保证合法、安全、合理使用，严格控制滥用和流入非法渠道。管理的依据主要是 2005 年 8 月 3 日国务院颁发的《麻醉药品和精神药品管理条例》（以下简称《条例》）《医疗用毒性药品管理办法》《放射性药品管理办法》《中华人民共和国疫苗管理法》和《血液制品管理条例》。

二、麻醉药品、精神药品与毒品

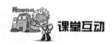

什么是药物滥用？为什么说药物滥用是当今严重的社会问题？

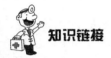

药物依赖性及成瘾机制

世界卫生组织（WHO）将药物依赖性分为精神依赖性和身体依赖性。

精神依赖性又称心理依赖性，俗称"心瘾"，是指使用某些药物能引起令人愉快的意识状态、舒适效应，即产生"欣快感"，如果用药者为追求这种特殊精神效应而反复用药，就会产生心理渴求，形成强迫性、周期性非临床目的用药行为，也就是上瘾。目前面对"心瘾"，临床上尚无特效药，戒毒后复吸率很高。

身体依赖性也称生理依赖性或躯体依赖性，是指用药者反复地应用某种药物造成一种适应状态，停药后产生戒断症状，使人非常痛苦，甚至危及生命，从而强迫性地要求连续使用该药，并且不择手段地获得药品。可以通过合理选择戒毒药解除身体依赖性，如美沙酮。

成瘾机制：在正常人的脑内和体内一些器官，存在着内源性阿片肽和阿片受体。在正常情况下，内源性阿片肽作用于阿片受体，调节人的情绪和行为。人在吸食阿片、海洛因后，抑制了内源性阿片肽的生成，逐渐形成在外来阿片或海洛因作用下的平衡状态，一旦停用就会出现不安、焦虑、忽冷忽热、起鸡皮疙瘩、流泪、流涕、出汗、恶心、呕吐、腹痛、腹泻等。这种戒断反应的痛苦，反过来又促使吸毒者为避免这种痛苦而千方百计地维持吸毒。

20 世纪 80 年代以来，吸毒在全世界日趋泛滥，毒品走私日益严重。毒品的泛滥直接危害人民的身心健康，并给经济发展和社会进步带来巨大威胁。日趋严重的毒品问题已成为全球性的灾难。由贩毒、吸毒诱发的盗窃、抢劫、诈骗、卖淫和各种恶性暴力犯罪严重危害着许多国家和地区的治安秩序。

每年的6月26日为禁止药物滥用和非法贩运国际日（国际禁毒日）。

联合国毒品与犯罪问题办公室2021年6月24日发表的《2021年世界毒品报告》显示，2020年全球约有2.75亿人吸毒，相比2010年增加了22%，预计到2030年吸毒人口会继续增加11%。其中，可卡因的交易涨势尤其明显。报告同时指出，在2019年，吸毒导致近50万人死亡，超过3 600万人因吸毒患有精神障碍疾病，重度毒品使用精神障碍导致了1 800万健康生命丧失。

根据最新的全球估计，大约5.5%的15~64岁人口在过去一年中至少使用过一次毒品，大约有3 630万人，即总吸毒者人数的13%，患有吸毒障碍。在全球范围内，估计有1 100多万人注射毒品，其中一半人患有丙型肝炎。阿片类药物仍然是造成最大疾病负担的毒品。在过去的20年中，美沙酮和丁丙诺啡这两种最常用于海洛因等阿片类药物戒断的药物越来越容易获取。其中，用于医疗用途的数量自1999年以来增加了6倍，即从每天的5.57亿剂增加到2019年的33.17亿剂，这表明药物治疗的相关药物相比过去更容易获得。

尽管有证据表明大麻的使用尤其是长期使用与各种健康问题和其他危害相关，大麻在青少年中仍有一定的流行趋势，而认为大麻有害的青少年群体下降了40%之多。报告进一步指出，在过去24年中，世界部分地区的大麻药效提高了多达4倍。据大多数国家报告，新冠病毒流行期间，大麻的使用有所增加。在对77个国家的卫生从业人员进行的调查中，42%的被调查人员声称大麻的使用有所增加。同期，还观察到非医疗用途的药物使用增加。

2017年8月11日，国家食品药品监督管理总局、国家禁毒委员会办公室联合发布《国家药物滥用监测年度报告（2016年）》。报告对2016年度我国药物滥用监测总体情况进行了分析，重点描述海洛因、合成毒品、医疗用药品及新发生药物滥用人群监测的情况，并通过纵向比较近五年的监测数据，显示了我国药物滥用现状、特征及流行趋势。

2016年度药物滥用人群中，男性占85.9%，女性占14.1%；35岁及以下年龄青少年占51.7%，其中25岁及以下人群占15.5%；初中及以下文化程度人群占81.5%；无业人员占61.6%。值得注意的是，涉及一些敏感职业和人员，其中包括448名公务员、348名在校学生和212名演艺业人员。总体来看，药物滥用人群仍以男性、初中及以下文化程度、无业人员为主，女性低龄化（25岁及以下年龄）问题比男性突出。2016年度滥用各类滥用物质（药物）达87种，"冰毒"、海洛因、"麻谷丸"、"K粉"和美沙酮口服液/片是主要滥用的前5种物质（药物）；含甲基苯丙胺的毒品（"冰毒""麻谷丸"）滥用所占比例为55.1%，同比2015年度增加3.2个百分点，是我国流行滥用的主要合成毒品，反映了我国2016年药物滥用的基本趋势。甲卡西酮滥用例数和比例有所增加，2016年（707例）是2015年（246例）的2.9倍，占比增加0.2个百分点，需要密切关注和连续观察。氯胺酮作为国际尚未列管而我国列管的品种，是"K粉"的主要成分。数据表明，"K粉"滥用数量和占总数的比例2016年（6 844例，占2.5%）比2015年（5 694例，占2.3%）继续增加。报告指出，我国海洛因滥用势头得到进一步遏制，近五年呈持续下降趋势，但以"冰毒"为代表的合成毒品流行强度持续增强。目前，含甲基苯丙胺的毒品（"冰毒""麻谷丸"）是我国流行滥用的主要合成毒品，且呈增长趋势。其中，"冰毒"滥用者占合成毒品滥用人群的87.4%，5年累计上升13.5%，流行强度持续增强。

案例视频——
"药瘾"诱惑：
部分青少年滥
用麻醉和镇痛
药物

（一）毒品概述

1. 毒品的定义　《中华人民共和国禁毒法》第二条规定，毒品是指鸦片、海洛因、甲基苯丙胺（冰毒）、吗啡、大麻、可卡因，以及国家规定管制的其他能够使人形成瘾癖的麻醉药品和精神药品。

2. 毒品的品种及分类

（1）从毒品的来源看，可分为天然毒品、半合成毒品和合成毒品三大类：天然毒品是直接从毒品原植物中提取的毒品，如鸦片。半合成毒品是由天然毒品与化学物质合成而得，如海洛因。合成毒品是完全用有机合成的方法制造，如"冰毒"。

（2）从毒品对人中枢神经的作用看，可分为抑制剂、兴奋剂和致幻剂：抑制剂能抑制中枢神经系统，具有镇静和放松作用，如鸦片类。兴奋剂能刺激中枢神经系统，使人产生兴奋，如苯丙胺类（冰毒）。致幻剂能使人产生幻觉，导致自我歪曲和思维分裂，如麦司卡林。

（3）从毒品的自然属性看，可分为麻醉药品和精神药品：麻醉药品如吗啡、哌替啶（杜冷丁）、可待因、盐酸二氢埃托啡等。精神药品如氯胺酮（K粉）、咖啡因、三唑仑、安钠咖、麦角乙二胺（LSD）、安眠酮、丁丙诺啡、地西泮等。

（4）从毒品流行的时间顺序看，可分为传统毒品和新型毒品：传统毒品一般指鸦片、海洛因等阿片类。新型毒品主要指冰毒、摇头丸等人工化学合成的致幻剂和兴奋剂类毒品。新型毒品是以化学合成为主的一类精神药品，它直接作用于人的中枢神经系统，有兴奋、致幻或中枢抑制作用，对人的机体产生巨大危害，用药以后可能发生伤人、自残等暴力行为，新型毒品还容易引发性犯罪。由于新型毒品具有一定的隐蔽性和迷惑性，一些青少年追求刺激，对其造成的危害缺乏认识，近年来，随着新型毒品的蔓延，吸食人员呈现出明显的低龄化特征。鉴于此，2021年国际禁毒日的主题就是"防范新型毒品对青少年危害"。

（二）药物滥用

1. 药物滥用的概念　药物滥用（物质滥用）指非医疗目的反复、大量地使用具有依赖特性的药物（或物质），使用者对此类药物产生依赖（瘾癖），强迫和无止境地追求药物的特殊精神效应，由此带来严重的个人健康与公共卫生和社会问题。这种用药行为称为药物滥用（吸毒）；药物使用到药物使用不当（使用时间过长、用药剂量过大），最终演变成药物滥用。

2. 药物滥用的范围

（1）麻醉药品：如阿片类、可待因、盐酸二氢埃托啡等。

（2）精神药品：包括中枢抑制剂，如氯胺酮（K粉）、三唑仑及其他镇静催眠药；还有中枢兴奋剂，如咖啡因；此外还有致幻剂，如麦司卡林、LSD等。

日常生活中的吸烟，其主要成分尼古丁长期使用也可成瘾；长期酗酒也会产生身体依赖性。一般认为，上述成瘾主要是身体依赖性，可以戒除。

知识链接——
国家药物滥用
监测年度报告
（2016年）

3. 药物滥用的危害及监测　目前药物滥用主要是指麻醉药品和精神药品的滥用，这类药物是把"双刃剑"，临床目的使用是不可或缺的一类药品，而滥用又会变成毒品。滥用麻醉药品和精神药品者不仅对个人身体健康严重损害，而且滥用者不择手段获取毒品造成了一系列的社会问题。

三、麻醉药品、精神药品国际管制及我国管理概况

国际社会对麻醉药品、精神药品的管制已有100年的历史。1909年，第一次有关阿片的国际会议"万国禁烟会"在我国上海召开，有13个国家参加。1912年，第一个国际麻醉药品管制条约《海牙禁止鸦片公约》由中、美、日、英、法、德等国签约，主要对"生阿片"、吗啡、海洛因、古柯等严格管理，逐渐禁止"熟阿片"的制造和使用，同时规定了各国在中国租界的禁毒办法。在这之后，又陆续签订了一系列国际公约。

1925年2月，在瑞士日内瓦签订了《关于熟鸦片的制造、国内贸易及使用的协定》和《国际鸦片公约》。1931年7月，在日内瓦签订《限制制造及调节分配麻醉品公约》，参加缔约的有54个国家，主要规定了麻醉药品的定义、需要量的估计、生产的限制等。同年11月，在泰国曼谷签订《远东管制吸食鸦片协定》。

1936年6月，在日内瓦签订《禁止非法买卖麻醉品公约》，明确规定了非法制造、买卖、运输、进口和出口麻醉品的行为属于犯罪行为，同时还对这些罪行的刑事管辖权做了规定。

1946年12月，联合国经济及社会理事会（ECOSOC）组织中、法、英、美、苏等国在纽约签订关于修改上述六项国际条约的议定书。1953年6月，又签订了关于限制和管理罂粟种植及阿片的生产、国际的和批发的贸易和使用的议定书。

1961年3月，在纽约签订的《1961年麻醉品单一公约》（1972年3月修订）是目前有关麻醉药品管制最主要的国际公约。该公约将管制范围扩大到天然麻醉原料的种植，包括鸦片、大麻和古柯。公约要求各缔约国制定国内立法，将非法种植、生产、制造、提炼、销售等行为规定为犯罪行为，予以刑事制裁。截至1994年11月，世界上已有149个国家是它的缔约国，中国于1985年6月18日加入该公约。

1971年2月，在维也纳签订《1971年精神药物公约》，以便加强对苯丙胺类兴奋剂和安眠酮等安眠药物的国际管制，对32种迷幻剂实行严格的管制。这是当前主要的精神药物管制国际公约之一。截至1994年，世界上已有132个国家参加缔约。中国于1985年6月18日加入该公约。

1981年12月，联合国大会通过了"国际药物滥用管制战略"的决议，决议敦促有关国家重视禁毒和毒品的管制，拉开了当代国际禁毒斗争的序幕。此后，联合国又逐步健全了相关机构、职能，制定了有关的禁毒公约，采取了一系列实质性禁毒举

措。1987 年 6 月，在维也纳召开了"联合国麻醉品滥用和非法贩运问题部长级会议"，138 个国家出席了会议。会议通过了两个重要文件，即"控制麻醉品滥用今后活动的综合性多学科纲要"及"会议宣言"，将每年的 6 月 26 日定为"国际禁毒日"。

1988 年 12 月，联合国通过《禁止非法贩运麻醉药品和精神药品公约》，截至 1994 年 11 月，已有 103 个国家成为缔约国。该公约主要内容为：对非法贩运的制裁，确立管辖权，缔约国间的法律协助和执法合作，缔约国向联合国麻醉品委员会（UNCND）提供其执行公约的有关情报。

1990 年 2 月，联合国在纽约召开了由 150 多个国家和地区参加的"禁毒问题特别联大"。在此会议上，与会各国一致通过了禁毒《政治宣言》和《全球行动纲要》，并决定 1991—2000 年为联合国"国际禁毒十年"。在近 30 年，特别是国际禁毒十年中，联合国致力于国际禁毒工作的两大战略是：①减少毒品的非法供应。②降低对毒品的非法需求。多年来大多数国家偏重于执行禁毒第一战略。经过多年禁毒实践，人们逐渐认识禁毒第二战略的重要性，1998 年联合国特别会议通过了"降低毒品需求的指导原则宣言"。近年来又有人提出将"减少毒品的危害"作为禁毒第三战略。

19 世纪，由于旧政府的腐败无能，帝国主义将鸦片大量倾销到中国，毒害和剥削我国人民，使我国的政治和经济遭到严重破坏，激起我国人民的英勇反抗。鸦片战争中，我国人民深受其害。据估计，新中国前夕，我国吸鸦片、吗啡、海洛因的人数达到 2 000 多万。1950 年 2 月，中央人民政府政务院发布了"关于严禁鸦片烟毒的通令"，在全国范围内开展了声势浩大的群众性禁毒运动，仅 3 年时间就全面禁止了鸦片的种植、贩运、销售与吸食，肃清了鸦片的危害，取得了举世公认的禁毒成就。

我国毒品管制工作主要由国家禁毒委员会负责。《中华人民共和国禁毒法》（简称《禁毒法》）于 2008 年 6 月 26 日颁布实施。这是新中国第一部《禁毒法》，标志着我国禁毒斗争已经站在了一个新的历史起点，标志着我国禁毒工作步入法制化轨道。该法颁布后同时在全国开展五大战役，即禁毒预防、禁吸戒毒、堵源截流、禁毒严打和禁毒严管五大战役齐头并进，同时开展禁毒国际合作。禁毒工作以预防为主，综合治理，禁种、禁制、禁贩、禁吸并举为方针，政府统一领导，有关部门各负其责，社会广泛参与为工作机制。

2005 年 8 月 3 日，经中华人民共和国国务院令第 442 号公布《麻醉药品和精神药品管理条例》，2013 年 12 月 7 日《国务院关于修改部分行政法规的决定》第一次修订，2016 年 2 月 6 日《国务院关于修改部分行政法规的决定》第二次修订，2024 年 12 月 6 日中华人民共和国国务院令第 797 号公布的《国务院关于修改和废止部分行政法规的决定》第三次修订，自 2025 年 1 月 20 日起施行。

 课堂案例

感冒药被用来作冰毒替代原料

SFDA 2009 年 8 月发布通知，要求加强四类特殊药品复方制剂的销售管理，主要是在零售药店实行限购，严防被滥用或提取制毒，其中非处方药一次销售不得超过 5 个最小包装。这四类药品是含麻黄碱类复方制剂、含可待因复方口服溶液、复方地芬诺酯片、复方甘草片。

国家禁毒委员会、SFDA 等 2009 年 12 月破获的"4·08"制毒物品案，是迄今涉及范围最广、抓获嫌犯最多、缴获数量最大的制毒案件，共缴获麻黄碱类复方制剂 44 吨、麻黄素 415 千克、冰毒 955 克及毒资 1 820.9 万元。破案过程如下：2009 年 3 月底，四川省宜宾食品药品监管局接到吉林省吉林市食品药品监管局的协查函，请协助核查宜宾市南溪县（2011 年 7 月改为南溪区）某医药公司是否委托他人向吉林某制药公司购买 197 件复方茶碱麻黄碱片。随后，四川宜宾食品药品监管局使用"药品物流追踪管理信息系统"认真核查药品流向。核查结果表明，南溪县某医药公司并未有该批药品的进出购销台账记录。后经药监人员明察暗访发现，该公司库房也没有该批药品，产品极有可能流入了非法渠道。根据安监管辖规定，宜宾市局将案件移交宜宾市公安局，请求立案侦查，彻底查清该批药品的流向。宜宾市公安局对"4·08"非法买卖制毒物品立案侦查，并上报四川省公安厅和公安部、SFDA。2009 年 5 月，公安部对"4·08"专案进行挂牌督办。通过对违法盗用、套用宜宾市南溪县某医药公司合法资质，骗购、套购含麻黄碱类复方制剂的线索不断深入追查，发现并彻底摧毁了涉及全国 21 个省（区、市）涉嫌制造、贩卖毒品，非法买卖制毒物品的庞大犯罪集团。

四、国际麻醉品管制机构

（一）联合国麻醉品委员会（UNCND）

联合国麻醉品委员会是联合国经济与社会理事会（ECOSOC）的职能委员会之一，该委员会是联合国麻醉品管制领域的决策机构，协助联合国经济与社会理事会制定国际管制和禁止麻醉药品滥用和非法贩运的政策和措施，草拟必要的国际公约，并执行有关公约所授予的其他职能。1986 年 1 月 1 日起，中国成为该委员会的成员国。

（二）联合国麻醉品司（DND）

联合国麻醉品司是上述委员会的秘书处，也是 ECOSOC 的职能机构之一，是麻醉品管制专业和技术知识的"中央资料库"。出版的期刊有《麻醉公报》季刊、《情况通讯》双月刊和用各种文字编写的《受国际管制的麻醉药品和精神药物辞典》。

（三）联合国国际麻醉品管制局（INCB）

联合国国际麻醉品管制局，简称麻管局，是根据《1961 年麻醉品单一公约》的规定而建立的一个独立的半司法机构，起着公约监护人的作用，由 ECOSOC 选举产生的 13 名成员组成。INCB 的主要职责分为三个方面：一是负责管理麻醉品和精神药物的合法流通，以达到使麻醉品的生产、制造、销售和使用完全限于满足医疗和科研需要；二是与各国政府合作，设法保持正当的供求之间的平衡，以满足对麻醉品的合法需求；三是与各国政府合作，努力防止违法或非法种植、生产、制造、贩运和使用麻醉品。INCB 的年度报告具有权威性。

（四）联合国国际药物管制规划署（UNDCP）

联合国国际药物管制规划署，简称药物管制署。联合国大会于 1990 年 12 月 12 日通过决议设立，以统一联合国药物滥用管制结构，使麻醉品司（DND）、联合国麻醉品管制局秘书处和联合国管制麻醉品滥用基金（UNFDAC）这三者的结构和职能完全一体化，其目的是提高联合国药物管制机构的效能和效率。

（五）世界卫生组织（WHO）

世界卫生组织是指导和协调全面卫生工作的国际性专门组织，在麻醉品和精神药物管制中的作用主要是协助各国政府进行有关药物滥用的流行调查、预防和治疗。例如，组织药物依赖性专家委员会和评议小组，对单个药物的益、害进行评价，并提出对它们进行国际级管制的建议。建立了对药物依赖性及药物滥用造成公共卫生和社会问题的评价方法，并派出专家到各国举办讲习班，安排专业人员出国进修培训等。

第二节 麻醉药品与精神药品的管理

一、麻醉药品、精神药品的定义、品种范围及管理部门

（一）麻醉药品

1. 麻醉药品的定义 麻醉药品，是指具有依赖性潜力，不合理使用或者滥用易产生精神依赖性和身体依赖性，能成瘾癖的药品、药用原植物或其他物质。

2. 麻醉药品的品种及分类 麻醉药品品种包括阿片类、可卡因类、大麻类，合成麻醉药品类如哌替啶、美沙酮、枸橼酸芬太尼、盐酸二氢埃托啡，以及国家药品监督管理部门指定的其他易成瘾癖的药品、药用原植物及其制剂。

国家食品药品监督管理总局、公安部、国家卫生计生委于 2013 年 11 月 11 日发布《麻醉药品品种目录》（2013 年版），并于 2014 年 1 月 1 日起施行，具体品种见表 11-1。

表 11-1 麻醉药品品种目录（2013 年版）

序号	中文名	英文名	CAS 号	备注
1	醋托啡	Acetorphine	25333-77-1	
2	乙酰阿法甲基芬太尼	Acetyl-alpha-methylfentanyl	101860-00-8	
3	醋美沙多	Acetylmethadol	509-74-0	
4	阿芬太尼	Alfentanil	71195-58-9	
5	烯丙罗定	Allylprodine	25384-17-2	
6	阿醋美沙多	Alphacetylmethadol	17199-58-5	
7	阿法美罗定	Alphameprodine	468-51-9	

序号	中文名	英文名	CAS 号	备注
8	阿法美沙多	Alphamethadol	17199-54-1	
9	阿法甲基芬太尼	Alpha-methylfentanyl	79704-88-4	
10	阿法甲基硫代芬太尼	Alpha-methylthiofentanyl	103963-66-2	
11	阿法罗定	Alphaprodine	77-20-3	
12	阿尼利定	Anileridine	144-14-9	
13	苄替啶	Benzethidine	3691-78-9	
14	苄吗啡	Benzylmorphine	36418-34-5	
15	倍醋美沙多	Betacetylmethadol	17199-59-6	
16	倍他羟基芬太尼	Beta-hydroxyfentanyl	78995-10-5	
17	倍他羟基-3-甲基芬太尼	Beta-hydroxy-3-methylfentanyl	78995-14-9	
18	倍他美罗定	Betameprodine	468-50-8	
19	倍他美沙多	Betamethadol	17199-55-2	
20	倍他罗定	Betaprodine	468-59-7	
21	贝齐米特	Bezitramide	15301-48-1	
22	大麻和大麻树脂与大麻浸膏和酊	Cannabis and Cannabis Resin and Extracts and Tinctures of Cannabis	8063-14-7 6465-30-1	
23	氯尼他秦	Clonitazene	3861-76-5	
24	古柯叶	Coca Leaf		
25	可卡因 *	Cocaine	50-36-2	
26	可多克辛	Codoxime	7125-76-0	
27	罂粟浓缩物 *	Concentrate of Poppy Straw		包括罂粟果提取物 *，罂粟果提取物粉 *
28	地索吗啡	Desomorphine	427-00-9	
29	右吗拉胺	Dextromoramide	357-56-2	
30	地恩丙胺	Diampromide	552-25-0	
31	二乙噻丁	Diethylthiambutene	86-14-6	
32	地芬诺辛	Difenoxin	28782-42-5	

序号	中文名	英文名	CAS 号	备注
33	二氢埃托啡 *	Dihydroetorphine	14357-76-7	
34	双氢吗啡	Dihydromorphine	509-60-4	
35	地美沙多	Dimenoxadol	509-78-4	
36	地美庚醇	Dimepheptanol	545-90-4	
37	二甲噻丁	Dimethylthiambutene	524-84-5	
38	吗苯丁酯	Dioxaphetyl Butyrate	467-86-7	
39	地芬诺酯 *	Diphenoxylate	915-30-0	
40	地匹哌酮	Dipipanone	467-83-4	
41	羟蒂巴酚	Drotebanol	3176-03-2	
42	芽子碱	Ecgonine	481-37-8	
43	乙甲噻丁	Ethylmethylthiambutene	441-61-2	
44	依托尼秦	Etonitazene	911-65-9	
45	埃托啡	Etorphine	14521-96-1	
46	依托利定	Etoxeridine	469-82-9	
47	芬太尼 *	Fentanyl	437-38-7	
48	呋替啶	Furethidine	2385-81-1	
49	海洛因	Heroin	561-27-3	
50	氢可酮 *	Hydrocodone	125-29-1	
51	氢吗啡醇	Hydromorphinol	2183-56-4	
52	氢吗啡酮 *	Hydromorphone	466-99-9	
53	羟哌替啶	Hydroxypethidine	468-56-4	
54	异美沙酮	Isomethadone	466-40-0	
55	凯托米酮	Ketobemidone	469-79-4	
56	左美沙芬	Levomethorphan	125-70-2	
57	左吗拉胺	Levomoramide	5666-11-5	
58	左芬啡烷	Levophenacylmorphan	10061-32-2	
59	左啡诺	Levorphanol	77-07-6	
60	美他佐辛	Metazocine	3734-52-9	

续表

序号	中文名	英文名	CAS 号	备注
61	美沙酮 *	Methadone	76-99-3	
62	美沙酮中间体	Methadone Intermediate	125-79-1	4-氰基-2-二甲氨基-4，4-二苯基丁烷
63	甲地索啡	Methyldesorphine	16008-36-9	
64	甲二氢吗啡	Methyldihydromorphine	509-56-8	
65	3-甲基芬太尼	3-Methylfentanyl	42045-86-3	
66	3-甲基硫代芬太尼	3-Methylthiofentanyl	86052-04-2	
67	美托酮	Metopon	143-52-2	
68	吗拉胺中间体	Moramide Intermediate	3626-55-9	2-甲基-3-吗啉基-1，1-二苯基丁酸
69	吗哌利定	Morpheridine	469-81-8	
70	吗啡 *	Morphine	57-27-2	包括吗啡阿托品注射液 *
71	吗啡甲溴化物	Morphine Methobromide	125-23-5	包括其他五价氮吗啡衍生物，特别包括吗啡-N-氧化物，其中一种是可待因-N-氧化物
72	吗啡-N-氧化物	Morphine-N-oxide	639-46-3	
73	1-甲基-4-苯基-4-哌啶丙酸酯	1-Methyl-4-phenyl-4-piperidinol propionate (ester)	13147-09-6	MPPP
74	麦罗啡	Myrophine	467-18-5	
75	尼可吗啡	Nicomorphine	639-48-5	
76	诺美沙多	Noracymethadol	1477-39-0	
77	去甲左啡诺	Norlevorphanol	1531-12-0	
78	去甲美沙酮	Normethadone	467-85-6	
79	去甲吗啡	Normorphine	466-97-7	
80	诺匹哌酮	Norpipanone	561-48-8	
81	阿片 *	Opium	8008-60-4	包括复方樟脑酊 *、阿桔片 *

续表

序号	中文名	英文名	CAS 号	备注
82	奥列巴文	Oripavine	467-04-9	
83	羟考酮 *	Oxycodone	76-42-5	
84	羟吗啡酮	Oxymorphone	76-41-5	
85	对氟芬太尼	Para-fluorofentanyl	90736-23-5	
86	哌替啶 *	Pethidine	57-42-1	
87	哌替啶中间体 A	Pethidine Intermediate A	3627-62-1	4-氰基-1-甲基-4-苯基哌啶
88	哌替啶中间体 B	Pethidine Intermediate B	77-17-8	4-苯基哌啶-4-羧酸乙酯
89	哌替啶中间体 C	Pethidine Intermediate C	3627-48-3	1-甲基-4-苯基哌啶-4-羧酸
90	苯吗庚酮	Phenadoxone	467-84-5	
91	非那丙胺	Phenampromide	129-83-9	
92	非那佐辛	Phenazocine	127-35-5	
93	1-苯乙基-4-苯基-4-哌啶乙酸酯	1-Phenethyl-4-phenyl-4-piperidinol acetate (ester)	64-52-8	PEPAP
94	非诺啡烷	Phenomorphan	468-07-5	
95	苯哌利定	Phenoperidine	562-26-5	
96	匹米诺定	Piminodine	13495-09-5	
97	哌腈米特	Piritramide	302-41-0	
98	普罗庚嗪	Proheptazine	77-14-5	
99	丙哌利定	Properidine	561-76-2	
100	消旋甲啡烷	Racemethorphan	510-53-2	
101	消旋吗拉胺	Racemoramide	545-59-5	
102	消旋啡烷	Racemorphan	297-90-5	
103	瑞芬太尼 *	Remifentanil	132875-61-7	
104	舒芬太尼 *	Sufentanil	56030-54-7	
105	醋氢可酮	Thebacon	466-90-0	
106	蒂巴因 *	Thebaine	115-37-7	
107	硫代芬太尼	Thiofentanyl	1165-22-6	
108	替利定	Tilidine	20380-58-9	

续表

序号	中文名	英文名	CAS 号	备注
109	三甲利定	Trimeperidine	64−39−1	
110	醋氢可待因	Acetyldihydrocodeine	3861−72−1	
111	可待因 *	Codeine	76−57−3	
112	右丙氧芬 *	Dextropropoxyphene	469−62−5	
113	双氢可待因 *	Dihydrocodeine	125−28−0	
114	乙基吗啡 *	Ethylmorphine	76−58−4	
115	尼可待因	Nicocodine	3688−66−2	
116	烟氢可待因	Nicodicodine	808−24−2	
117	去甲可待因	Norcodeine	467−15−2	
118	福尔可定 *	Pholcodine	509−67−1	
119	丙吡兰	Propiram	15686−91−6	
120	布桂嗪 *	Bucinnazine		
121	罂粟壳 *	Poppy Shell		

注：1. 上述品种包括其可能存在的盐和单方制剂（除非另有规定）。

2. 上述品种包括其可能存在的异构体、酯及醚（除非另有规定）。

3. 品种目录有 * 的麻醉药品为我国生产及使用的品种。

（二）精神药品

1. 精神药品的定义 精神药品，是指直接作用于中枢神经系统，使之兴奋或者抑制，连续使用能产生药物依赖性的药品或其他物质。

2. 精神药品的品种及分类 依据精神药品对人体产生的依赖性及危害健康程度来划分，精神药品分为第一类精神药品和第二类精神药品。精神药品包括兴奋剂如苯丙胺类，致幻剂如麦角酸二乙胺，镇静催眠剂如苯二氮卓类、巴比妥类等。

国家食品药品监督管理总局、公安部、国家卫生计生委于 2013 年 11 月 11 日发布《精神药品品种目录》（2013 年版），并于 2014 年 1 月 1 日起施行，具体品种见表11−2。

表 11−2　精神药品品种目录（2013 年版）

第一类

序号	中文名	英文名	CAS 号	备注
1	布苯丙胺	Brolamfetamine	64638−07−9	DOB
2	卡西酮	Cathinone	71031−15−7	
3	二乙基色胺	3−[2−(Diethylamino)ethyl]indole	7558−72−7	DET
4	二甲氧基安非他明	(±)−2,5−Dimethoxy−alpha−methylphenethylamine	2801−68−5	DMA

序号	中文名	英文名	CAS 号	备注
5	(1,2-二甲基庚基)羟基四氢甲基二苯吡喃	3-(1,2-dimethylheptyl)-7,8,9,10-tetrahydro-6,6,9-trimethyl-6Hdibenzo[b,d]pyran-1-ol	32904-22-6	DMHP
6	二甲基色胺	3-[2-(Dimethylamino)ethyl]indole	61-50-7	DMT
7	二甲氧基乙基安非他明	(±)-4-ethyl-2,5-dimethoxy-α-methylphenethylamine	22139-65-7	DOET
8	乙环利定	Eticyclidine	2201-15-2	PCE
9	乙色胺	Etryptamine	2235-90-7	
10	羟芬胺	(±)-N-[alpha-methyl-3,4-(methylenedioxy)phenethyl]hydroxylamine	74698-47-8	N-hydroxy MDA
11	麦角二乙胺	(+)-Lysergide	50-37-3	LSD
12	乙芬胺	(±)-N-ethyl-alpha-methyl-3,4-(methylenedioxy)phenethylamine	82801-81-8	N-ethyl MDA
13	二亚甲基双氧安非他明	(±)-N,alpha-dimethyl-3,4-(methylene-dioxy)phenethylamine	42542-10-9	MDMA
14	麦司卡林	Mescaline	54-04-6	
15	甲卡西酮	Methcathinone	5650-44-2（右旋体），49656-78-2(右旋体盐酸盐)，112117-24-5(左旋体)，66514-93-0(左旋体盐酸盐)	
16	甲米雷司	4-Methylaminorex	3568-94-3	
17	甲羟芬胺	5-methoxy-α-methyl-3,4-(methylenedioxy) phenethylamine	13674-05-0	MMDA
18	4-甲基硫基安非他明	4-Methylthioamfetamine	14116-06-4	
19	六氢大麻酚	Parahexyl	117-51-1	
20	副甲氧基安非他明	P-methoxy-alpha-methylphenethylamine	64-13-1	PMA
21	赛洛新	Psilocine	520-53-6	
22	赛洛西宾	Psilocybine	520-52-5	
23	咯环利定	Rolicyclidine	2201-39-0	PHP

序号	中文名	英文名	CAS 号	备注
24	二甲氧基甲苯异丙胺	2,5-Dimethoxy-alpha,4-dimethylphenethylamine	15588-95-1	STP
25	替苯丙胺	Tenamfetamine	4764-17-4	MDA
26	替诺环定	Tenocyclidine	21500-98-1	TCP
27	四氢大麻酚	Tetrahydrocannabinol		包括同分异构体及其立体化学变体
28	三甲氧基安非他明	(±)-3,4,5-Trimethoxy-alpha-methylphenethylamine	1082-88-8	TMA
29	苯丙胺	Amfetamine	300-62-9	
30	氨奈普汀	Amineptine	57574-09-1	
31	2,5-二甲氧基-4-溴苯乙胺	4-Bromo-2,5-dimethoxyphenethylamine	66142-81-2	2-CB
32	右苯丙胺	Dexamfetamine	51-64-9	
33	屈大麻酚	Dronabinol	1972-08-3	δ-9-四氢大麻酚及其立体化学异构体
34	芬乙茶碱	Fenetylline	3736-08-1	
35	左苯丙胺	Levamfetamine	156-34-3	
36	左甲苯丙胺	Levomethamfetamine	33817-09-3	
37	甲氯喹酮	Mecloqualone	340-57-8	
38	去氧麻黄碱	Metamfetamine	537-46-2	
39	去氧麻黄碱外消旋体	Metamfetamine Racemate	7632-10-2	
40	甲喹酮	Methaqualone	72-44-6	
41	哌醋甲酯*	Methylphenidate	113-45-1	
42	苯环利定	Phencyclidine	77-10-1	PCP
43	芬美曲秦	Phenmetrazine	134-49-6	
44	司可巴比妥*	Secobarbital	76-73-3	
45	齐培丙醇	Zipeprol	34758-83-3	
46	安非拉酮	Amfepramone	90-84-6	
47	苄基哌嗪	Benzylpiperazine	2759-28-6	BZP
48	丁丙诺啡*	Buprenorphine	52485-79-7	

序号	中文名	英文名	CAS 号	备注
49	1-丁基-3-(1-萘甲酰基)吲哚	1-Butyl-3-(1-naphthoyl)indole	208987-48-8	JWH-073
50	恰特草	Catha edulis Forssk		Khat
51	2,5-二甲氧基-4-碘苯乙胺	2,5-Dimethoxy-4-iodophenethylamine	69587-11-7	2C-I
52	2,5-二甲氧基苯乙胺	2,5-Dimethoxyphenethylamine	3600-86-0	2C-H
53	二甲基安他明	Dimethylamfetamine	4075-96-1	
54	依他喹酮	Etaqualone	7432-25-9	
55	[1-(5-氟戊基)-1H-吲哚-3-基](2-碘苯基)甲酮	(1-(5-Fluoropentyl)-3-(2-iodobenzoyl)indole)	335161-03-0	AM-694
56	1-(5-氟戊基)-3-(1-萘甲酰基)-1H-吲哚	1-(5-Fluoropentyl)-3-(1-naphthoyl)indole	335161-24-5	AM-2201
57	γ-羟丁酸*	Gamma-hydroxybutyrate	591-81-1	GHB
58	氯胺酮*	Ketamine	6740-88-1	
59	马吲哚*	Mazindol	22232-71-9	
60	2-(2-甲氧基苯基)-1-(1-戊基-1H-吲哚-3-基)乙酮	2-(2-Methoxyphenyl)-1-(1-pentyl-1H-indol-3-yl)ethanone	864445-43-2	JWH-250
61	亚甲基二氧吡咯戊酮	Methylenedioxypyrovalerone	687603-66-3	MDPV
62	4-甲基乙卡西酮	4-Methylethcathinone	1225617-18-4	4-MEC
63	4-甲基甲卡西酮	4-Methylmethcathinone	5650-44-2	4-MMC
64	3,4-亚甲二氧基甲卡西酮	3,4-Methylenedioxy-N-methylcathinone	186028-79-5	Methylone
65	莫达非尼	Modafinil	68693-11-8	

续表

序号	中文名	英文名	CAS 号	备注
66	1-戊基-3-(1-萘甲酰基)吲哚	1-Pentyl-3-(1-naphthoyl) indole	209414-07-3	JWH-018
67	他喷他多	Tapentadol	175591-23-8	
68	三唑仑 *	Triazolam	28911-01-5	

第二类

序号	中文名	英文名	CAS 号	备注
1	异戊巴比妥 *	Amobarbital	57-43-2	
2	布他比妥	Butalbital	77-26-9	
3	去甲伪麻黄碱	Cathine	492-39-7	
4	环己巴比妥	Cyclobarbital	52-31-3	
5	氟硝西泮	Flunitrazepam	1622-62-4	
6	格鲁米特 *	Glutethimide	77-21-4	
7	喷他佐辛 *	Pentazocine	55643-30-6	
8	戊巴比妥 *	Pentobarbital	76-74-4	
9	阿普唑仑 *	Alprazolam	28981-97-7	
10	阿米雷司	Aminorex	2207-50-3	
11	巴比妥 *	Barbital	57-44-3	
12	苄非他明	Benzfetamine	156-08-1	
13	溴西泮	Bromazepam	1812-30-2	
14	溴替唑仑	Brotizolam	57801-81-7	
15	丁巴比妥	Butobarbital	77-28-1	
16	卡马西泮	Camazepam	36104-80-0	
17	氯氮䓬	Chlordiazepoxide	58-25-3	
18	氯巴占	Clobazam	22316-47-8	
19	氯硝西泮 *	Clonazepam	1622-61-3	
20	氯拉䓬酸	Clorazepate	23887-31-2	
21	氯噻西泮	Clotiazepam	33671-46-4	
22	氯噁唑仑	Cloxazolam	24166-13-0	
23	地洛西泮	Delorazepam	2894-67-9	
24	地西泮 *	Diazepam	439-14-5	
25	艾司唑仑 *	Estazolam	29975-16-4	

序号	中文名	英文名	CAS 号	备注
26	乙氯维诺	Ethchlorvynol	113−18−8	
27	炔己蚁胺	Ethinamate	126−52−3	
28	氯氟䓬乙酯	Ethyl Loflazepate	29177−84−2	
29	乙非他明	Etilamfetamine	457−87−4	
30	芬坎法明	Fencamfamin	1209−98−9	
31	芬普雷司	Fenproporex	16397−28−7	
32	氟地西泮	Fludiazepam	3900−31−0	
33	氟西泮 *	Flurazepam	17617−23−1	
34	哈拉西泮	Halazepam	23092−17−3	
35	卤沙唑仑	Haloxazolam	59128−97−1	
36	凯他唑仑	Ketazolam	27223−35−4	
37	利非他明	Lefetamine	7262−75−1	SPA
38	氯普唑仑	Loprazolam	61197−73−7	
39	劳拉西泮 *	Lorazepam	846−49−1	
40	氯甲西泮	Lormetazepam	848−75−9	
41	美达西泮	Medazepam	2898−12−6	
42	美芬雷司	Mefenorex	17243−57−1	
43	甲丙氨酯 *	Meprobamate	57−53−4	
44	美索卡	Mesocarb	34262−84−5	
45	甲苯巴比妥	Methylphenobarbital	115−38−8	
46	甲乙哌酮	Methyprylon	125−64−4	
47	咪达唑仑 *	Midazolam	59467−70−8	
48	尼美西泮	Nimetazepam	2011−67−8	
49	硝西泮 *	Nitrazepam	146−22−5	
50	去甲西泮	Nordazepam	1088−11−5	
51	奥沙西泮 *	Oxazepam	604−75−1	
52	奥沙唑仑	Oxazolam	24143−17−7	
53	匹莫林 *	Pemoline	2152−34−3	
54	苯甲曲秦	Phendimetrazine	634−03−7	
55	苯巴比妥 *	Phenobarbital	50−06−6	
56	芬特明	Phentermine	122−09−8	
57	匹那西泮	Pinazepam	52463−83−9	

序号	中文名	英文名	CAS 号	备注
58	哌苯甲醇	Pipradrol	467-60-7	
59	普拉西泮	Prazepam	2955-38-6	
60	吡咯戊酮	Pyrovalerone	3563-49-3	
61	仲丁比妥	Secbutabarbital	125-40-6	
62	替马西泮	Temazepam	846-50-4	
63	四氢西泮	Tetrazepam	10379-14-3	
64	乙烯比妥	Vinylbital	2430-49-1	
65	唑吡坦 *	Zolpidem	82626-48-0	
66	阿洛巴比妥	Allobarbital	58-15-1	
67	丁丙诺啡透皮贴剂 *	Buprenorphine Transdermal patch		
68	布托啡诺及其注射剂 *	Butorphanol and its injection	42408-82-2	
69	咖啡因 *	Caffeine	58-08-2	
70	安钠咖 *	Caffeine Sodium Benzoate		CNB
71	右旋芬氟拉明	Dexfenfluramine	3239-44-9	
72	地佐辛及其注射剂 *	Dezocine and Its Injection	53648-55-8	
73	麦角胺咖啡因片 *	Ergotamine and Caffeine Tablet	379-79-3	
74	芬氟拉明	Fenfluramine	458-24-2	
75	呋芬雷司	Furfenorex	3776-93-0	
76	纳布啡及其注射剂	Nalbuphine and its injection	20594-83-6	
77	氨酚氢可酮片 *	Paracetamol and Hydrocodone Bitartrate Tablet		
78	丙己君	Propylhexedrine	101-40-6	
79	曲马多 *	Tramadol	27203-92-5	
80	扎来普隆 *	Zaleplon	151319-34-5	
81	佐匹克隆	Zopiclone	43200-80-2	

注：1. 上述品种包括其可能存在的盐和单方制剂（除非另有规定）。

2. 上述品种包括其可能存在的异构体（除非另有规定）。

3. 品种目录有 * 的精神药品为我国生产及使用的品种。

上述品种目录的制定及发布，国家有关部门会根据药品是否发生滥用，是否已经造成或者可能造成严重社会危害，及时调整。如将普通药品曲马多列的精神药品管理，或者对某些药品提高管理级别，将第二类精神药品调整为第一类精神药品，如三唑仑、氯胺酮（K粉）。也有从目录中删除，取消特殊管理的，如含有30毫克以下麻醉药品磷酸可待因的复方制剂氨酚待因片、萘普待因等，原属于精神药品，现按普通药品管理。

法规文件——《麻醉药品和精神药品管理条例》（2024年修订）

（三）麻醉药品和精神药品监督管理机构及职责

国家药品监督管理部门负责全国麻醉药品和精神药品的监督管理工作，并会同国务院农业主管部门对麻醉药品药用原植物实施监督管理。国务院公安部门负责对麻醉药品药用原植物、麻醉药品和精神药品流入非法渠道的行为进行查处。国务院其他有关主管部门在各自的职责范围内负责与麻醉药品和精神药品有关的管理工作。

省、自治区、直辖市人民政府药品监督管理部门和设区的市级、县级人民政府承担药品监督管理职责的部门（以下称药品监督管理部门）负责本行政区域内麻醉药品和精神药品的监督管理工作。

县级以上地方公安机关负责对本行政区域内造成麻醉药品和精神药品流入非法渠道的行为进行查处。县级以上地方人民政府其他有关主管部门在各自的职责范围内负责与麻醉药品和精神药品有关的管理工作。

二、麻醉药品和精神药品的种植、实验研究和生产管理

（一）麻醉药品药用原植物的种植管理

国家对麻醉药品药用原植物的种植实行总量控制。国家药品监督管理部门和农业主管部门根据麻醉药品年度生产计划，制订麻醉药品药用原植物年度种植计划。

麻醉药品药用原植物的种植企业由国家药品监督管理部门和农业主管部门共同确定，其他单位和个人不得种植麻醉药品药用原植物。该企业应当根据国家年度计划种植，并定期向国家药品监督管理部门和农业主管部门报告种植情况。

（二）麻醉药品和精神药品的实验研究

申请麻醉药品、精神药品实验研究时，不仅应具备相应的条件，还要经国家药品监督管理部门批准，取得《麻醉药品和精神药品实验研究立项批件》后方可进行，该立项批件不得转让。需要转让研究成果的，应当经国家药品监督管理部门批准。应当具备的条件如下：

（1）以医疗、科学研究或者教学为目的。

（2）有保证实验所需麻醉药品和精神药品安全的措施和管理制度。

（3）单位及其工作人员2年内没有违反有关禁毒的法律、行政法规规定的行为。

知识链接

不得申请麻醉药品、精神药品实验研究的情况

①医疗不得使用的麻醉药品、精神药品。②仿制国内监测期内的麻醉药品、精神药品。③仿制国内药品标准试行期内的麻醉药品、精神药品。④含婴粟壳的复方制剂。⑤不符合麻醉药品、精神药品生产企业数量规定。⑥申请人在药品实验研究或生产中曾有过违反有关禁毒法律、行政法规规定的行为。⑦其他不符合国家麻醉药品、精神药品有关规定的情况。

经批准开展麻醉药品和精神药品实验研究的，应当在三年内完成药物临床前研究，向国家药品监督管理部门申报药品注册。麻醉药品和第一类精神药品的临床试验，不得以健康人为受试对象。

（三）麻醉药品和精神药品的生产管理

国家对麻醉药品和精神药品的生产实行定点生产制度。国家药品监督管理部门应当根据麻醉药品和精神药品的需求总量，确定麻醉药品和精神药品定点生产企业的数量和布局，并根据年度需求总量对数量和布局进行调整、公布。从事麻醉药品、第一类精神药品生产及第二类精神药品原料药生产的企业，由国家药品监督管理部门批准；从事第二类精神药品制剂生产的企业，由所在地省、自治区、直辖市药品监督管理部门批准。

麻醉药品和精神药品的定点生产企业应当具备下列条件：

（1）有药品生产许可证。

（2）有麻醉药品和精神药品实验研究批准文件。

（3）有符合规定的麻醉药品和精神药品生产设施、储存条件和相应的安全管理设施。

（4）有通过网络实施企业安全生产管理和向药品监督管理部门报告生产信息的能力。

（5）有保证麻醉药品和精神药品安全生产的管理制度。

（6）有与麻醉药品和精神药品安全生产要求相适应的管理水平和经营规模。

（7）麻醉药品和精神药品生产管理、质量管理部门的人员应当熟悉麻醉药品和精神药品管理及有关禁毒的法律、行政法规。

（8）没有生产、销售假劣药或者违反有关禁毒的法律、行政法规规定的行为。

（9）符合国家药品监督管理部门公布的麻醉药品和精神药品定点生产企业数量和布局的要求。

定点生产企业必须依法取得药品批准文号才能生产麻醉药品和精神药品。麻醉药品、第一类精神药品、第二类精神药品的原料药不得委托加工。第二类精神药品制剂可以委托加工。定点生产企业应当严格按照国家批准的麻醉药品和精神药品年度生产计划安排生产，并依照规定向所在地省、自治区、直辖市人民政府药品监督管理部门报告生产情况。

（a）　　　　　　（b）

图 11-1　麻醉药品和精神药品标识

麻醉药品和精神药品的标签应当印有国家药品监督管理部门规定的标识，如图 11-1 所示。

三、麻醉药品和精神药品的经营管理

国家对麻醉药品和精神药品实行定点经营制度。国家药品监督管理部门应当根据麻醉药品和第一类精神药品的需求总量，确定麻醉药品和第一类精神药品的定点批发企业布局，并应当根据年度需求总量对布局进行调整、公布。

药品经营企业不得经营（包括批发、零售）麻醉药品原料药和第一类精神药品原料药。但是，用于医疗、科学研究、教学用的小包装的上述药品可以由国家药品监督管理部门规定的药品批发企业经营。

麻醉药品和精神药品定点批发企业除应当具备药品管理法规定的药品经营企业的开办条件外，还应当具备下列条件：

（1）有符合本条例规定的麻醉药品和精神药品储存条件。

（2）有通过网络实施企业安全管理和向药品监督管理部门报告经营信息的能力。

（3）单位及其工作人员 2 年内没有违反有关禁毒的法律、行政法规规定的行为。

（4）符合国务院药品监督管理部门公布的定点批发企业布局。

麻醉药品和第一类精神药品的定点批发企业，还应当具有保证供应责任区域内医疗机构所需麻醉药品和第一类精神药品的能力，并具有保证麻醉药品和第一类精神药品安全经营的管理制度。

麻醉药品和精神药品的定点批发企业，可分为全国性批发企业和区域性批发企业两种。前者由国家药品监督管理部门批准，后者由所在地省、自治区、直辖市药品监督管理部门批准。此外还有专门从事第二类精神药品批发业务的企业，全国性批发企业和区域性批发企业也可以从事第二类精神药品批发业务。

购销管理规定，全国性批发企业应当从定点生产企业购进麻醉药品和第一类精神药品。该企业在确保责任区内区域性批发企业供药的基础上，可以在全国范围内向其他区域性批发企业销售麻醉药品和第一类精神药品。区域性批发企业可以从全国性批发企业购进麻醉药品和第一类精神药品。该企业在确保责任区内医疗机构供药的基础上，可以在本省行政区域内向其他医疗机构销售麻醉药品和第一类精神药品。

从事第二类精神药品批发业务的企业可以从第二类精神药品定点生产企业、全国性批发企业、区域性批发企业、其他专门从事第二类精神药品批发业务的企业购进第二类精神药品。从事第二类精神药品批发业务的企业可以将第二类精神药品销售给定点生产企业、全国性批发企业、区域性批发企业、其他专门从事第二类精神药品批发业务的企业、医疗机构和从事第二类精神药品零售的药品零售连锁企业。

　　全国性批发企业和区域性批发企业向医疗机构销售麻醉药品和第一类精神药品，应当将药品送至医疗机构，医疗机构不得自行提货。

　　麻醉药品和第一类精神药品不得零售。禁止使用现金进行麻醉药品和精神药品交易，但是个人合法购买麻醉药品和精神药品的除外。

　　经所在地设区的市级药品监督管理部门批准，实行统一进货、统一配送、统一管理的药品零售连锁企业可以从事第二类精神药品零售业务。第二类精神药品零售企业应当凭执业医师开具的处方，并经执业药师或其他依法经过资格认定的药学技术人员复核，按规定剂量销售第二类精神药品，处方保存2年备查。禁止超剂量或者无处方销售第二类精神药品；不得向未成年人销售第二类精神药品。

四、麻醉药品和精神药品的使用管理

　　为了加强和规范医疗机构麻醉药品、第一类精神药品使用管理，保证临床合理需求，严防麻醉药品、第一类精神药品流入非法渠道，2005年11月14日，卫生部发布了《医疗机构麻醉药品、第一类精神药品管理规定》《麻醉药品、第一类精神药品购用印鉴卡》管理规定、《处方管理办法》等法律法规，并组织编写了《麻醉药品、精神药品临床应用指导原则》。

（一）医疗机构的管理组织和管理原则

　　《医疗机构麻醉药品、第一类精神药品管理规定》明确指出：医疗机构应当建立由分管负责人负责，医疗管理、药学、护理、保卫等部门参加的麻醉、精神药品管理机构，指定专职人员负责麻醉药品、第一类精神药品日常管理工作。日常工作由药学部门承担。

　　麻醉药品、第一类精神药品实行"五专"管理，即专人负责、专柜加锁、专用账册、专用处方、专册登记。基本做到"用药三要求"即合理用药、规范用药、合法用药。充分体现《麻醉药品和精神药品管理条例》"管得住，用得上"的立法目的。

（二）药品采购与印鉴卡管理

　　《麻醉药品、第一类精神药品购用印鉴卡管理规定》指出，医疗机构需要使用麻醉药品和第一类精神药品的，应当经所在地设区的市级人民政府卫生主管部门批准，取得《麻醉药品、第一类精神药品购用印鉴卡》（以下简称《印鉴卡》）。《印鉴卡》有效期为3年。期满前3个月重新申请。

　　《麻醉药品和精神药品管理条例》规定医疗机构应当凭《印鉴卡》向本省、自治区、直辖市行政区域内的定点批发企业购买。

 知识链接

《印鉴卡》申请条件

　　①取得有效《医疗机构执业许可证》。②有与使用麻醉药品和第一类精神药品相关的诊疗科目。③具有经过麻醉药品和第一类精神药品培训的、专职从事麻

醉药品和第一类精神药品管理的专业技术人员。④有获得麻醉药品和第一类精神药品处方资格的执业医师。⑤有保证麻醉药品和第一类精神药品安全储存的设施和管理制度。

（三）处方资格及处方管理

《麻醉药品和精神药品管理条例》明确规定，医疗机构应当按照国务院卫生主管部门的规定，对本单位执业医师进行有关麻醉药品和精神药品使用知识的培训、考核，经考核合格的，授予麻醉药品和第一类精神药品处方资格。取得处方资格后，方可在本医疗机构开具麻醉药品和第一类精神药品处方，但不得为自己开具该种处方。

医疗机构应当将具有麻醉药品和第一类精神药品处方资格的执业医师名单及其变更情况，定期报送所在地设区的市级人民政府卫生主管部门，并抄送同级药品监督管理部门。

医务人员应当根据国务院卫生主管部门制定的临床应用指导原则使用麻醉药品和精神药品，加强处方管理，具体如下：

（1）开具麻醉药品、精神药品使用专用处方，并由医疗机构按照规定的样式统一印制。

（2）医疗机构应当对专用处方进行专册登记，内容包括患者（代办人）姓名、性别、年龄、身份证明编号、病历号、疾病名称、药品名称、规格、数量、处方医师、处方编号、处方日期、发药人、复核人。专用账册的保存，应当在药品有效期后不少于2年。

（3）具有处方权的医师在为患者首次开具麻醉药品、第一类精神药品专用处方时，应当亲自诊查患者，建立相应的病历，留存患者身份证复印件，要求其签署《知情同意书》[门（急）诊需长期使用的，首诊时建立相应的病历，该病历由医疗机构保管。其他情况下，对病历保管未明确规定]。医师不得为他人开具不符合规定的处方或为自己开具第一类精神药品处方。每次处方均应在病历中记录。

（4）为门（急）诊癌痛，慢性中、重度非癌痛患者开具的麻醉药品及第一类精神药品注射剂，每张处方不得超过3日常用量；其他剂型处方不得超过7日常用量。控缓释制剂，每张处方不得超过15日常用量。

（5）麻醉药品处方至少保存3年，精神药品处方至少保存2年。

（6）麻醉药品、第一类精神药品处方的印刷用纸为淡红色，处方右上角分别标注"麻""精一"；第二类精神药品处方的印刷用纸为白色，处方右上角标注"精二"。

（7）麻醉药品、精神药品处方格式：由三部分组成。

1）前记：医疗机构名称、处方编号、患者姓名、性别、年龄、身份证明编号、科别、开具日期等，并可添列专科要求的项目。

2）正文：病情及诊断；以 RP 或 R 标示，分列药品名称、规格、数量、用法用量。

3）后记：医师签章、药品金额及审核、调配、核对、发药的药学专业技术人员签名。

自2002年9月1日起实施新的《癌症患者申办麻醉药品专用卡规定》。

（四）安全管理

（1）医疗机构存放麻醉、精神药品的场所必须配备保险柜，门、窗有防盗设施，有条件的单位应当安装报警装置。

（2）药品储存各环节应当指定专人负责，明确责任，交接班应当有记录。

（3）建立健全药品安全使用各环节管理制度。

（4）患者使用麻醉药品、第一类精神药品注射剂或贴剂的，再次调配时，应当要求患者将原批号的空安瓿或者用过的贴剂交回，并记录收回的空安瓿或者废贴数量。

（5）各病区、注射室、手术室等调配使用麻醉药品、第一类精神药品注射剂时应收回空安瓿，核对批号和数量，并做记录。剩余的麻醉药品、第一类精神药品应办理退库手续。

（6）收回的空安瓿、废贴由专人负责计数、监督销毁，并做记录。

（7）患者不再使用麻醉药品、第一类精神药品时，医疗机构应当要求患者将剩余的药品无偿交回医疗机构，由医疗机构按照规定销毁处理。

（8）发生麻醉药品、第一类精神药品丢失、被盗、被抢或被骗取、冒领时，应向所在地卫生行政部门、公安机关、药品监督管理部门报告。

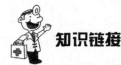 **知识链接**

《印鉴卡》申请条件
非药用类麻醉药品和精神药品（新精神活性物质）

非药用类麻醉药品和精神药品，是指未作为药品生产和使用，具有成瘾性或者成瘾潜力且易被滥用的物质。近年来，该类物质制贩、走私和滥用问题日益突出，为加强对非药用类麻醉药品和精神药品的列管工作，防止非法生产、经营、运输、使用和进出口，遏制有关违法犯罪活动的发展蔓延，公安部、国家卫生计生委、食品药品监管总局、国家禁毒办2015年9月24日联合下发关于印发《非药用类麻醉药品和精神药品列管办法》的通知。对列管的非药用类麻醉药品和精神药品，禁止任何单位和个人生产、买卖、运输、使用、储存和进出口。各级公安机关和有关部门依法加强对非药用类麻醉药品和精神药品违法犯罪行为的打击处理。

上述通知的附表中一次性增列了116种新精神活性物质，全部为国际社会高度关注的品种，覆盖了当前全球八大类新精神活性物质。据国家禁毒办介绍，被称为"实验室毒品"的新精神活性物质在全球迅速蔓延，在欧洲及北美、俄罗斯、日本等发达国家和地区，已成为仅次于大麻的第二大滥用物质，"新精神活性物质，是不法分子为逃避打击而对管制毒品进行化学结构修饰得到的毒品类似物，具有与管制毒品相似或更强的兴奋、致幻、麻醉等效果。新精神活性物质在全球迅速蔓延，已成为世界各国关注的焦点，联合国毒品与犯罪问题办公室预测该类物质将成为继传统毒品、合成毒品后全球流行的第三代毒品"。

五、麻醉药品和精神药品的储存与运输管理

（一）麻醉药品和精神药品的储存管理

生产、经营企业包括麻醉药品药用原植物种植企业、定点生产企业、全国性批发企业和区域性批发企业及国家设立的麻醉药品储存单位，应当设置储存麻醉药品和第一类精神药品的专库。该专库应当符合下列要求：①安装专用防盗门，实行双人双锁管理。②具有相应的防火设施。③具有监控设施和报警装置，报警装置应当与公安机关报警系统联网。麻醉药品定点生产企业应当将麻醉药品原料药和制剂分别存放。

医疗机构等使用单位应当设立专库或者专柜储存麻醉药品和第一类精神药品。专库应当设有防盗设施并安装报警装置；专柜应当使用保险柜。专库和专柜应当实行双人双锁管理。

麻醉药品和第一类精神药品储存，实行专人专账册管理，药品入库双人验收，出库双人复核，做到账、物相符。专用账册的保存期限应当自药品有效期期满之日起不少于5年。

第二类精神药品经营企业应当在药品库房中设立专库或者专柜储存第二类精神药品，并建立专用账册，实行专人管理。专用账册的保存期限应当自药品有效期期满之日起不少于5年。

（二）麻醉药品和精神药品的运输管理

为加强麻醉药品和精神药品运输管理，确保运输安全，防止丢失、损毁、被盗，根据《麻醉药品和精神药品管理条例》等有关规定，2005年11月8日，国家食品药品监督管理总局、铁道部、交通部和民航总局联合发布了《麻醉药品和精神药品运输管理办法》，主要内容如下。

托运或自行运输麻醉药品和第一类精神药品的单位，应当向所在地省、自治区、直辖市药品监督管理部门申领《麻醉药品、第一类精神药品运输证明》，该证明有效期1年。运输证明应当由专人保管，不得涂改、转让、转借。因科研或生产特殊需要，单位需要派专人携带少量麻醉药品第一类精神药品的，应当随货携带运输证明（或批准购买的证明文件）、单位介绍信和本人身份证明以备查验。运输第二类精神药品无须办理运输证明。

托运麻醉药品和精神药品的单位应确定托运经办人，选择相对固定的承运单位。托运经办人在运单货物名称栏内填写"麻醉药品""第一类精神药品"或"第二类精神药品"字样，运单上应当加盖托运单位公章或运输专用章。收货人只能为单位，不得为个人。

承运麻醉药品和第一类精神药品时，承运单位要查验、收取运输证明副本，副本随货同行以备查验。货物到达后，承运单位应将运输证明副本递交收货单位。收货单位应在收到货物后1个月内将运输证明副本交还发货单位。

麻醉药品和第一类精神药品到货后，承运单位应当严格按照有关规定与收货单位办理交货手续，双方对货物进行现场检查验收，确保货物准确交付。

托运、承运和自行运输麻醉药品与精神药品的，应当采取安全保障措施，防止麻醉药品和精神药品在运输过程中被盗、被抢、丢失。

承运单位应积极配合托运单位查询货物在途情况。麻醉药品和精神药品在运输途中出现包装破损时，承运单位要采取相应的保护措施。发生被盗、被抢、丢失的，承运单位应立即报告当地公安机关，并通知收货单位，收货单位应立即报告当地药品监督管理部门。

六、法律责任

依据《麻醉药品和精神药品管理条例》，麻醉药品和精神药品的生产、经营、使用单位和个人如果违反相关法律法规规定，将由相关部门给予相应的处罚。

（一）麻醉药品药用原植物种植企业

麻醉药品药用原植物种植企业违反本条例的规定，有下列情形之一的，由药品监督管理部门责令限期改正，给予警告；逾期不改正的，处5万元以上10万元以下的罚款；情节严重的，取消其种植资格。

（1）未依照麻醉药品药用原植物年度种植计划进行种植的。

（2）未依照规定报告种植情况的。

（3）未依照规定储存麻醉药品的。

（二）麻醉药品和精神药品定点生产企业

定点生产企业违反本条例的规定，有下列情形之一的，由药品监督管理部门责令限期改正，给予警告，并没收违法所得和违法销售的药品；逾期不改正的，责令停产，并处5万元以上10万元以下的罚款；情节严重的，取消其定点生产资格。

（1）未按照麻醉药品和精神药品年度生产计划安排生产的。

（2）未依照规定向药品监督管理部门报告生产情况的。

（3）未依照规定储存麻醉药品和精神药品，或者未依照规定建立、保存专用账册的。

（4）未依照规定销售麻醉药品和精神药品的。

（5）未依照规定销毁麻醉药品和精神药品的。

（三）麻醉药品和精神药品定点批发企业

定点批发企业违反《麻醉药品和精神药品管理条例》的规定销售麻醉药品和精神药品，或者违反本条例的规定经营麻醉药品原料药和第一类精神药品原料药的，由药品监督管理部门责令限期改正，给予警告，并没收违法所得和违法销售的药品；逾期不改正的，责令停业，并处违法销售药品货值金额2倍以上5倍以下的罚款；情节严重的，取消其定点批发资格。

定点批发企业违反本条例的规定，有下列情形之一的，由药品监督管理部门责令限期改正，给予警告；逾期不改正的，责令停业，并处2万元以上5万元以下的罚款；情节严重的，取消其定点批发资格。

（1）未依照规定购进麻醉药品和第一类精神药品的。

（2）未保证供药责任区域内的麻醉药品和第一类精神药品的供应的。

（3）未对医疗机构履行送货义务的。

（4）未依照规定报告麻醉药品和精神药品的进货、销售、库存数量及流向的。

（5）未依照规定储存麻醉药品和精神药品，或者未依照规定建立、保存专用账册的。

（6）未依照规定销毁麻醉药品和精神药品的。

（7）区域性批发企业之间违反本条例的规定调剂麻醉药品和第一类精神药品，或者因特殊情况调剂麻醉药品和第一类精神药品后未依照规定备案的。

（四）第二类精神药品零售企业

第二类精神药品零售企业违反《麻醉药品和精神药品管理条例》的规定储存、销售或者销毁第二类精神药品的，由药品监督管理部门责令限期改正，给予警告，并没收违法所得和违法销售的药品；逾期不改正的，责令停业，并处5000元以上2万元以下的罚款；情节严重的，取消其第二类精神药品零售资格。

（五）取得《印鉴卡》的医疗机构

取得《印鉴卡》的医疗机构违反《麻醉药品和精神药品管理条例》的规定，有下列情形之一的，由设区的市级人民政府卫生主管部门责令限期改正，给予警告；逾期不改正的，处5000元以上1万元以下的罚款；情节严重的，吊销其印鉴卡；对直接负责的主管人员和其他直接责任人员，依法给予降级、撤职、开除的处分。

（1）未依照规定购买、储存麻醉药品和第一类精神药品的。

（2）未依照规定保存麻醉药品和精神药品专用处方，或者未依照规定进行处方专册登记的。

（3）未依照规定报告麻醉药品和精神药品的进货、库存、使用数量的。

（4）紧急借用麻醉药品和第一类精神药品后未备案的。

（5）未依照规定销毁麻醉药品和精神药品的。

（六）具有麻醉药品和第一类精神药品处方资格的执业医师

具有麻醉药品和第一类精神药品处方资格的执业医师，违反《麻醉药品和精神药品管理条例》的规定开具麻醉药品和第一类精神药品处方，或者未按照临床应用指导原则的要求使用麻醉药品和第一类精神药品的，由其所在医疗机构取消其麻醉药品和第一类精神药品处方资格；造成严重后果的，由原发证部门吊销其执业证书。执业医师未按照临床应用指导原则的要求使用第二类精神药品或者未使用专用处方开具第二类精神药品，造成严重后果的，由原发证部门吊销其执业证书。

（七）未取得麻醉药品和第一类精神药品处方资格的执业医师

未取得麻醉药品和第一类精神药品处方资格的执业医师擅自开具麻醉药品和第一类精神药品处方，由县级以上人民政府卫生主管部门给予警告，暂停其执业活动；造成严重后果的，吊销其执业证书；构成犯罪的，依法追究刑事责任。

（八）处方的调配人、核对人

处方的调配人、核对人违反《麻醉药品和精神药品管理条例》的规定未对麻醉药品和第一类精神药品处方进行核对，造成严重后果的，由原发证部门吊销其执业证书。

第三节　医疗用毒性药品的管理

为了进一步加强毒性药品的管理，确保人民用药安全，国务院于1988年12月27日发布了《医疗用毒性药品管理办法》，对毒性药品的定义、生产、供应和使用做了规定。

一、医疗用毒性药品的概念和品种

医疗用毒性药品（以下简称毒性药品）系指毒性剧烈、治疗剂量与中毒剂量相近，使用不当会致人中毒或死亡的药品。

《医疗用毒性药品管理办法》规定了41个品种，分毒性中药品种（28种）和西药毒药品种（13种）进行管理。

（一）毒性中药品种（原药材和饮片，不含制剂）

砒石（红砒、白砒）、砒霜、生川乌、红升丹、生马钱子、生甘遂、雄黄、生草乌、红娘虫、生白附子、生附子、水银、生巴豆、白降丹、生千金子、生半夏、斑蝥、青娘虫、洋金花、生天仙子、生南星、红粉、生藤黄、蟾酥、雪上一枝蒿、生狼毒、轻粉、闹羊花。

（二）毒性西药品种（原料药，不含制剂）

去乙酰毛花苷丙、阿托品、洋地黄毒苷、氢溴酸后马托品、三氧化二砷、毛果芸香碱、升汞、水杨酸毒扁豆碱、亚砷酸钾、氢溴酸东莨菪碱、士的宁。

近年来国家药品监督管理部门发布通知，将亚砷酸注射液及A型肉毒毒素及其制剂列入毒性药品管理。

二、医疗用毒性药品的生产管理

毒性药品年度生产、收购、供应和配制计划，由省、自治区、直辖市药品监督管理部门根据医疗需要制定，下达给指定的毒性药品生产、收购、供应单位，并抄报国家药品监督管理局和国家中医药管理局。生产单位不得擅自改变生产计划自行销售。

药厂必须由医药专业人员负责生产、配制和质量检验，并建立严格的质量管理制度，严防与其他药品混杂。每次配料，必须经2人以上复核无误，并详细记录每次生产所用原料和成品数，经手人要签字备查。所有工具、容器要处理干净，以防污染其他药品。标示量要准确无误，包装容器要有毒药标志。

生产毒性药品及其制剂，必须严格执行生产工艺操作规程，在本单位药品检验人员的监督下准确投料，并建立完整的生产记录，保存 5 年备查。

在生产毒性药品过程中产生的废弃物，必须妥善处理，不得污染环境。凡加工炮制毒性中药，必须按照《中国药典》或省、自治区、直辖市药品监督管理部门制定的炮制规范的规定进行。药材符合药用要求的，方可用于供应、配方和中成药生产。

三、医疗用毒性药品的经营管理

毒性药品的收购、经营，由各级医药管理部门指定的药品经营单位负责；配方用药由有关药店、医疗单位负责。其他任何单位或者个人均不得从事毒性药品的收购、经营和配方业务。

收购、经营、加工毒性药品的单位必须建立健全保管、验收、领发、核对等制度。严防收假、收错，严禁与其他药品混杂，做到划定仓间、仓位，做到双人、双锁，专账记录，专人保管。

毒性药品的包装容器上必须印有毒性标志，如图 11-2 所示。在运输毒性药品的过程中，应当采取有效措施，防止发生事故。

图 11-2　医疗用毒性药品标识

四、医疗用毒性药品的使用管理

医疗机构供应和调配毒性药品，须凭执业医师签名的正式处方。药店供应和调配毒性药品，凭盖有执业医师所在医疗单位公章的正式处方。调配处方时，必须认真负责，计量准确，按医嘱注明要求，并由配方人员及具有药师以上技术职称的复核人员签名盖章后方可发出。每次处方剂量不得超过 2 日极量。处方一次有效，保存 2 年备查。对处方未注明"生用"的毒性中药，应当付炮制品。

科研和教学单位所需的毒性药品，需经所在地县级以上药品监督管理部门批准后，药品经营部门方能发售。社会公众自配民间单、秘、验方需用毒性中药，购买时须持有本单位或城市街道办事处、乡（镇）人民政府的证明信，供应部门方可发售。每次购用量不能超过 2 日极量。

五、法律责任

对违反《医疗用毒性药品管理办法》的规定，擅自生产、收购、经营毒性药品的单位或者个人，由县级以上卫生行政部门没收其全部毒性药品，并处以警告或按非法所得的五倍至十倍罚款。情节严重、致人伤残或死亡，构成犯罪的，由司法机关依法追究其刑事责任。

第四节　放射性药品的管理

为了加强放射性药品的管理，1989 年 1 月 13 日，国务院颁布了《放射性药品管理办法》。2011 年 1 月 8 日，《国务院关于废止和修改部分行政法规的决定》对该办法第一次修订；2017 年 3 月 1 日，《国务院关于修改和废止部分行政法规的决定》对该办法第二次修订；2022 年 3 月 29 日，《国务院关于修改和废止部分行政法规的决定》对该办法第三次修订，修订后的《放射性药品管理办法》对放射性药品的研制、临床研究和审批、生产、经营和进出口、包装和运输、使用、标准和检验作出明确具体规定。国务院药品监督管理部门负责全国放射性药品监督管理工作。国务院国防科技工业主管部门依据职责负责与放射性药品有关的管理工作。国务院环境保护主管部门负责与放射性药品有关的辐射安全与防护的监督管理工作。

一、放射性药品的概念、分类和品种

放射性药品是指用于临床诊断或者治疗的放射性核素制剂或者其标记药物，包括裂变制品、加速器制品、放射性同位素发生器及其配套药盒、放射免疫药盒等。

2020 年版《中国药典》共收载 30 种放射性药品标准，具体如下：

（1）来昔决南钐 [^{153}Sm] 注射液。

（2）氙 [^{133}Xe] 注射液。

（3）邻碘 [^{131}I] 马尿酸钠注射液。

（4）注射用亚锡亚甲基二膦酸盐。

（5）注射用亚锡依替菲宁。

（6）注射用亚锡喷替酸。

（7）注射用亚锡植酸钠。

（8）注射用亚锡焦磷酸钠。

（9）注射用亚锡聚合白蛋白。

（10）枸橼酸镓 [^{67}Ga] 注射液。

（11）氟 [^{18}F] 脱氧葡糖注射液。

（12）胶体磷 [^{32}P] 酸铬注射液。

（13）高锝 [^{99m}Tc] 酸钠注射液。

（14）铬 [^{51}Cr] 酸钠注射液。

（15）氯化亚铊 [^{201}Tl] 注射液。

（16）氯化锶 [^{89}Sr] 注射液。

（17）碘 [^{125}I] 密封籽源。

（18）碘 [^{131}I] 化钠口服溶液。

（19）诊断用碘 [^{131}I] 化钠胶囊。

（20）锝 [^{99m}Tc] 双半胱乙酯注射液。

（21）锝 [^{99m}Tc] 双半胱氨酸注射液。

（22）锝 [^{99m}Tc] 甲氧异腈注射液。

（23）锝 [^{99m}Tc] 亚甲基二膦酸盐注射液。

（24）锝 [^{99m}Tc] 依替菲宁注射液。

（25）锝 [^{99m}Tc] 植酸盐注射液。

（26）锝 [^{99m}Tc]] 喷替酸盐注射液。

（27）锝 [^{99m}Tc] 焦磷酸盐注射液。

（28）锝 [^{99m}Tc] 聚合白蛋白注射液。

（29）磷 [^{32}P] 酸钠盐口服溶液。

（30）磷 [^{32}P] 酸钠盐注射液。

二、放射性药品的生产、经营管理

国家根据需要，对放射性药品的生产企业实行合理布局。

开办放射性药品生产、经营企业，必须具备《中华人民共和国药品管理法》规定的条件，符合国家有关放射性同位素安全和防护的规定与标准，并履行环境影响评价文件的审批手续；开办放射性药品生产企业，经所在省、自治区、直辖市国防科技工业主管部门审查同意，所在省、自治区、直辖市药品监督管理部门审核批准后，由所在省、自治区、直辖市药品监督管理部门发给《放射性药品生产企业许可证》；开办放射性药品经营企业，经所在省、自治区、直辖市药品监督管理部门审核并征求所在省、自治区、直辖市国防科技工业主管部门意见后批准的，由所在省、自治区、直辖市药品监督管理部门发给《放射性药品经营企业许可证》。无许可证的生产、经营企业，一律不准生产、销售放射性药品。《放射性药品生产企业许可证》《放射性药品经营企业许可证》的有效期为 5 年，期满前 6 个月，放射性药品生产、经营企业应当分别向原发证的药品监督管理部门重新提出申请，按审批程序批准后，换发新证。

放射性药品生产企业生产已有国家标准的放射性药品，必须经国务院药品监督管理部门征求国务院国防科技工业主管部门意见后审核批准，并发给批准文号。凡是改变国务院药品监督管理部门已批准的生产工艺路线和药品标准的，生产单位必须按原报批程序提出补充申请，经国务院药品监督管理部门批准后方能生产。

放射性药品生产、经营企业，必须配备与生产、经营放射性药品相适应的专业技术人员，具有安全、防护和废气、废物、废水处理等设施，并建立严格的质量管理制度。

放射性药品生产、经营企业，必须建立质量检验机构，严格实行生产全过程的质量控制和检验。产品出厂前，须经质量检验。符合国家药品标准的产品方可出厂，不符合标准的产品一律不准出厂。

经国务院药品监督管理部门审核批准的含有短半衰期放射性核素的药品，可以边检验边出厂，但发现质量不符合国家药品标准时，该药品的生产企业应当立即停止生产、销售，并立即通知使用单位停止使用，同时报告国务院药品监督管理、卫生行政、国防科技工业主管部门。

放射性药品的生产、经营单位和医疗单位凭省、自治区、直辖市药品监督管理部门发给的《放射性药品生产企业许可证》《放射性药品经营企业许可证》，医疗单位凭省、自治区、直辖市药品监督管理部门发给的《放射性药品使用许可证》，开展放射性药品的购销活动。

三、放射性药品的使用管理

医疗单位设置核医学科、室（同位素室），必须配备与其医疗任务相适应的并经核医学技术培训的技术人员。非核医学专业技术人员未经培训，不得从事放射性药品使用工作。

医疗单位使用放射性药品，必须符合国家有关放射性同位素安全和防护的规定。所在地的省、自治区、直辖市药品监督管理部门，应当根据医疗单位核医疗技术人员的水平、设备条件，核发相应等级的《放射性药品使用许可证》，无许可证的医疗单位不得临床使用放射性药品。《放射性药品使用许可证》有效期为 5 年，期满前 6 个月，医疗单位应当向原发证的行政部门重新提出申请，经审核批准后，换发新证。

医疗单位配制、使用放射性制剂，应当符合《中华人民共和国药品管理法》及其实施条例的相关规定。持有《放射性药品使用许可证》的医疗单位，必须负责对使用的放射性药品进行临床质量检验，收集药品不良反应等项工作，并定期向所在地药品监督管理、卫生行政部门报告。由省、自治区、直辖市药品监督管理、卫生行政部门汇总后分别报国务院药品监督管理、卫生行政部门。放射性药品使用后的废物（包括患者排出物），必须按国家有关规定妥善处置。

四、放射性药品的包装和运输管理

放射性药品的包装必须安全实用，符合放射性药品质量要求，具有与放射性剂量相适应的防护装置。包装必须分内包装和外包装两部分，外包装必须贴有商标、标签、说明书和放射性药品标志，内包装必须贴有标签。标签必须注明药品品名、放射性比活度、装量。说明书除注明前款内容外，还须注明生产单位、批准文号、批号、主要成份、出厂日期、放射性核素半衰期、适应症、用法、用量、禁忌症、有效期和注意事项等。放射性药品的运输，按国家运输、邮政等部门制订的有关规定执行。严禁任何单位和个人随身携带放射性药品乘坐公共交通运输工具。

第五节　其他实行特殊管理药品的管理

一、药品类易制毒化学品的管理

为了加强易制毒化学品管理，规范易制毒化学品的生产、经营、购买、运输和进口、出口行为，防止易制毒化学品被用于制造毒品，维护经济和社会秩序，2005 年 8 月 26 日，国务院颁布了《易制毒化学品管理条例》。

为加强药品类易制毒化学品管理，防止流入非法渠道，根据《易制毒化学品管理条例》，2010 年 3 月 18 日卫生部发布了《药品类易制毒化学品管理办法》，自 2010 年 5 月 1 日起施行。

（一）药品类易制毒化学品的概念和品种

易制毒化学品是指国家规定管制的可用于制造毒品的前体、原料和化学助剂等物质。易制毒化学品分为三类：第一类是可以用于制毒的主要原料，第二类、第三类是可以用于制毒的化学配剂。

药品类易制毒化学品是指《易制毒化学品管理条例》中所确定的麦角酸、麻黄素等物质。

 知识链接

> ### 药品类易制毒化学品品种目录
>
> 1. 麦角酸
> 2. 麦角胺
> 3. 麦角新碱
> 4. 麻黄素、伪麻黄素、消旋麻黄素、去甲麻黄素、甲基麻黄素、麻黄浸膏、麻黄浸膏粉等麻黄素类物质
>
> 说明：
> 一、所列物质包括可能存在的盐类。
> 二、药品类易制毒化学品包括原料药及其单方制剂。
>
> 管理目录更新
>
> 2012 年 8 月，国家增补邻氯苯基环戊酮为第一类易制毒化学品。
>
> 2014 年，将 1-苯基-2-溴-1-丙酮和 3-氧-2-苯基丁腈增列入第一类易制毒化学品。
>
> 2017 年，增列 N-苯乙基-4-哌啶酮、4-苯胺基-N-苯乙基哌啶、N-甲基-1-苯基-1-氯-2-丙胺为第一类易制毒化学品，增列溴素、1-苯基-1-丙酮为第二类易制毒化学品。
>
> 2021 年 5 月 28 日，增列 α-苯乙酰乙酸甲酯、α-乙酰乙酰苯胺、3,4-亚甲基二氧苯基-2-丙酮缩水甘油酸和 3,4-亚甲基二氧苯基-2-丙酮缩水甘油酯为第二类易制毒化学品，增列苯乙腈、γ-丁内酯为第三类易制毒化学品。

（二）药品类易制毒化学品的管理

国家对药品类易制毒化学品的生产、经营、购买及监督管理作出了明确具体规定。国家药品监督管理部门主管全国药品类易制毒化学品生产、经营、购买等方面的监督管理工作。县级以上地方药品监督管理部门负责本行政区域内的药品类易制毒化学品生产、经营、购买等方面的监督管理工作。

1. 生产、经营许可

生产、经营药品类易制毒化学品，应当按规定取得药品类易制毒化学品生产、经营许可。生产药品类易制毒化学品中属于药品的品种，还应当依照《药品管理法》和相关规定取得药品批准文号。

药品类易制毒化学品的经营许可，国家药品监督管理部门委托省、自治区、直辖市药品监督管理部门办理。药品类易制毒化学品单方制剂和小包装麻黄素，纳入麻醉药品销售渠道经营，仅能由麻醉药品全国性批发企业和区域性批发企业经销，不得零售。未实行药品批准文号管理的品种，纳入药品类易制毒化学品原料药渠道经营。

2. 购买许可

国家对药品类易制毒化学品实行购买许可制度。购买药品类易制毒化学品的，应当办理《药品类易制毒化学品购用证明》（简称《购用证明》），由国家食品药品监督管理局统一印制，有效期为3个月。《购用证明》只能在有效期内一次使用。《购用证明》不得转借、转让。购买药品类易制毒化学品时必须使用《购用证明》原件，不得使用复印件、传真件。

符合以下情形之一的，豁免办理《购用证明》。

（1）医疗机构凭麻醉药品、第一类精神药品购用印鉴卡购买药品类易制毒化学品单方制剂和小包装麻黄素的。

（2）麻醉药品全国性批发企业、区域性批发企业持麻醉药品调拨单购买小包装麻黄素以及单次购买麻黄素片剂6万片以下、注射剂1.5万支以下的。

（3）按规定购买药品类易制毒化学品标准品、对照品的。

（4）药品类易制毒化学品生产企业凭药品类易制毒化学品出口许可自营出口药品类易制毒化学品的。

3. 购销管理

药品类易制毒化学品生产企业应当将药品类易制毒化学品原料药销售给取得《购用证明》的药品生产企业、药品经营企业和外贸出口企业。

药品类易制毒化学品经营企业应当将药品类易制毒化学品原料药销售给本省、自治区、直辖市行政区域内取得《购用证明》的单位。药品类易制毒化学品经营企业之间不得购销药品类易制毒化学品原料药。

教学科研单位只能凭《购用证明》从麻醉药品全国性批发企业、区域性批发企业和药品类易制毒化学品经营企业购买药品类易制毒化学品。

二、含特殊药品复方制剂的管理

（一）含特殊药品复方制剂的经营管理

1. 品种范围 此类药品包括含麻黄碱类复方制剂、含可待因复方口服溶液、复方地芬诺酯片和复方甘草片（以下称含特殊药品复方制剂）。

2. 经营管理 具有《药品经营许可证》的企业均可经营含特殊药品复方制剂。药品生产企业和药品批发企业可以将含特殊药品复方制剂销售给药品批发企业、药品零售企业和医疗机构。药品零售企业销售含特殊药品复方制剂时，处方药应当严格执行处方药与非处方药分类管理有关规定，非处方药一次销售不得超过 5 个最小包装。

药品生产、批发企业经营含特殊药品复方制剂时，应当按照药品 GMP、药品 GSP 的要求建立客户档案，核实并留存购销方资质证明复印件、采购人员（销售人员）法人委托书和身份证明复印件、核实记录等；指定专人负责采购（销售）、出（入）库验收、签订买卖合同等。

药品生产、批发企业经营含特殊药品复方制剂时必须严格按照《关于规范药品购销中票据管理有关问题的通知》（国食药监安〔2009〕283 号，以下简称《通知》）规定开具、索要销售票据。

药品生产、批发企业销售含特殊药品复方制剂时，应当严格执行出库复核制度，认真核对实物与销售出库单是否相符，并确保药品送达购买方《药品经营许可证》所载明的仓库地址、药品零售企业注册地址，或者医疗机构的药库。药品送达后，购买方应查验货物，无误后由入库员在随货同行单上签字。随货同行单原件留存，复印件加盖公章后及时返回销售方。

药品生产企业和药品批发企业禁止使用现金进行含特殊药品复方制剂交易。

（二）含麻黄碱类复方制剂的经营管理

1. 管理要求

（1）具有蛋白同化制剂、肽类激素定点批发资质的药品经营企业，才能从事含麻黄碱类复方制剂的批发业务。其他药品批发企业，不得再购进含麻黄碱类复方制剂。

（2）药品生产企业和药品批发企业销售含麻黄碱类复方制剂时，应当核实购买方资质证明材料、采购人员身份证明等情况，无误后方可销售，并跟踪核实药品到货情况，核实记录保存至药品有效期后一年备查。

2. 管理规定

（1）将单位剂量麻黄碱类药物含量大于 30 毫克（不含 30 毫克）的含麻黄碱类复方制剂列入必须凭处方销售的处方药管理。药品零售企业必须凭执业医师开具的处方销售上述药品。

（2）药品零售企业销售含麻黄碱类复方制剂，应当查验购买者的身份证，并对其姓名和身份证号码予以登记。除处方药按处方剂量销售外，一次销售不得超过 2 个最小包装。

（3）药品零售企业不得开架销售含麻黄碱类复方制剂，应当设置专柜由专人管理、专册登记，登记内容包括药品名称、规格、销售数量、生产企业、生产批号、购买人姓名、身份证号码。

三、兴奋剂的管理

为了防止在体育运动中使用兴奋剂，保护体育运动参加者的身心健康，维护体育竞赛的公平竞争，制定了《反兴奋剂条例》《反兴奋剂管理办法》等法律法规。

（一）兴奋剂的概念

兴奋剂，是指兴奋剂目录所列的禁用物质等。兴奋剂目录由国务院体育主管部门会同国家药品监督管理部门、国务院卫生主管部门、国务院商务主管部门和海关总署制定、调整并公布。

（二）兴奋剂的类别

由国家体育总局、中华人民共和国商务部、中华人民共和国国家卫生健康委员会、中华人民共和国海关总署、国家药品监督管理总局联合公布2022年兴奋剂目录，共7个品种：蛋白同化制剂品种、肽类激素品种、麻醉药品品种、刺激剂（含精神药品）品种、药品类易制毒化学品品种、医疗用毒性药品品种和其他品种。

（三）兴奋剂的生产、经营和使用管理

国家对兴奋剂目录所列禁用物质实行严格管理，任何单位和个人不得非法生产、销售、进出口。

1.生产管理

（1）生产兴奋剂目录所列蛋白同化制剂、肽类激素（以下简称蛋白同化制剂、肽类激素），应当依照《药品管理法》的规定取得《药品生产许可证》、药品批准文号。

（2）生产企业应当记录蛋白同化制剂、肽类激素的生产、销售和库存情况，并保存记录至超过蛋白同化制剂、肽类激素有效期2年。

（3）药品、食品中含有兴奋剂目录所列禁用物质的，生产企业应当在包装标识或者产品说明书上用中文注明"运动员慎用"字样。

2.经营管理

（1）蛋白同化制剂、肽类激素的生产企业只能向医疗机构、符合《反兴奋剂条例》第九条规定的药品批发企业和其他同类生产企业供应蛋白同化制剂、肽类激素。

（2）除胰岛素外，药品零售企业不得经营蛋白同化制剂或者其他肽类激素。

（3）蛋白同化制剂、肽类激素的批发企业只能向医疗机构、蛋白同化制剂、肽类激素的生产企业和其他同类批发企业供应蛋白同化制剂、肽类激素。

（4）兴奋剂目录所列禁用物质属于麻醉药品、精神药品、医疗用毒性药品和易制毒化学品的，其生产、销售、进口、运输和使用依照《药品管理法》和有关行政法规的规定实行特殊管理。

3.使用管理

（1）蛋白同化制剂、肽类激素和前款规定以外的兴奋剂目录所列其他禁用物质，实行处方药管理。

（2）医疗机构只能凭依法享有处方权的执业医师开具的处方向患者提供蛋白同化制剂、肽类激素。处方应当保存2年。

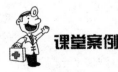

课堂案例

服用违禁药物被禁赛

北京时间2022年3月23日凌晨，国际体育仲裁法庭公告宣布，里约奥运会男子举重 77 公斤级冠军、哈萨克斯坦选手尼德札特·拉希莫夫因服用违禁药物将被禁赛 8 年。同时，他在 2016 年 3 月 15 日到 2021 年 1 月 18 日期间所取得的所有成绩将被取消。

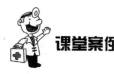

课堂案例

国际田联认证中国男子接力队获东京奥运会铜牌

2022 年 2 月 18 日，国际体育仲裁法庭发布公告，认定英国短跑运动员奇金杜·乌贾在东京奥运会违反了《反兴奋剂条例》，他在东京奥运会男子 4×100 米接力决赛和男子 100 米比赛中取得的成绩都被取消。

在东京奥运会男子 4×100 米接力决赛中，由苏炳添、谢震业、吴智强、汤星强组成的中国队位居第四，意大利队、英国队和加拿大队分获前三名。随着英国队的银牌被收回，加拿大队递补获得银牌，中国队递补获得铜牌——这也是中国男子田径接力的首枚奥运奖牌。

近日，世界田联官网已更新了苏炳添等中国男子 4×100 米接力队成员资料介绍，在荣誉一栏中，均添加了"奥运会铜牌得主"的荣誉。

案例视频——国际田联认证中国男子接力队获东京奥运会铜牌

四、疫苗的管理

为了加强疫苗管理、保证疫苗质量和供应、规范预防接种、促进疫苗行业发展、保障公众健康、维护公共卫生安全，2019 年 6 月 29 日，第十三届全国人民代表大会常务委员会第十一次会议通过《中华人民共和国疫苗管理法》。在中华人民共和国境内从事疫苗研制、生产、流通和预防接种及其监督管理活动，都需要遵守此法。

（一）疫苗的概念和类别

疫苗，是指为预防、控制疾病的发生、流行，用于人体免疫接种的预防性生物制品，包括免疫规划疫苗和非免疫规划疫苗。

1. 免疫规划疫苗　指居民应当按照政府的规定接种的疫苗，包括国家免疫规划确定的疫苗，省、自治区、直辖市人民政府在执行国家免疫规划时增加的疫苗，以及县级以上人民政府或者其卫生健康主管部门组织的应急接种或者群体性预防接种所使用的疫苗。

2. 非免疫规划疫苗　指由居民自愿接种的其他疫苗。

（二）疫苗的管理

1. 免疫规划制度 国家实行免疫规划制度。

（1）居住在中国境内的居民，依法享有接种免疫规划疫苗的权利，履行接种免疫规划疫苗的义务。政府免费向居民提供免疫规划疫苗。

（2）县级以上人民政府及其有关部门应当保障适龄儿童接种免疫规划疫苗。监护人应当依法保证适龄儿童按时接种免疫规划疫苗。

2. 电子追溯制度 国家实行疫苗全程电子追溯制度。

（1）国家药品监督管理部门会同国务院卫生健康主管部门制定统一的疫苗追溯标准和规范，建立全国疫苗电子追溯协同平台，整合疫苗生产、流通和预防接种全过程追溯信息，实现疫苗可追溯。

（2）疫苗上市许可持有人应当建立疫苗电子追溯系统，与全国疫苗电子追溯协同平台相衔接，实现生产、流通和预防接种全过程最小包装单位疫苗可追溯、可核查。

（3）疾病预防控制机构、接种单位应当依法如实记录疫苗流通、预防接种等情况，并按照规定向全国疫苗电子追溯协同平台提供追溯信息。

3. 疫苗的临床试验管理

（1）开展疫苗临床试验，应当经国家药品监督管理部门依法批准。

（2）疫苗临床试验应当由符合国家药品监督管理部门和国务院卫生健康主管部门规定条件的三级医疗机构或者省级以上疾病预防控制机构实施或者组织实施。

（3）国家鼓励符合条件的医疗机构、疾病预防控制机构等依法开展疫苗临床试验。

（4）疫苗临床试验申办者应当制定临床试验方案，建立临床试验安全监测与评价制度，审慎选择受试者，合理设置受试者群体和年龄组，并根据风险程度采取有效措施，保护受试者合法权益。

（5）开展疫苗临床试验，应当取得受试者的书面知情同意；受试者为无民事行为能力人的，应当取得其监护人的书面知情同意；受试者为限制民事行为能力人的，应当取得本人及其监护人的书面知情同意。

4. 疫苗的上市管理

（1）在中国境内上市的疫苗应当经国家药品监督管理部门批准，取得药品注册证书；申请疫苗注册，应当提供真实、充分、可靠的数据、资料和样品。

（2）对疾病预防、控制急需的疫苗和创新疫苗，国家药品监督管理部门应当予以优先审评审批。

（3）应对重大突发公共卫生事件急需的疫苗或者国务院卫生健康主管部门认定急需的其他疫苗，经评估获益大于风险的，国家药品监督管理部门可以附条件批准疫苗注册申请。出现特别重大突发公共卫生事件或者其他严重威胁公众健康的紧急事件，国务院卫生健康主管部门根据传染病预防、控制需要提出紧急使用疫苗的建议，经国家药品监督管理部门组织论证同意后可以在一定的范围和期限内紧急使用。

5. 疫苗的生产管理

（1）国家对疫苗生产实行严格准入制度。

（2）从事疫苗生产活动，应当经省级以上人民政府药品监督管理部门批准，取得药品生产许可证。

6.疫苗的经营管理

（1）国家实行疫苗批签发制度。

（2）每批疫苗销售前或者进口时，应当经国家药品监督管理部门指定的批签发机构按照相关技术要求进行审核、检验。符合要求的，发给批签发证明；不符合要求的，发给不予批签发通知书。

（3）不予批签发的疫苗不得销售，并应当由省、自治区、直辖市人民政府药品监督管理部门监督销毁；不予批签发的进口疫苗应当由口岸所在地药品监督管理部门监督销毁或者依法进行其他处理。预防、控制传染病疫情或者应对突发事件急需的疫苗，经国家药品监督管理部门批准，免予批签发。

（4）国家免疫规划疫苗由国务院卫生健康主管部门会同国务院财政部门等组织集中招标或者统一谈判，形成并公布中标价格或者成交价格，各省、自治区、直辖市实行统一采购。

（5）国家免疫规划疫苗以外的其他免疫规划疫苗、非免疫规划疫苗由各省、自治区、直辖市通过省级公共资源交易平台组织采购。

（6）疫苗上市许可持有人应当按照采购合同约定，向疾病预防控制机构或者疾病预防控制机构指定的接种单位配送疫苗。

7.疫苗的储存、运输管理

（1）疫苗上市许可持有人、疾病预防控制机构自行配送疫苗应当具备疫苗冷链储存、运输条件，也可以委托符合条件的疫苗配送单位配送疫苗。

（2）疾病预防控制机构、接种单位、疫苗上市许可持有人、疫苗配送单位应当遵守疫苗储存、运输管理规范，保证疫苗质量。

（3）疫苗在储存、运输全过程中应当处于规定的温度环境，冷链储存、运输应当符合要求，并定时监测、记录温度。

五、血液制品的管理

血液制品，是特指各种人的血浆蛋白制品。

（一）血液制品的生产管理

国家实行单采血浆站统一规划、设置的制度。国务院卫生行政部门根据核准的全国生产用原料血浆的需求，对单采血浆站的布局、数量和规模制定总体规划。省、自治区、直辖市人民政府卫生行政部门根据总体规划制定本行政区域内单采血浆站设置规划和采集血浆的区域规划，并报国务院卫生行政部门备案。单采血浆站由血液制品生产单位设置或者由县级人民政府卫生行政部门设置，专门从事单采血浆活动，具有独立法人资格。其他任何单位和个人不得从事单采血浆活动。

血液制品生产单位必须达到国务院卫生行政部门制定的《药品生产质量管理规范》规定的标准，经国务院卫生行政部门审查合格，并依法向工商行政管理部门申领营业执照后，方可从事血液制品的生产活动。

血液制品生产单位生产国内已经生产的品种，必须依法向国务院卫生行政部门申请产品批准文号；国内尚未生产的品种，必须按照国家有关新药审批的程序和要求申报。

严禁血液制品生产单位出让、出租、出借及与他人共用《药品生产企业许可证》和产品批准文号。

血液制品生产单位不得向其他任何单位供应原料血浆。

（二）血液制品的经营管理

开办血液制品经营单位，由省、自治区、直辖市人民政府卫生行政部门审核批准。

血液制品经营单位应当具备与所经营的产品相适应的冷藏条件和熟悉所经营品种的业务人员。

血液制品生产经营单位生产、包装、储存、运输、经营血液制品，应当符合国家规定的卫生标准和要求。

国家禁止出口原料血浆。

国务院卫生行政部门负责全国进出口血液制品的审批及监督管理。

目标检测

一、A型题（最佳选择题）

1. 特殊管理的药品是指（   ）。

　　A. 麻醉药品、放射性药品、抗肿瘤药品、生物制品

　　B. 麻醉药品、放射性药品、毒性药品、生物制品

　　C. 生物制品、放射性药品、毒性药品、精神药品

　　D. 麻醉药品、放射性药品、毒性药品、精神药品

2. 第一类精神药品（   ）。

　　A. 只限于医疗、教学和科研需要

　　B. 可供医疗单位配方使用

　　C. 由国营药店供应和调配

　　D. 只限供应县级以上卫生行政部门指定的医疗单位使用，不得在医药门

　　　市部零售

3. 麻醉药品连续使用后能成瘾癖，并易产生（   ）。

　　A. 精神依赖性　　　　B. 身体依赖性　　　　C. 抑制性　　　　D. 兴奋性

4. 只满足医疗、教学和科研的需要，其他一律不得使用的药品是（   ）。

　　A. 麻醉药品　　　　　　　　　　　B. 放射性药品

　　C. 血液制品　　　　　　　　　　　D. 医疗用毒性药品

5. 在零售药品中，凭盖有医疗单位公章的医师处方限量供应的是（   ）。

　　A. 非处方药　　　　　　　　　　　B. 第一类精神药品

　　C. 麻醉药品　　　　　　　　　　　D. 第二类精神药品

6. "麻醉药品、第一类精神药品购用印鉴卡"的持有者是（   ）。

A. 科研单位　　　　　　　　　　　　B. 医疗卫生单位

C. 经营单位　　　　　　　　　　　　D. 经批准的危重患者

7. 麻醉药品依赖性的表现不包括（　　）。

A. 强迫性用药　　　　　　　　　　　B. 有加大剂量的趋势

C. 有戒断症状　　　　　　　　　　　D. 烦躁不安、失眠、呕吐、腹泻

8. 我国目前对精神药品进行监管的特别法是（　　）。

A.《精神药品管理条例》　　　　　　B.《药品管理法》

C.《1971 年精神药物公约》

D.《麻醉药品和精神药品管理条例》

9. 可委托加工的药品是（　　）。

A. 麻醉药品　　　　　　　　　　　　B. 第一类精神药品

C. 第二类精神药品原料药　　　　　　D. 第二类精神药品制剂

10. 麻醉药品控（缓）释制剂处方一次（　　）。

A. 不超过七日用量　　　　　　　　　B. 不超过十五日用量

C. 不超过三日用量　　　　　　　　　D. 不超过二日用量

11. 医疗机构应当对麻醉药品和精神药品处方保存（　　）。

A. 麻醉药品处方至少保存 2 年，精神药品处方至少保存 2 年

B. 麻醉药品处方至少保存 3 年，精神药品处方至少保存 3 年

C. 麻醉药品处方至少保存 3 年，精神药品处方至少保存 2 年

D. 麻醉药品处方至少保存 1 年，精神药品处方至少保存 2 年

12. 医疗用毒性药品每次处方剂量（　　）。

A. 不得超过 1 日极量　　　　　B. 不得超过 2 日极量

C. 不得超过 3 日极量　　　　　D. 不得超过 4 日极量

二、X 型题（多项选择题）

1. 麻醉药品包括（　　）。

A. 阿片类　　　　　　　　　　　　　B. 可卡因类

C. 大麻类　　　　　　　　　　　　　D. 其他易成瘾癖的药品、药用原植物及其制剂

2. 毒性药品生产、配制时，必须（　　）。

A. 严防与其他药品混杂

B. 每次配料，必须双人以上复核，并详细记录每次所用原料和成品数

C. 所用容器和工具要清洁、卫生

D. 包装容器要有毒药标志

3. 凡加工炮制毒性中药，必须遵守（　　）规定。

A.《中华人民共和国药典》　B.《中药志》

C.《中药大辞典》　　　　　　D.《炮制规范》

4. 下列哪些属于医疗用毒性药品？（　　）

A. 生甘遂　　　　　B. 士的宁　　　　　C. 阿托品　　　　　D. 阿芬太尼

5.根据《麻醉药品和精神药品管理条例》规定，下列哪些医师不得开具麻醉药品和第一类精神药品处方？（　　）

    A.进修医师   B.实习医师

    C.未通过考核的执业医师   D.执业助理医师

6.开展麻醉药品和精神药品实验研究活动应当具备哪些条件？（　　　）

    A.经国家药品监督管理部门批准

    B.以医疗、科学研究或者教学为目的

    C.有保证实验所需麻醉药品和精神药品安全的措施和管理制度

    D.单位及其工作人员2年内没有违反有关禁毒的法律、行政法规规定的
      行为

7.关于麻醉药品、精神药品的储存的规定，下列说法正确的是（　　）。

    A.麻醉药品和第一类精神药品的使用单位应当设立专库或者专柜储存麻醉
      药品和第一类精神药品

    B.专库安装专用防盗门，实行双人双锁管理

    C.麻醉药品和第一类精神药品的专用账册保存期限应当自药品有效期期满
      之日起不少于5年

    D.麻醉药品原料药和制剂分别存放

（曹　晶）

第十一章PPT

药品标识物、药品广告与价格管理

学习要点

知识目标：掌握药品包装、标签、说明书的管理，以及药品广告的审查办法和发布标准；熟悉药包材的类型、药品标签的内容、药品说明书的格式、药品广告申请和审批程序；了解药品广告的概念和作用。

能力目标：能正确识别药品标签、说明书；能按程序进行药品广告申请。

素质目标：培养学生法治精神，能自觉遵守药品标识物、广告管理规定，能依法从药。

第一节　药品标识物管理

药品的包装、标签、说明书，又称药品标识物。药品标识物是药品的重要组成部分，是药品外在质量的重要体现，也是医师和药师决定用药和指导消费者购买、选择药品的重要信息来源，对保证药品在运输、储藏过程中的质量，指导安全、有效、合理地使用药品具有不可缺少的作用。因此，加强对药品标识物的管理是各国药品监督管理工作的重要内容之一。

一、药品包装管理

（一）药品包装的概念

包装是指在流通过程中保护产品，方便储运、促进销售，按一定技术方法而采用的容器、材料及辅助物等的总称。

药品包装是指使用适当的材料或容器，利用包装技术对药物制剂的半成品或成品进行分（灌）、封、装、贴签等操作，为药品提供品质保证、鉴定商标与说明的一种加工过程的总称。对药品包装本身可以从两个方面去理解：从静态角度看，包装是包装药品所用的物料、容器及辅助物，即药品的包装；从动态角度看，包装是采用材料、容器和辅助物的技术方法，是工艺及操作。

（二）药品包装的作用

1.保护功能　药品在生产、运输、储存与使用过程中常经历较长时间，由于包装不当，可能使药品的物理性质或化学性质发生改变，使药品减效、失效、产生不良反应。

药品包装应将保护功能作为首要因素考虑。保护功能主要包括以下两个方面。

（1）阻隔作用：视包装材料与方法，包装能保证容器内药物不穿透、不泄漏，也能阻隔外界的空气、光、水分、热、异物与微生物等与药物接触。

（2）缓冲作用：药品包装具有缓冲作用，可使药品在运输、储存过程中免受各种外力的振动、冲击和挤压。

2.方便应用　药品包装应能方便患者及临床使用，能帮助医师、药师和患者科学而安全地用药。

（1）标签、说明书与包装标志标签：是药品包装的重要组成部分，向人们科学而准确地介绍具体药品的基本内容、商品特性。

药品的标签分为内包装标签与外包装标签。内包装标签与外包装标签内容不得超出国家食品药品监督管理局批准的药品说明书所限定的内容；文字表达应与说明书保持一致。

药品说明书应包含有关药品的安全性、有效性等基本科学信息。

包装标志是为了帮助用药者识别药品而设的特殊标志。

（2）便于取用和分剂量，提高患者用药的依从性：随着包装材料与包装技术的发展，药品包装呈多样化，如单剂量化包装，方便患者使用，亦适合于药房发售药品；如旅行保健药盒，内装风油精、去痛片、黄连素等常用药；如冠心病急救药盒，内装硝酸甘油片、速效救心丸、麝香保心丸等。在复杂治疗方案下的常规包装中会出现大批包装容器，这样不利于患者用药的依从性，现在有的厂家设计了一种新包装盒，可以将多种药物同时装在1个盒内，盒子按每周天数分成几个部分，而每一部分又按每天服药次数分成4个小室，这样简化了服药手续，提高了用药的依从性，同时可以监控患者的服药量，特别对老年患者更为适宜，进而提高治疗效果。

3.商品宣传　药品属于特殊商品，首先应重视其质量和应用。从商品性看，产品包装的科学化、现代化程度一定程度上有助于显示产品的质量、生产水平，能给人以信任感、安全感，有助于营销宣传。

（三）药品包装的分类

药品包装通常分为两个层次，即内包装和外包装。内包装是指直接与药品接触的包装材料和容器。内包装应能保证药品在生产、运输、储藏及使用过程中的质量，并便于医疗使用处方。外包装是指内包装以外的包装，由里向外分中包装（也称为销售包装）和大包装（也称为储运包装）。外包装应根据药品的特性选用不易破损的包装，以保证药品在运输、储藏、使用过程中的质量。

药品内包装也称为内包材或药包材。药包材分为Ⅰ、Ⅱ、Ⅲ三类。

（1）Ⅰ类药包材：指直接接触药品且直接使用的药品包装用材料、容器。

（2）Ⅱ类药包材：指直接接触药品，但便于清洗，在实际使用过程中，经清洗后需要并可以消毒灭菌的药品包装用材料、容器。

（3）Ⅲ类药包材：指Ⅰ、Ⅱ类以外其他可能直接影响药品质量的药品包装用材料、容器。

药品包装材料分类目录由国家药品监督管理局制定、公布。

（四）药品包装的法制管理

《药品管理法》《药品注册管理办法》等对药品的包装做了相应的规定。实行药品与包装材料关联审批，包装材料在审批药品注册申请时一并审评审批。

1.药包材的关联审评审批　《药品管理法》第二十五条第二款规定："国务院药品监督管理部门在审批药品时，对直接接触药品的包装材料和容器一并审评。"《药品注册管理办法》第四十一条第二款规定："直接接触药品的包装材料和容器生产企业应当按照关联审评审批制度要求，在直接接触药品的包装材料和容器登记平台登记产品信息和研究资料。药品审评中心向社会公示登记号、产品名称、企业名称、生产地址等基本信息，供药品制剂注册申请人选择。"

（1）申请：《药品注册管理办法》第四十二条规定："药品制剂申请人提出药品注册申请，可以直接选用已登记的直接接触药品的包装材料和容器；选用未登记的化学原料药、辅药及直接接触药品的包装材料和容器的，相关研究资料应当随药品制剂注册申请一并申报。"

（2）关联审评和延伸检查：《药品注册管理办法》第四十三条规定："药品审评中心在审评药品制剂注册申请时，对药品制剂选用的化学原料药、辅药及包装材料和容器进行关联审评，需补充资料的，按照补充资料程序要求药品制剂申请人或者化学原料药、辅药及直接接触药品的包装材料和容器登记企业补充资料，可以基于风险提出对化学原料药、辅料及直接接触药品的包装材料和容器企业进行延伸检查。"

（3）信息登记和信息公示：《药品注册管理办法》第四十四条规定："化学原料药、辅料及直接接触药品的包装材料和容器关联审评通过的或者单独审评审批通过的，药品审评中心在直接接触药品的包装材料和容器登记平台更新登记状态标识，向社会公示相关信息。""未通过关联审评审批的，化学原料药、辅料及直接接触药品的包装材料和容器产品的登记状态维持不变，相关药品制剂申请不予批准"。

2.药包材必须符合药用要求　《药品管理法》第四十六条规定："直接接触药品的包装材料和容器，应当符合药用要求，符合保障人体健康、安全的标准。对不合格的直接接触药品的包装材料和容器，由药品监督管理部门责令停止使用。"药品生产企业不得使用未经批准的直接接触药品的包装材料和容器。对不合格的直接接触药品的包装材料和容器，由药品监督管理部门责令停止使用。

3.药品包装的总体要求　《药品管理法》第四十八条规定："药品包装应当适合药品质量的要求，方便储存、运输和医疗使用。发运中药材应当有包装。在每件包装上，应当注明品名、产地、日期、供货单位，并附有质量合格的标志。"选择药品包装，必须根据药品的特性要求和药包材的材质、配方及生产工艺，选择对光、热、冻、放射、氧、水蒸气等因素屏蔽阻隔性能优良，自身稳定性好，不与药品发生作用或互相迁移的包装材料和容器。

4.药品包装的标签和说明书规定　《药品管理法》第四十九条规定："药品包装应当按照规定印有或者贴有标签并附有说明书。标签或者说明书上应当注明药品的通用名称、成分、规格、生产企业、批准文号、产品批号、生产日期、有效期、适应证或者功能主治、用法、用量、禁忌、不良反应和注意事项。""麻醉药品、精神药品、医疗用毒性药品、放射性药品、外用药品和非处方药的标签、说明书，应当印有规定的标志。"

二、药品说明书和标签管理

为规范药品说明书和标签的管理，国家药品监督管理部门根据《药品管理法》和《药品管理法实施条例》于2006年3月15日发布了《药品说明书和标签管理规定》（局令第24号），对在中国境内上市销售的药品说明书和标签做出了明确规定，该规定自2006年6月1日起施行。

法规文件——
《药品说明书
和标签管理
规定》

（一）药品说明书和标签管理的共同规定

1.药品说明书和标签的核准　药品说明书和标签由国家药品监督管理局予以核准。药品的标签应当以说明书为依据，其内容不得超出说明书的范围，不得印有暗示疗效、误导使用和不适当宣传产品的文字和标识。

2.药品包装必须有标签、说明书　药品包装必须按照规定印有或者贴有标签，不得夹带其他任何介绍或者宣传产品、企业的文字、音像及其他资料。药品生产企业生产供上市销售的最小包装必须附有说明书。

3.药品说明书和标签的文字表述要求

（1）药品说明书和标签的文字表述应当科学、规范、准确。非处方药说明书还应当使用容易理解的文字表述，以便患者自行判断、选择和使用。

（2）药品说明书和标签中的文字应当清晰易辨，标识应当清楚醒目，不得有印字脱落或者粘贴不牢等现象，不得以粘贴、剪切、涂改等方式进行修改或者补充。

（3）药品说明书和标签应当使用国家语言文字工作委员会公布的规范化汉字，增加其他文字对照的，应当以汉字表述为准。

4.药品说明书或者标签应加注警示语　出于保护公众健康和指导正确合理用药的目的，药品生产企业可以主动提出在药品说明书或者标签上加注警示语，国家药品监督管理局也可以要求药品生产企业在说明书或者标签上加注警示语。

5.药品说明书和标签标注的药品名称和注册商标要求

（1）药品说明书和标签中标注的药品名称必须符合国家药品监督管理局公布的药品通用名称和商品名称的命名原则，并与药品批准证明文件的相应内容一致。

（2）药品通用名称应当显著、突出，其字体、字号和颜色必须一致，并符合以下要求：①对于横版标签，必须在上三分之一范围内显著位置标出；对于竖版标签，必须在右三分之一范围内显著位置标出。②不得选用草书、篆书等不易识别的字体，不得使用斜体、中空、阴影等形式对字体进行修饰。③字体颜色应当使用黑色或者白色，与相应的浅色或者深色背景形成强烈反差。④除因包装尺寸的限制而无法同行书写的，不得分行书写。

（3）药品商品名称不得与通用名称同行书写，其字体和颜色不得比通用名称更突出和显著，其字体以单字面积计不得大于通用名称所用字体的二分之一。

（4）药品说明书和标签中禁止使用未经注册的商标及其他未经国家药品监督管理局批准的药品名称。药品标签使用注册商标的，应当印刷在药品标签的边角，含文字的，其字体以单字面积计，不得大于通用名称所用字体的四分之一。

6.说明书和标签必须印有规定的标识　麻醉药品、精神药品、医疗用毒性药品、放射性药品、外用药品和非处方药品等国家规定有专用标识的，其说明书和标签必须印有规定的标识。国家对药品说明书和标签有特殊规定的，从其规定。

图片——特殊管理药品、外用药、非处方药标志图

7.药品说明书、标签的变更　药品说明书中涉及有效性内容及增加安全性风险的其他内容的变更，持有人应当以补充申请的方式申报，经批准后实施。药品包装标签内容的变更，持有人应当在变更实施前，报所在地省、自治区、直辖市药品监督管理部门备案。

（二）药品标签的管理规定

药品的标签是指药品包装上印有或者贴有的内容，分为内标签和外标签。药品内标签指直接接触药品的包装的标签，外标签指内标签以外的其他包装的标签。

1.药品的内标签内容　应当包含药品通用名称、适应证或者功能主治、规格、用法用量、生产日期、产品批号、有效期、生产企业等内容。包装尺寸过小，无法全部标明上述内容的，至少应当标注药品通用名称、规格、产品批号、有效期等内容。

2.药品的外标签内容　应当注明药品通用名称、成分、性状、适应证或者功能主治、规格、用法用量、不良反应、禁忌、注意事项、储藏、生产日期、产品批号、有效期、批准文号、生产企业等内容。适应证或者功能主治、用法用量、不良反应、禁忌、注意事项不能全部注明的，应当标出主要内容并注明"详见说明书"字样。

3.用于运输、储藏的包装的标签内容　至少应当注明药品通用名称、规格、储藏、生产日期、产品批号、有效期、批准文号、生产企业，也可以根据需要注明包装数量、运输注意事项或者其他标记等必要内容。

4.原料药的标签内容　应当注明药品名称、储藏、生产日期、产品批号、有效期、执行标准、批准文号、生产企业，同时还需要注明包装数量及运输注意事项等必要内容。

5.同一药品生产企业生产的同一药品标签要求　药品规格和包装规格均相同的，其标签的内容、格式及颜色必须一致；药品规格或者包装规格不同的，其标签应当明显区别或者规格项明显标注。

同一药品生产企业生产的同一药品，分别按处方药与非处方药管理的，两者的包装颜色应当明显区别。

6.对储藏有特殊要求的药品标签　应当在标签的醒目位置注明。

7.药品标签中的有效期标注　应当按照年、月、日的顺序标注，年份用四位数字表示，月、日用两位数表示。其具体标注格式为"有效期至××××年××月"或者"有效期至××××年××月××日"；也可以用数字和其他符号表示为"有效期至××××.××."或者"有效期至××××/××/××"等。

有效期若标注到日，应当为起算日期对应年月日的前一天；若标注到月，应当为

起算月份对应年月的前一月。预防用生物制品有效期的标注按照国家药品监督管理局批准的注册标准执行，治疗用生物制品有效期的标注自分装日期计算；其他药品有效期的标注自生产日期计算。

药品内标签应当标注有效期项。暂时因为包装尺寸或者技术设备等原因有效期确难以标注为"有效期至××××年××月"的，可以标注有效期实际期限，如"有效期 2 年 /24 个月"。

8. 药品标签中的有效期含义　有效期是指药品在一定的储存条件下，能够保证质量的期限。在规定储存条件下，药品有效期若标注到日，表示该药品可在该日及以前使用；若标注到月，表示该药品可在该月月底及以前使用；标注有效期实际期限，则可根据生产日期进行推算该药的使用期限。但是，如果药品没有在规定的储存条件下储存，有效期会缩短，一般来说非独立包装的药品一旦拆开，必须在一个月内使用。

（三）药品说明书的管理规定

1. 药品说明书内容规定　药品说明书应当包含药品安全性、有效性的重要科学数据、结论和信息，用以指导安全、合理使用药品。药品说明书的具体格式、内容和书写要求由国家药品监督管理局制定并发布。

2. 药品说明书表述的规定　药品说明书对疾病名称、药学专业名词、药品名称、临床检验名称和结果的表述，应当采用国家统一颁布或规范的专用词汇，度量衡单位应当符合国家标准的规定。

3. 药品说明书成分标注要求　药品说明书应当列出全部活性成分或者组方中的全部中药药味。注射剂和非处方药还应当列出所用的全部辅料名称。药品处方中含有可能引起严重不良反应的成分或者辅料的，应当予以说明。

4. 药品说明书的变更　药品持有人应当主动跟踪药品上市后的安全性、有效性情况，及时修改说明书；国家药品监督管理局根据药品不良反应监测、药品再评价结果等信息，也可以要求药品持有人修改药品说明书。药品说明书中涉及有效性内容及增加安全性风险的其他内容的变更，持有人应当以补充申请方式申报，经批准后实施。药品说明书获准修改后，药品持有人应当将修改的内容立即通知相关药品经营企业、使用单位及其他部门，并按要求及时使用修改后的说明书和标签。

5. 药品说明书不良反应标注要求　药品说明书应当充分包含药品不良反应信息，详细注明药品不良反应。药品持有人未根据药品上市后的安全性、有效性情况及时修改说明书或者未将药品不良反应在说明书中充分说明的，由此引起的不良后果由该药品持有人承担。

6. 核准日期、修改日期标注要求　药品说明书核准日期和修改日期应当在说明书中醒目标示。

（四）说明书的格式

1. 化学药品和治疗用生物制品说明书格式

核准日期（NMPA 批准药品注册时间）

修改日期（按历次修改的时间顺序逐行书写）

知识拓展——药品上市后为何还要修改药品说明书？

特殊药品、外用药品标识（位置）

×××（通用名）说明书

请仔细阅读说明书并在医师指导下使用

警示语（位置）

【药品名称】

通用名称：

商品名称：

英文名称：

汉语拼音：

【成分】

化学名称：

化学结构式：

分子式：

分子量：

【性状】

【适应证】

【用法用量】

【不良反应】

【禁忌】

【注意事项】

【孕妇及哺乳期妇女用药】

【儿童用药】

【老年用药】

【药物相互作用】

【药物过量】

【临床试验】

【药理毒理】

【药代动力学】

【储藏】

【包装】

【有效期】

【执行标准】

【批准文号】

【生产日期】

2. 中药、天然药物处方药说明书格式

核准日期（NMPA 批准药品注册时间）

修改日期（按历次修改的时间顺序逐行书写）

特殊药品、外用药品标识（位置）

×××（通用名）说明书

请仔细阅读说明书并在医师指导下使用

警示语（位置）

【药品名称】

通用名称：

汉语拼音：

【成分】

【性状】

【功能主治】/【适应证】

【规格】

【用法用量】

【不良反应】

【禁忌】

【注意事项】

【孕妇及哺乳期妇女用药】

【儿童用药】

【老年用药】

【药物相互作用】

【临床试验】

【药理毒理】

【药代动力学】

【储藏】

【包装】

【有效期】

【执行标准】

【批准文号】

【生产日期】

企业名称：

生产地址：

邮政编码：

电话号码：

传真号码：

注册地址：

网址：

（五）化学药品和治疗用生物制品说明书各项内容书写要求

1. **警示语** 是指对药品严重不良反应及其潜在的安全性问题的警告，还可以包括药品禁忌、注意事项及剂量过量等需要提示用药人群特别注意的事项。

有该方面内容的，应当在说明书标题下以醒目的黑体字注明。无该方面内容的，不列该项。

2. 药品名称

（1）通用名称：该品种为《中国药典》收载的品种，其通用名称应当与药典一致；药典未收载的品种，其名称应当符合药品通用名称命名原则。

（2）商品名称：未批准使用商品名称的药品不列该项。

（3）英文名称：无英文名称的药品不列该项。

3. 成分

（1）列出活性成分的化学名称、化学结构式、分子式、分子量。

（2）复方制剂可以不列出每个活性成分的化学名称、化学结构式、分子式、分子量内容。本项可以表达为"本品为复方制剂，其组分为："。组分按一个制剂单位（如每片、粒、支、瓶等）分别列出所含的全部活性成分及其量。

（3）多组分或者化学结构尚不明确的化学药品或者治疗用生物制品，应当列出主要成分名称，简述活性成分来源。

（4）处方中含有可能引起严重不良反应的辅料的，该项下应当列出该辅料名称。

（5）注射剂应当列出全部辅料名称。

4. 性状 包括药品的外观、臭、味、溶解度及物理常数等。

5. 适应证 应当根据该药品的用途，采用准确的表述方式，明确用于预防、治疗、诊断、缓解或者辅助治疗某种疾病（状态）或者症状。

6. 规格 指每支、每片或其他每一单位制剂中含有主药（或效价）的质量或含量或装量。生物制品应标明每支（瓶）有效成分的效价（或含量及效价）及装量（或冻干制剂的复溶后体积）。表示方法一般按照《中国药典》要求规范书写，有两种以上规格的应当分别列出。

7. 用法用量 应当包括用法和用量两部分。须按疗程用药或者规定用药期限的，必须注明疗程、期限。应当详细列出该药品的用药方法，准确列出用药的剂量、计量方法、用药次数及疗程期限，并应当特别注意与规格的关系。用法上有特殊要求的，应当按实际情况详细说明。

8. 不良反应 应当实事求是地详细列出该药品的不良反应，并按不良反应的严重程度、发生的频率或症状的系统性列出。

9. 禁忌 应当列出禁止应用该药品的人群或者疾病情况。

10. 注意事项 列出使用时必须注意的问题，包括需要慎用的情况（如肝、肾功能的问题），影响药物疗效的因素（如食物、烟、酒），用药过程中需要观察的情况（如过敏反应，定期检查血象、肝功、肾功）及用药对于临床检验的影响等。滥用或者药物依赖性内容可以在该项目下列出。

11. 孕妇及哺乳期妇女用药 着重说明该药品对妊娠、分娩及哺乳期母婴的影响，并写明可否应用本品及用药注意事项。未进行该项实验且无可靠参考文献的，应当在该项下予以说明。

12. 儿童用药 主要包括儿童由于生长发育的关系而对于该药品在药理、毒理或药代动力学方面与成人的差异，并写明可否应用本品及用药注意事项。未进行该项实验且无可靠参考文献的，应当在该项下予以说明。

13. 老年用药　主要包括老年人由于机体各种功能衰退的关系而对于该药品在药理、毒理或药代动力学方面与成人的差异，并写明可否应用本品及用药注意事项。未进行该项实验且无可靠参考文献的，应当在该项下予以说明。

14. 药物相互作用　列出与该药产生相互作用的药品或者药品类别，并说明相互作用的结果及合并用药的注意事项。未进行该项实验且无可靠参考文献的，应当在该项下予以说明。

15. 药物过量　详细列出过量应用该药品可能发生的毒性反应、剂量及处理方法。未进行该项实验且无可靠参考文献的，应当在该项下予以说明。

16. 临床试验　为本品临床试验概述，应当准确、客观地进行描述。包括临床试验的给药方法、研究对象、主要观察指标、临床试验的结果包括不良反应等。没有进行临床试验的药品不书写该项内容。

17. 药理毒理　包括药理作用和毒理研究两部分内容。

药理作用为临床药理中药物对人体作用的有关信息。也可列出与临床适应证有关或有助于阐述临床药理作用的体外试验和（或）动物实验的结果。复方制剂的药理作用可以为每一组成成分的药理作用。

毒理研究所涉及的内容是指与临床应用相关，有助于判断药物临床安全性的非临床毒理研究结果。应当描述动物种属类型、给药方法（剂量、给药周期、给药途径）和主要毒性表现等重要信息。复方制剂的毒理研究内容应当尽量包括复方给药的毒理研究结果，若无该信息，应当写入单药的相关毒理内容。

未进行该项实验且无可靠参考文献的，应当在该项下予以说明。

18. 药代动力学　应当包括药物在体内吸收、分布、代谢和排泄的全过程及其主要的药代动力学参数，以及特殊人群的药代动力学参数或特征。说明药物是否通过乳汁分泌、是否通过胎盘屏障及血脑屏障等。应以人体临床试验结果为主，如缺乏人体临床试验结果，可列出非临床试验的结果，并加以说明。未进行该项实验且无可靠参考文献的，应当在该项下予以说明。

19. 储藏　具体条件的表示方法按《中国药典》要求书写，并注明具体温度，如：阴凉处（不超过 20 ℃）保存。生物制品应当同时注明制品保存和运输的环境条件，特别应明确具体温度。

20. 包装　包括直接接触药品的包装材料和容器及包装规格，并按该顺序表述。

21. 有效期　以月为单位表述。

22. 执行标准　列出执行标准的名称、版本，如《中国药典》2005 年版二部。或者药品标准编号，如 WS-10001（HD-0001）-2002。

23. 批准文号　指该药品的药品批准文号、进口药品注册证号或者医药产品注册证号。

麻醉药品、精神药品、蛋白同化制剂和肽类激素还需要注明药品准许证号。

24. 生产企业　国产药品该项内容应当与《药品生产许可证》载明的内容一致，进口药品应当与提供的政府证明文件一致。并按下列方式列出：

企业名称：

生产地址：

邮政编码：

电话和传真号码：须标明区号。

网址：如无网址可不写，此项不保留。

（六）中药、天然药物处方药说明书内容的书写要求

1.核准日期和修改日期　对于 2006 年 7 月 1 日之前批准注册的中药、天然药物，其"核准日期"应为按照《关于印发中药、天然药物处方药说明书格式内容书写要求及撰写指导原则的通知》要求提出补充申请后，国家食品药品监督管理局或省级食品药品监督管理局予以核准的日期。

2.特殊药品外用药品标识　麻醉药品、精神药品、医疗用毒性药品和外用药品等专用标识在说明书首页右上方标注。

按医疗用毒性药品管理的药材及其饮片制成的单方制剂，必须标注医疗用毒性药品标识。

凡国家标准中用法项下规定只可外用，不可口服、注射、滴入或吸入，仅用于体表或某些特定黏膜部位的液体、半固体或固体中药、天然药物，均需标注外用药品标识。对于既可内服，又可外用的中药、天然药物，可不标注外用药品标识。

3.说明书标题　"×××说明书"中的"×××"是指该药品的通用名称。"请仔细阅读说明书并在医师指导下使用"该内容必须标注，并印制在说明书标题下方。

4.警示语　是指对药品严重不良反应及其潜在的安全性问题的警告，还可以包括药品禁忌、注意事项及剂量过量等需提示用药人群特别注意的事项。含有化学药品（维生素类除外）的中药复方制剂，应注明本品含 ××（化学药品通用名称）。有该方面内容的，应当在说明书标题下以醒目的黑体字注明。无该方面内容的，可不列此项。

5.药品名称、性状、功能主治/适应证、用法用量、规格、储藏　这些项目的内容，均应按各品种的国家药品标准的规定书写。其中药品名称包括通用名称和汉语拼音两部分，通用名称须采用国家批准的法定中文名称。

6.成分　应列出处方中所有的药味或有效部位、有效成分等。注射剂还应列出所用的全部辅料名称；处方中含有可能引起严重不良反应的辅料的，在该项下也应列出该辅料名称。

成分排序要符合中医"君臣佐使"组方原则，要与功能主治相符。对于处方已列入国家秘密技术项目的品种，以及获得中药一级保护的品种，可不列此项。

7.药理毒理、药代动力学、不良反应、禁忌、注意事项　这些项目内容，可按药品实际情况客观、科学地书写。若其中有些项目缺乏可靠的试验数据，则可以不写，说明书中不再保留该项标题。

8.临床试验　对于 2006 年 7 月 1 日之前批准注册的中药、天然药物，如在申请药品注册时经国家药品监督管理部门批准进行过临床试验，应当描述为"本品于 ×××× 年经＿＿＿批准进行过＿＿＿例临床试验"。

对于 2006 年 7 月 1 日之后批准注册的中药、天然药物，如申请药品注册时，经国家药品监督管理部门批准进行过临床试验的，应描述该药品临床试验的概况，包括研究对象、给药方法、主要观察指标、有效性和安全性结果等。

未按规定进行过临床试验的，可不列此项。

三、药品信息化追溯体系

视频——药品信息化追溯体系和药品信息追溯码

为保障公众用药安全，落实企业主体责任，实现"一物一码，物码同追"，国务院药品监督管理部门正加快推进药品信息化追溯体系建设，强化追溯信息互通共享，实现全品种、全过程追溯，促进药品质量安全综合治理，提升药品质量安全保障水平。国家药品监督管理局 2018 年制定颁布了《国家药监局关于药品信息化追溯体系建设的指导意见》（国药监药管〔2018〕35 号）；2020 年发布了《国家药监局关于做好重点品种信息化追溯体系建设工作的公告》（2020 年第 111 号）。

（一）目标、要求

1.建立全方位、全过程的药品追溯系统　药品上市许可持有人、生产企业、经营企业、使用单位通过信息化手段建立药品追溯系统，及时、准确地记录、保存药品追溯数据，形成互联互通药品追溯数据链，实现药品生产、流通和使用全过程来源可查、去向可追；有效防范非法药品进入合法渠道；确保发生质量安全风险的药品可召回、责任可追究。药品生产、流通和使用等环节共同建成覆盖全过程的药品追溯系统，药品上市许可持有人、生产企业、经营企业、使用单位质量管理水平明显提升，药品监督管理部门的监管信息化水平和监管效率逐步提高，行业协会积极发挥药品信息化追溯体系建设的桥梁纽带和引领示范作用，实现药品信息化追溯数据社会公众可自主查验，提升全社会对药品信息化追溯的认知度。

2.落实上市许可人主体责任　药品上市许可持有人应当落实全过程药品质量管理的主体责任，建立信息化追溯系统，收集全过程追溯信息，于 2020 年 12 月 31 日之前，基本实现国家药品集中采购中选品种、麻醉药品、精神药品、血液制品等重点品种可追溯。

（二）工作任务

1.编制统一信息化追溯标准　结合药品信息化追溯体系建设实际需要，国家药品监督管理局规划确立药品信息化追溯标准体系，明确基本要求，发布追溯体系建设指南，统一药品追溯编码要求、数据及交换标准。

2.建设信息化药品追溯体系　药品信息化追溯体系是药品上市许可持有人、生产企业、经营企业、使用单位、药品监督管理部门、消费者等与药品质量安全相关的追溯相关方，通过信息化手段，对药品生产、流通和使用等各环节的信息进行追踪、溯源的有机整体。药品上市许可持有人、生产企业、经营企业、使用单位要遵守相关法规和技术标准，建立健全信息化追溯管理制度，切实履行主体责任。药品上市许可持有人、生产企业、经营企业、使用单位应当按照质量管理规范要求对相关活动进行记录，记录应当真实、准确、完整、防篡改和可追溯，并应按照监管要求向监管部门提供相关数据；要通过药品追溯系统实现追溯信息存储、交换、互联互通，为社会公众提供信息查询。药品上市许可持有人和生产企业可以自建药品信息化追溯系统，也可以采用第三方技术机构的服务。药品经营企业和使用单位应配合药品上市许可持有人和生产企业建设追溯系统，并将相应追溯信息上传到追溯系统。

药品上市许可持有人和生产企业应履行药品信息化追溯管理责任，按照统一药品追溯编码要求，对产品各级销售包装单元赋以唯一追溯标识，以实现信息化追溯。药品上市许可持有人和生产企业在销售药品时，应向下游企业或医疗机构提供相关追溯信息，以便下游企业或医疗机构验证反馈。药品上市许可持有人和生产企业要能及时、准确地获得所生产药品的流通、使用等全过程信息。

药品批发企业在采购药品时，向上游企业索取相关追溯信息，在药品验收时进行核对，并将核对信息反馈给上游企业；在销售药品时，应向下游企业或医疗机构提供相关追溯信息。

药品零售和使用单位在采购药品时，向上游企业索取相关追溯信息，在药品验收时进行核对，并将核对信息反馈给上游企业；在销售药品时，应保存销售记录明细，并及时调整售出药品的相应状态标识。

鼓励信息技术企业作为第三方技术机构，为药品上市许可持有人、生产企业、经营企业、使用单位提供药品追溯信息技术服务。

3. 推进追溯信息互联互通　国家药品监督管理局建立全国药品信息化追溯协同服务平台，不断完善药品追溯数据交换、共享机制。鼓励药品上市许可持有人、生产企业、经营企业、使用单位、行业协会、第三方服务机构、行政管理部门通过药品追溯协同服务平台，实现药品信息化追溯各方互联互通。鼓励企业创新查询方式，面向社会公众提供药品追溯数据查询服务。

4. 拓展药品追溯数据价值　各级药品监督管理部门基于药品信息化追溯体系构建大数据监管系统，创新药品安全监管手段，探索实施药品全过程信息化、智能化监管，完善风险预警机制。充分发挥药品追溯数据在问题产品召回及应急处置工作中的作用，进一步挖掘药品追溯数据在监督检查、产品抽检和日常监管中的应用价值。

药品追溯数据"谁产生、谁所有"，未经所有方授权，其他各方不得泄露。鼓励相关方按照合法合规方式，利用药品追溯数据为社会服务。

5. 建立数据安全机制　药品追溯各相关方应从制度上、技术上保证药品追溯数据真实、准确、完整、不可篡改和可追溯。药品追溯数据记录和凭证保存期限应不少于5年。应明确专职部门及人员负责药品追溯数据管理，确保数据安全、防止数据泄露。

6. 药品监督管理部门应指导和监督追溯体系建设　药品监督管理部门应履行指导和监管责任，根据监管需求，建设追溯监管系统。省级药品监督管理部门应依照相关法律、法规与标准，结合行政区域实际，制定具体措施，明确各级责任。

地方药品监督管理部门应加强对药品上市许可持有人、生产企业、经营企业、使用单位建立信息化追溯系统情况监督检查，督促相关单位严格遵守追溯管理制度，建立健全追溯体系。对于没有按照要求建立追溯系统、追溯系统不能有效运行的，要依照相关法律法规等规定严肃处理。

（三）药品信息追溯码

国家药品监督管理部门正在按照要求积极建设药品追溯的协同平台和追溯的监管平台。药品上市许可持有人、药品经营企业应当按照《药品信息化追溯建设导则》等标准和规范要求，建立并实施药品追溯制度，提供追溯信息，保证药品可追溯。药品上市许可持有人承担追溯系统建设的主要责任，可以自建追溯系统，也可以委托第三方技术机构建设，按照统一的药品追溯编码要求，对药品各级销售包装单元赋以唯一追溯标识。实现药品的全品种、全过程"来源可查、去向可追"。药品追溯码是用于唯一标识药品销售包装单元的代码，由一列数字、字母和（或）符号组成。

1. 药品追溯码印刷原则

（1）易识别性：药品追溯码印刷应保证其便于被使用者和相关设备准确识读，不造成误读，满足追溯要求。

（2）清晰性：药品追溯码的印刷应保证图像清晰，颜色与底色对比分明。

（3）显著性：药品追溯码应印刷在显著位置，便于使用者快速寻找和定位。

2. 药品追溯码印刷样式要求

（1）一般要求：①药品追溯码印刷应包括"药品追溯码"字样、药品追溯码人眼识读的字符和药品追溯码设备识读的符号（一般包括一维条码和二维条码）；可标识药品追溯码识读方法（药品追溯码印刷示例见图12-1）。②应在药品追溯码设备识读的符号上方印刷"药品追溯码"字样，字迹应清晰易读。③药品追溯码人眼识读的字符应从左到右印刷或从上到下方向印刷，字迹应清晰易读。④在反光材质的包装上印

（a）采用一维条码形式标识药品追溯码的印刷样式示例

（b）采用二维条码形式标识药品追溯码的印刷样式示例

图 12-1 药品追溯码印刷样式示例

刷药品追溯码时,采取相应措施消除反光对识读药品追溯码(包括人眼识读和设备识读)造成的影响。当药品包装最大表面面积小于 10 平方厘米时,可只标识"药品追溯码"字样和药品追溯码设备识读的符号。

(2)一维条码印刷要求:①一维条码条、空符号的颜色反差显著。推荐采用白色作底,黑色作条的颜色搭配。如果要在彩色背景下印制,务必要先进行打样测试,测试结果应保证一维条码识读的准确性。②一维条码的印制方向取决于药品包装表面曲率及面积,在药品包装表面曲率及面积允许的前提下,一维条码符号宜横向印制。当药品包装表面曲度大于 30°,应将一维条码的条垂直于曲面的母线印制。③如追溯码条码无法横向放置时,在保证追溯码条码印刷质量的前提下可将追溯码条码纵向放置,其供人识读的字符可从上到下阅读。曲面上印刷追溯码条码时宜采用纵向印刷追溯码条码。④在热缩膜上印刷追溯码条码时,应充分衡量并克服变形对追溯码条码的影响,追溯码条码的条方向应与热缩膜的缩率最大方向一致。

(3)二维条码印刷要求:二维条码符号与包装底色的颜色反差显著。如果要在彩色背景下印制,务必要先进行打样测试,测试结果应保证二维码识读的准确性。

第二节　药品广告管理

一、广告管理基本知识

(一)广告

广告是指商品经营者或者服务提供者通过一定的媒介和形式直接或者间接地介绍自己所推销的商品或者服务的商业广告活动。

(二)广告主

广告主是指为推销商品或者服务,自行或者委托他人设计、制作、发布广告的自然人、法人或者其他组织。

(三)广告经营者

广告经营者是指接受委托提供广告设计、制作、代理服务的自然人、法人或者其他组织。

(四)广告发布者

广告发布者是指为广告主或者广告主委托的广告经营者发布广告的自然人、法人或者其他组织。

(五)广告代言人

广告代言人是指广告主以外的,在广告中以自己的名义或者形象对商品、服务做推荐、证明的自然人、法人或者其他组织。

(六)广告监督管理机构

国务院市场监督管理部门主管全国的广告监督管理工作,国务院有关部门在各自的职责范围内负责广告管理相关工作。

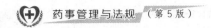

县级以上地方市场监督管理部门主管本行政区域的广告监督管理工作，县级以上地方人民政府有关部门在各自的职责范围内负责广告管理相关工作。

二、药品广告的概念和作用

（一）药品广告的概念

凡利用各种媒介或者形式发布的广告含有药品名称、药品适应证（功能主治）或者与药品有关的其他内容的，为药品广告。

（二）药品广告的作用

药品广告是传播药品信息的一种经济、迅速和有效的方式。

1. 提供药品信息　药品是一种特殊商品，其广告将有关药品信息，如药品的性能、成分、用途和特点，以及适应证、作用机制、注意事项等传递给医生和病患者，帮助专业医疗人员和消费者合理地选择用药。

2. 促进药品销售　随着医药经济的迅速发展，药品品种越来越多，药品市场的竞争也越来越激烈，药品销售问题已成为制约药品生产、经营企业进一步发展的瓶颈之一。广告作为一种营销手段，可以扩大药品在社会公众中的认知率，从而保持或扩大企业药品的市场占有率，促进药品销售，使企业在市场竞争中占据有利地位。

3. 树立企业品牌形象　目前我国制药企业众多，药品仿制盛行，重复生产问题严重，市场上的同品种药品特别多，一药多名现象非常普遍。因此，采用品牌战略，树立本企业的品牌形象非常必要。药品广告不仅可以宣传药品信息，同时还可以帮助企业树立品牌形象，使自己的产品在众多的同品种药品中独树一帜，对制药企业增加药品销售量、开拓新市场和开发新产品都具有积极作用。

4. 增强人们自我保健意识　药品广告信息的传播，特别是非处方药通过大众媒介广告，对增加人们医药知识、提高自我保健意识有一定的作用。

三、药品广告的原则

（一）药品广告的真实性原则

药品广告所传播的药品信息必须以《中国药典》或药品监督管理部门核定的药品说明书为依据，不得任意夸大。药品广告的真实性原则要求药品广告在运用艺术性比喻等方法时，不能使消费者产生任何歧义；运用艺术夸张时，不能产生任何以假乱真的效果。广告所传播的药品信息必须科学、真实、准确、无误。

（二）药品广告的合法性原则

鉴于药品的特殊性，国家在对药品进行监督管理的同时，对药品广告也做出了专门规定，药品广告必须经有关部门审批，并严格按照有关法律、法规的要求进行宣传，不得擅自更改审批内容。

（三）药品广告的科学性原则

药品广告对社会公众用药具有诱导作用，因此必须遵守科学原则，所宣传的内容不能违背药学与医学的基本原理与常识，绝对不能采用杜撰药物作用机制等方式误导公众。

四、药品广告审查

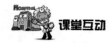

> 　　某药品批发企业想通过广告促销某种药品，请问该企业能申请药品广告吗？如果能，请问该如何办理？

　　为加强药品广告监督管理，规范广告审查工作，维护广告市场秩序，保护消费者合法权益，根据《中华人民共和国广告法》（2018年修正）等法律法规的规定，国家市场监督管理总局于2019年12月24日发布《药品、医疗器械、保健食品、特殊医学用途配方食品广告审查管理暂行办法》（局令第21号），该办法自2020年3月1日起施行。药品广告应当真实、合法，不得含有虚假或者引人误解的内容，未经审查不得发布药品广告。

法规文件——《中华人民共和国广告法》

法规文件——《药品、医疗器械、保健食品、特殊医学用途配方食品广告审查管理暂行办法》

（一）药品广告管理机关

1.药品广告主管机关　国家市场监督管理总局负责组织指导药品、医疗器械、保健食品和特殊医学用途配方食品（简称"三品一械"）广告的审查工作。

2.药品广告审查机关　省、自治区、直辖市药品监督管理部门是药品广告审查机关，负责本行政区域内药品广告的审查工作。

3.药品广告监管机关　县级以上市场监督管理部门是药品广告的监督管理机关，依法对违法药品广告进行查处。

（二）药品广告的申请人

药品注册证明文件或者备案凭证持有人及其授权同意的生产、经营企业为广告申请人（以下简称申请人）。申请人可以委托代理人办理药品广告审查申请。

（三）药品广告申请的受理机关

药品广告审查申请应当依法向生产企业或者进口代理人等广告主所在地广告审查机关提出。药品、医疗器械、保健食品和特殊医学用途配方食品广告中只宣传产品名称（含药品通用名称和药品商品名称）的，不再对其内容进行审查。

（四）药品广告申请的提出

1.申请应当提交的资料　申请药品广告批准文号，应当提交《药品广告审查表》，并附与发布内容一致的广告样件，以及下列合法有效的材料。

（1）申请人的主体资格相关材料，或者合法有效的登记文件。

（2）产品注册证明文件或者备案凭证、注册或者备案的产品标签和说明书，以及生产许可文件。

（3）广告中涉及的知识产权相关有效证明材料。

经授权同意作为申请人的生产、经营企业，还应当提交合法的授权文件；委托代理人进行申请的，还应当提交委托书和代理人的主体资格相关材料。

2. 申请的提出　申请人可以到广告审查机关受理窗口提出申请，也可以通过信函、传真、电子邮件或者电子政务平台提交药品广告申请。

（五）药品广告申请的受理

广告审查机关收到申请人提交的申请后，应当在五个工作日内做出受理或者不予受理的决定。申请材料齐全、符合法定形式的，应当予以受理，出具《广告审查受理通知书》。申请材料不齐全、不符合法定形式的，应当一次性告知申请人需要补正的全部内容。

（六）药品广告申请的审查和公布

1. 药品广告申请的审查　广告审查机关应当对申请人提交的材料进行审查，自受理之日起十个工作日内完成审查工作。经审查，对符合法律、行政法规和本办法规定的广告，应当做出审查批准的决定，编发广告批准文号。

对不符合法律、行政法规和本办法规定的广告，应当做出不予批准的决定，送达申请人并说明理由，同时告知其享有依法申请行政复议或者提起行政诉讼的权利。

2. 药品广告申请的公布　经审查批准的药品广告，广告审查机关应当通过本部门网站及其他方便公众查询的方式，在十个工作日内向社会公开。公开的信息应当包括广告批准文号、申请人名称、广告发布内容、广告批准文号有效期、广告类别、产品名称、产品注册证明文件或者备案凭证编号等内容。

如图12-2所示为药品广告审查程序。

（七）药品广告批准文号的格式

药品广告批准文号为"×药广审（视）第0000000000号""×药广审（声）第0000000000号""×药广审（文）第0000000000号"。其中"×"为各省、自治区、直辖市的简称。"0"为由10位数字组成，前6位代表审查年月，后4位代表广告批准序号。"视""声""文"代表用于广告媒介形式的分类代号。

（八）药品广告批准文号的有效期

药品广告批准文号的有效期与产品注册证明文件、备案凭证或者生产许可文件最短的有效期一致。产品注册证明文件、备案凭证或者生产许可文件未规定有效期的，广告批准文号有效期为两年。

（九）变更药品广告批准内容的处理

广告主、广告经营者、广告发布者应当严格按照审查通过的内容发布药品广告，不得进行剪辑、拼接、修改。已经审查通过的广告内容需要改动的，应当重新申请广告审查。

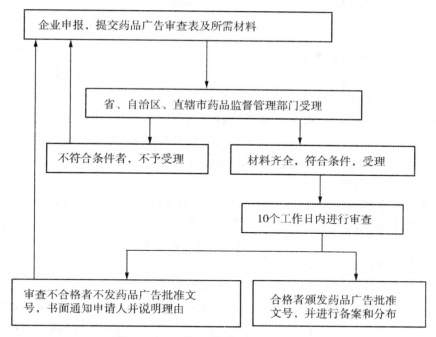

图 12-2　药品广告审查程序

（十）药品广告批准文号的注销

申请人有下列情形的，不得继续发布审查批准的广告，并应当主动申请注销药品广告批准文号：

（1）主体资格证照被吊销、撤销、注销的。

（2）产品注册证明文件、备案凭证或者生产许可文件被撤销、注销的。

（3）法律、行政法规规定应当注销的其他情形。

广告审查机关发现申请人有前款情形的，应当依法注销其药品广告批准文号。

五、药品广告监督管理

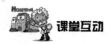
课堂互动

国家相关部门对处方药广告有何限制性规定？请说一说。

（一）不得发布广告的药品

下列药品、医疗器械、保健食品和特殊医学用途配方食品不得发布广告：

（1）麻醉药品、精神药品、医疗用毒性药品、放射性药品、药品类易制毒化学品，以及戒毒治疗的药品、医疗器械。

（2）军队特需药品、军队医疗机构配制的制剂。

（3）医疗机构配制的制剂。

（4）依法停止或者禁止生产、销售或者使用的药品、医疗器械、保健食品和特殊医学用途配方食品。

（5）法律、行政法规禁止发布广告的情形。

（二）处方药广告的限制性规定

处方药广告只能在国务院卫生行政部门和国务院药品监督管理部门共同指定的医学、药学专业刊物上发布。

不得利用处方药的名称为各种活动冠名进行广告宣传。不得使用与处方药名称相同的商标、企业字号在医学、药学专业刊物以外的媒介变相发布广告，也不得利用该商标、企业字号为各种活动冠名进行广告宣传。

（三）药品广告内容的规定

1. 药品广告内容的依据　药品广告内容必须真实、合法，药品广告的内容应当以国务院药品监督管理部门核准的说明书为准。药品广告涉及药品名称、药品适应证或者功能主治、药理作用等内容的，不得超出说明书范围。

2. 药品广告应当显著标明的内容

（1）药品广告应当显著标明禁忌、不良反应。

（2）药品广告应当显著标明忠告语，处方药广告还应当显著标明"本广告仅供医学药学专业人士阅读"，非处方药广告还应当显著标明非处方药标识（OTC）和"请按药品说明书或者在药师指导下购买和使用"。

（3）药品广告应当显著标明广告批准文号：药品广告中应当显著标明的内容，其字体和颜色必须清晰可见、易于辨认，在视频广告中应当持续显示。

3. 药品广告内容禁止性规定　药品广告内容不得违反《中华人民共和国广告法》第九条、第十六条的规定，此外《药品、医疗器械、保健食品、特殊医学用途配方食品广告审查管理暂行办法》第十一条对药品广告内容也做了相应规定。

（1）《中华人民共和国广告法》第九条规定，广告不得有下列情形：

1）使用或者变相使用中华人民共和国的国旗、国歌、国徽，军旗、军歌、军徽。

2）使用或者变相使用国家机关、国家机关工作人员的名义或者形象。

3）使用"国家级""最高级""最佳"等用语。

4）损害国家的尊严或者利益，泄露国家秘密。

5）妨碍社会安定，损害社会公共利益。

6）危害人身、财产安全，泄露个人隐私。

7）妨碍社会公共秩序或者违背社会良好风尚。

8）含有淫秽、色情、赌博、迷信、恐怖、暴力的内容。

9）含有民族、种族、宗教、性别歧视的内容。

10）妨碍环境、自然资源或者文化遗产保护。

11）法律、行政法规规定禁止的其他情形。

（2）《中华人民共和国广告法》第十六条规定，医疗、药品、医疗器械广告不得含有下列内容：

1）表示功效、安全性的断言或者保证。

2）说明治愈率或者有效率。

3）与其他药品、医疗器械的功效和安全性或者其他医疗机构比较。

4）利用广告代言人做推荐、证明。

5）法律、行政法规规定禁止的其他内容。

（3）《药品、医疗器械、保健食品、特殊医学用途配方食品广告审查管理暂行办法》第十一条规定，药品广告不得包含下列情形：

1）使用或者变相使用国家机关、国家机关工作人员、军队单位或者军队人员的名义或者形象，或者利用军队装备、设施等从事广告宣传。

2）使用科研单位、学术机构、行业协会或者专家、学者、医师、药师、临床营养师、患者等的名义或者形象作推荐、证明。

3）违反科学规律，明示或者暗示可以治疗所有疾病、适应所有症状、适应所有人群，或者正常生活和治疗病症所必需等内容。

4）引起公众对所处健康状况和所患疾病产生不必要的担忧和恐惧，或者使公众误解不使用该产品会患某种疾病或者加重病情的内容。

5）含有"安全""安全无毒副作用""毒副作用小"；明示或者暗示成分为"天然"，因而安全性有保证等内容。

6）含有"热销、抢购、试用""家庭必备、免费治疗、免费赠送"等诱导性内容，"评比、排序、推荐、指定、选用、获奖"等综合性评价内容，"无效退款、保险公司保险"等保证性内容，怂恿消费者任意、过量使用药品、保健食品和特殊医学用途配方食品的内容。

7）含有医疗机构的名称、地址、联系方式、诊疗项目、诊疗方法及有关义诊、医疗咨询电话、开设特约门诊等医疗服务的内容。

8）法律、行政法规规定不得含有的其他内容。

（四）对虚假违法药品广告的处理

1. 对虚假药品广告的处罚 按照《中华人民共和国广告法》第五十五条的规定进行处罚，由市场监督管理部门责令停止发布广告，责令广告主在相应范围内消除影响，处广告费用三倍以上五倍以下的罚款，广告费用无法计算或者明显偏低的，处二十万元以上一百万元以下的罚款；两年内有三次以上违法行为或者有其他严重情节的，处广告费用五倍以上十倍以下的罚款，广告费用无法计算或者明显偏低的，处一百万元以上二百万元以下的罚款，可以吊销营业执照，并由广告审查机关撤销广告审查批准文件、一年内不受理其广告审查申请。构成犯罪的，依法追究刑事责任。

2. 对药品广告内容违法行为的处罚

（1）违反《药品、医疗器械、保健食品、特殊医学用途配方食品广告审查管理暂行办法》第十一条第一项规定：按照《中华人民共和国广告法》第五十七条处罚，由市场监督管理部门责令停止发布广告，对广告主处二十万元以上一百万元以下的罚款，情节严重的，并可以吊销营业执照，由广告审查机关撤销广告审查批准文件、一年内不受理其广告审查申请；对广告经营者、广告发布者，由市场监督管理部门没收广告费用，处二十万元以上一百万元以下的罚款，情节严重的，并可以吊销营业执照、吊销广告发布登记证件。

（2）违反《药品、医疗器械、保健食品、特殊医学用途配方食品广告审查管理暂行办法》第十一条第二项至第五项规定：按照《中华人民共和国广告法》第五十八条处罚，由市场监督管理部门责令停止发布广告，责令广告主在相应范围内消除影响，处广告费用一倍以上三倍以下的罚款，广告费用无法计算或者明显偏低的，处十万元以上二十万元以下的罚款；情节严重的，处广告费用三倍以上五倍以下的罚款，广告费用无法计算或者明显偏低的，处二十万元以上一百万元以下的罚款，可以吊销营业执照，并由广告审查机关撤销广告审查批准文件、一年内不受理其广告审查申请。

（3）违反《药品、医疗器械、保健食品、特殊医学用途配方食品广告审查管理暂行办法》第十一条第六项至第八项规定：《中华人民共和国广告法》及其他法律法规有规定的，依照相关规定处罚，没有规定的，由县级以上市场监督管理部门责令改正；对负有责任的广告主、广告经营者、广告发布者处以违法所得三倍以下罚款，但最高不超过三万元；没有违法所得的，可处一万元以下罚款。

3. 隐瞒真实情况或者提供虚假材料申请药品广告审查的违法行为处罚　按照《中华人民共和国广告法》第五十八条处罚。

4. 以欺骗、贿赂等不正当手段取得药品广告批准文号的违法行为处罚　按照《中华人民共和国广告法》第五十八条处罚。

5. 未经审查发布药品广告的违法行为处罚　按照《中华人民共和国广告法》第五十八条处罚。

6. 广告批准文号已超过有效期仍继续发布药品广告的违法行为处罚　按照《中华人民共和国广告法》第五十八条处罚。

7. 未按照审查通过的内容发布药品广告的违法行为处罚　按照《中华人民共和国广告法》第五十八条处罚。

8. 未显著、清晰标示广告中应当显著标明内容的违法行为处罚　由市场监督管理部门责令停止发布广告，对广告主处十万元以下的罚款。

（五）对药品广告审查机关的义务性规定

市场监督管理部门对违反本办法规定的行为做出行政处罚决定后，应当依法通过国家企业信用信息公示系统向社会公示。

（六）对监督管理机关的工作人员违法行为的处罚

广告审查机关的工作人员玩忽职守、滥用职权、徇私舞弊的，依法给予处分。构成犯罪的，依法追究刑事责任。

 课堂案例

"违法药品广告"识别

1. 案情简介

（1）案例1：某制药股份有限公司生产的药品"蛮龙液"，国药准字

Z53020206，其批准的产品功能主治为"补肾壮阳，填精益髓。用于肾虚精亏，阳痿早泄，梦遗滑精，腰膝酸痛，小便频数"。广告中宣称"2~5天消除疲劳，2~7天解决腰膝酸软，4~10天解决肾阳虚，7~10天解决肾阴虚，10~20天解决痛风，30~60天解决脱发、白发"等。

（2）案例2：某药业有限公司生产的药品"肤痒颗粒"（广告中标示名称：王蛤蟆肤痒颗粒），国药准字Z20103023，其批准的产品功能主治为"祛风活血、除湿止痒的功效，肤痒颗粒用于皮肤瘙痒病、荨麻疹"。该产品为处方药，禁止在大众媒介发布广告。广告中宣称"瞬间止痒、止疼，当天看见癣皮掉，无论是银屑病、鱼鳞病，还是皮炎湿疹手足癣，保证都能治好"等。

（3）案例3：某医疗器械有限公司生产的医疗器械"疼痛贴"（广告中标示名称：谷青松七层透骨贴），黑哈食药监械（准）字2014第1640011号，其批准的产品适用范围为"该产品用于缓解由颈椎病、腰椎病、肩周炎、关节炎、软组织损伤、滑膜炎引起的疼痛"。广告中宣称"十分钟快速止疼。贴上一个月，不复发。贴上三个月，年轻二十年。风湿骨痛去无踪"等。

（4）案例4：某健康品开发有限公司生产的保健食品"寿世宝元牌冬虫夏草（菌丝体）胶囊"（广告中标示名称：寿世宝元冬虫夏草），卫食健字（1998）第111号，其批准的产品保健功能为"免疫调节"。广告中宣称"针对脾胃功能低，经常头晕，低血压，血糖不正常，贫血，气血两亏，冬虫夏草是唯一一个既可补气又可补血的产品，选用寿世宝元冬虫夏草，除此以外，没有其他的（可以选的）"等。

2. 问题讨论

（1）请分析以上药品广告的违法之处。

（2）依据所学药品广告相关法律法规，查找、识别身边的违法药品广告并进行举报（可拨打电话：12315）。

第三节 药品价格管理

一、实施药品价格管理的意义

药品的价格与人民群众的切身利益密切相关，是当前社会关注的热点和焦点问题，国家对药品价格的管理非常重视，药品价格管理旨在使药品价格更趋合理化。合理、适当的价格管理将使药品的生产、经营、使用等各个方面利益得到保障，使医药产业能够持续、健康地发展，同时也满足人民群众不断增长的医疗卫生需求，减轻患者不合理的医药费用负担。

二、药品价格管理形式

第十二届全国人民代表大会常务委员会第十四次会议于 2015 年 4 月 24 日修改通过的《中华人民共和国药品管理法》，删去原《药品管理法》（2001 年修订）第五十五条，即依法实行政府定价、政府指导价的两种药品价格管理形式。依据新修订的《药品管理法》的规定，目前我国药品价格管理只有市场调节价一种形式。

国家发展改革委、国家卫生计生委、人力资源和社会保障部、工业和信息化部、财政部、商务部、食品药品监管总局于 2015 年 5 月 4 日联合下发了《关于印发〈推进药品价格改革意见〉的通知》（发改价格〔2015〕904 号），其明确规定自 2015 年 6 月 1 日起，除麻醉药品和第一类精神药品外，取消原政府制定的药品价格。麻醉、第一类精神药品仍暂时由国家发展改革委实行最高出厂价格和最高零售价格管理。

为贯彻落实发改价格〔2015〕904 号文件精神，2015 年 5 月 4 日国家发展改革委下发了《关于公布废止药品价格文件的通知》（发改价格〔2015〕918 号），对此前发展改革委制定和调整药品价格的文件进行了清理，决定自 2015 年 6 月 1 日起废止 166 份药品价格文件，废止文件之外的药品价格文件，凡不涉及麻醉药品和第一类精神药品价格的，同时废止。

2019 年新修订的《药品管理法》规定，依法实行市场调节价的药品，药品上市许可持有人、药品生产企业、药品经营企业和医疗机构应当按照公平、合理和诚实信用、质价相符的原则制定价格，为用药者提供价格合理的药品。药品上市许可持有人、药品生产企业、药品经营企业和医疗机构应当遵守国务院药品价格主管部门关于药品价格管理的规定，制定和标明药品零售价格，禁止暴利、价格垄断和价格欺诈等行为。

三、药品价格的监督管理

为强化药品价格行为综合监管，《推进药品价格改革的意见》提出了以下意见。

（一）总体要求

深入贯彻落实党的十八大和十八届二中、三中、四中全会精神，认真落实党中央、国务院决策部署，按照使市场在资源配置中起决定性作用和更好地发挥政府作用的要求，逐步建立以市场为主导的药品价格形成机制，最大限度减少政府对药品价格的直接干预。坚持放管结合，强化价格、医保、招标采购等政策的衔接，充分发挥市场机制作用，同步强化医药费用和价格行为综合监管，有效规范药品市场价格行为，促进药品市场价格保持合理水平。

（二）改革药品价格形成机制

除麻醉药品和第一类精神药品外，取消药品政府定价，完善药品采购机制，发挥医保控费作用，药品实际交易价格主要由市场竞争形成。其中：

（1）医保基金支付的药品，由医保部门会同有关部门拟定医保药品支付标准制定的程序、依据、方法等规则，探索建立引导药品价格合理形成的机制。

（2）专利药品、独家生产药品，建立公开透明、多方参与的谈判机制形成价格。

（3）医保目录外的血液制品、国家统一采购的预防免疫药品、国家免费艾滋病抗病毒治疗药品和避孕药具，通过招标采购或谈判形成价格。

（4）麻醉药品和第一类精神药品，仍暂时实行最高出厂价格和最高零售价格管理。

（5）其他药品，由生产经营者依据生产经营成本和市场供求情况，自主制定价格。

（三）强化医药费用和价格行为综合监管

推进药品价格改革，必须发挥政府、市场"两只手"作用，建立科学、合理的价格形成机制。取消药品政府定价后，要充分借鉴国际经验，做好与药品采购、医保支付等改革政策的衔接，强化医药费用和价格行为综合监管。按照"统筹考虑、稳步推进"的要求，重点从以下4个方面加强监管，促进建立正常的市场竞争机制，引导药品价格合理形成。

1. 完善药品采购机制 卫生主管部门要按照规范公立医院和基层医疗卫生机构药品采购的相关要求和措施，坚持药品集中采购方向，根据药品特性和市场竞争情况，实行分类采购，促进市场竞争，合理确定药品采购价格。要调动医疗机构、药品生产经营企业、医保经办机构等多方参与的积极性，引导各类市场主体有序竞争。

2. 强化医保控费作用 医保部门要会同有关部门，在调查药品实际市场交易价格的基础上，综合考虑医保基金和患者承受能力等因素制定医保药品支付标准。在新的医保药品支付标准制定公布前，医保基金暂按现行政策支付。做好医保、招标采购政策的衔接配合，促进医疗机构和零售药店主动降低采购价格。定点医疗机构和药店应向医保、价格等部门提交药品实际采购价格、零售价格以及采购数量等信息。同步推进医保支付方式改革，建立医疗机构合理用药、合理诊疗的内在激励机制，减轻患者费用负担。

3. 强化医疗行为监管 卫生主管部门要建立科学、合理的考核奖惩制度，加强医疗机构诊疗行为管理，控制不合理使用药品、医疗器械及过度检查和诊疗，强化医药费用控制。要逐步公开医疗机构诊疗门（急）诊次均费用、住院床日费用、检查检验收入占比等指标，并纳入医疗机构目标管理责任制和绩效考核目标。加快药品供应保障信息平台建设，促进价格信息公开。

4. 强化价格行为监管 价格主管部门要通过制定药品价格行为规则，指导生产经营者遵循公平、合法和诚实信用的原则合理制定价格，规范药品市场价格行为，保护患者合法权益。要健全药品价格监测体系，探索建立跨部门统一的信息平台，掌握真实交易价格数据，重点做好竞争不充分药品出厂（口岸）价格、实际购销价格的监测和信息发布工作，对价格变动频繁、变动幅度较大，或者与国际价格、同类品种价格以及不同地区间价格存在较大差异的，要及时研究分析，必要时开展成本价格专项调查。要充分发挥"12358"全国价格举报管理信息系统的作用，建立全方位、多层次的价格监督机制，正面引导市场价格秩序。对价格欺诈、价格串通和垄断行为，依法严肃查处。此外，有关部门要认真履行监管职责，加强对药品生产、流通、使用的全过程监管，切实保障药品质量和用药安全。

（四）加强组织实施

1.强化组织领导　各地区、各有关部门要充分认识推进药品价格改革的重要性和紧迫性，进一步统一思想，加强领导，周密部署。各地要制定具体实施细则，细化政策措施，确保改革取得实效。各有关部门要强化协作配合，加强对地方改革工作的督促与指导，确保改革扎实、有序地推进。

2.建立评估机制　药品价格改革与群众切身利益密切相关，政策性强、涉及面广。各地要建立药品价格改革评估机制，加强对改革的跟踪评估，及时总结经验、完善政策。要密切关注改革后药品价格和医药费用变化情况，对改革中出现的新问题要及时研究并提出解决的政策措施。

3.加强宣传引导　各地要通过多种方式做好宣传解释工作，向广大群众解释清楚药品价格改革的意义、内容和预期目标，及时回应社会关注的热点问题，争取社会各界的理解与支持，凝聚各方共识，形成改革合力，确保改革顺利推进。

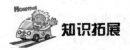知识拓展

"医保谈判"协商价

医保谈判是指国家医保局的专家与药企进行谈判，以协商药品价格，从而使药品价格降低，减轻患者的经济压力。国家医保局自从2018年成立以来，进行了多次谈判。在谈判过程中"以价换量"是医保价格谈判的总方针，即通过带量采购来推动药价大幅下降。总之，只要产能充足而且不是亏本在卖，销售额的增幅完全能够覆盖摊薄的利润，价格谈判因此也被药企广泛接受。根据此前公布的谈判现场信息可以看到，代表国家医保局的谈判专家与企业代表相对而坐，现场拆封的一个信封中装着这场谈判药品的底价，也就是业界所称的"信封价"。这个"信封价"是前期由医保专家和卫生经济学专家测算得出来的价格，是医保谈判中最秘密的一环。医保专家打开密封的信封，才能知晓当日当场要谈判的价格和医保底价。企业代表进入谈判现场后第一次报价如果落在"信封价"的115%，才可以入围，进入双方谈判环节。医保谈判成功，对于企业代表来说意味着药品降价，更意味着可以通过进入医保目录获得更多的市场销量。对于患者来说，则可以减轻经济压力，促进患者健康。

目标检测

一、A型题（最佳选择题）

1.按照《药品标签和说明书管理规定》，除（　　）外，说明书和标签必须印有规定标识。

　　A.麻醉药品　　　　　B.精神药品　　　　　C.外用药品　　　　　D.处方药

2. 根据《化学药品和治疗用生物制品说明书规范细则》规定，说明书修改日期和专用标识在说明书首页中的标注位置是（　　）。

　　A. 修改日期位于左上角，专用标识位于左上角

　　B. 修改日期位于左上角，专用标识位于右上角

　　C. 修改日期位于右上角，专用标识位于右上角

　　D. 修改日期位于右上角，专用标识位于左上角

3. 根据《化学药品和治疗用生物制品说明书规范细则》，说明书中"药品名称"项应按下列顺序列出（　　）。

　　A. 商品名称、通用名称、英文名称、汉语拼音

　　B. 汉语拼音、通用名称、商品名称、英文名称

　　C. 通用名称、汉语拼音、英文名称、商品名称

　　D. 通用名称、商品名称、英文名称、汉语拼音

4. 药品通用名称和商品名称不得连用，且单字面积比不得小于（　　）。

　　A. 2：1　　　　　　B. 1：3　　　　　　C. 1：2　　　　　　D. 1：1

5. 直接接触药品的包装材料和容器一并审批的部门是（　　）。

　　A. 国家药品监督管理局　　　　　　　　B. 省级药品监督管理部门

　　C. 企业质量管理部门　　　　　　　　　D. 国家卫生主管部门

6. 不得发布广告的药品是（　　）。

　　A. 处方药　　　　　　B. 非处方药　　　　　C. 医疗机构制剂　　　D. 外用药

7. 药品广告的审查机关是（　　）。

　　A. 国家药品监督管理局　　　　　　　　B. 省级药品监督管理局

　　C. 省级市场监督管理局　　　　　　　　D. 省级卫生主管部门

8. 产品注册证明文件、备案凭证或者生产许可文件未规定有效期的，药品广告批准文号的有效期是（　　）。

　　A. 3个月　　　　　　B. 6个月　　　　　　C. 1年　　　　　　　D. 2年

9. 根据《化学药品和治疗用生物制品说明书规范细则》，应列在"不良反应"项下的是（　　）。

　　A. 药品可以预防的疾病

　　B. 服用药品对于临床检验的影响

　　C. 服用药品后出现皮疹，停药后可恢复

　　D. 禁止应用该药品的疾病情况

10. 违反《中华人民共和国广告法》规定，在药品广告发布中说明治愈率或有效率的，对广告者责令改正，没收广告费用，可并处罚款，实施处罚的机关是（　　）。

　　A. 药品监督管理部门　　　　　　　　　B. 物价管理部门

　　C. 市场监督管理部门　　　　　　　　　D. 卫生行政管理部门

11. 某国产药品生产日期为2021年10月28日，有效期2年，有效期标注正确的是（　　）。

A. 有效期：2023年9月   B. 有效期：2023年10月27日

C. 有效期：2023年10月   D. 失效期：2023年10月

12. "有效期至2022年12月"表示该药（   ）。

A. 2021年11月30日及以前有效   B. 2021年12月31日及以前有效

C. 2021年12月1日及以前有效   D. 2021年12月30日及以前有效

13. 药品的内包装标签至少应必须注明（   ）。

A. 通用名称、规格、产品批号、有效期

B. 生产批号、不良反应、禁忌

C. 适应证、用法用量、药品名称、规格

D. 用法用量、不良反应、药品名称、规格

14. 医疗用毒性药品的标识颜色为（   ）。

A. 蓝色和白色   B. 红色和白色   C. 绿色和白色   D. 黑色和白色

15. 通用名与注册商标用字的比例（以单字面积计算）不得小于（   ）。

A. 1：2   B. 2：1   C. 1：4   D. 4：1

二、X型题（多项选择题）

1. 必须在药品的标签和说明书上印有国家规定的专有标识的药品是（   ）。

A. 戒毒药品   B. 医疗机构的制剂

C. 麻醉药品   D. 外用药品

2. 依据《药品、医疗器械、保健食品、特殊医学用途配方食品广告审查管理暂行办法》，有关药品广告批准文号的申请人可以是（   ）。

A. 药品生产企业   B. 医疗机构

C. 代办人   D. 药品经营企业

3. 以下关于药品价格管理说法正确的是（   ）。

A. 药品依法实行市场调节价

B. 医疗机构应当向患者提供所用药品的价格清单

C. 药品上市许可持有人等应当依法向药品价格主管部门提供其药品的实际购销价格

D. 药品上市许可持有人等应当按照公平、合理和诚实信用、质价相符的原则制定价格

4. 药品广告中应当显著标明（   ）。

A. 禁忌   B. 不良反应

C. 药品广告批准文号   D. 忠告语

5. 下列药品不得发布广告的是（   ）。

A. 麻醉药品、精神药品、医疗用毒性药品和放射性药品

B. 医疗机构配制的制剂

C. 依法停止或者禁止生产、销售和使用的药品

D. 药品类易制毒化学品，以及戒毒治疗的药品

（刘叶飞）

目标检测参考答案

第十二章 PPT

参考文献

［1］蔡扬帆，刘叶飞.药事管理与法规［M］.北京：人民卫生出版社，2012.

［2］黄敏琪.药事管理与法规［M］.3版.郑州：河南科学技术出版社，2014.

［3］方宇，丁锦希.药事管理与法规［M］.西安：西安交通大学出版社，2014.

［4］王蕾.药事法规［M］.北京：人民卫生出版社，2015.

［5］何柳艳，刘叶飞.药事管理与法规［M］.4版.郑州：河南科学技术出版社，2017.

［6］万仁甫.药事管理与法规［M］.3版.北京：人民卫生出版社，2018.

［7］马凤余，侯飞燕，张琳琳.药事管理与法规［M］.北京：化学工业出版社，2018.

［8］周铁文.药事管理与法规［M］.3版.北京：人民卫生出版社，2018.

［9］李洁玉，杨冬梅，卞晓霞.药事管理与法规［M］.北京：高等教育出版社，2019.

［10］汪丽华，李君，李卫平.药事管理与法规［M］.北京：中国协和医科大学出版社，2019.

［11］国家药品监督管理局执业药师资格认证中心.药事管理与法规［M］.8版.北京：中国中医药出版社，2020.

［12］国家药典委员会.中华人民共和国药典［M］.北京：中国医药科技出版社，2020.

［13］查道成，肖兰.药事管理与法规［M］.2版.北京：科学出版社，2021.

［14］韩宝来，梁艳.药事管理与法规［M］.4版.北京：化学工业出版社，2021.

［15］谢明，田侃.药事管理学［M］.3版.北京：人民卫生出版社，2021.

［16］杨世民.药事管理与法规［M］.3版.北京：高等教育出版社，2021.